U0265545

药 理 学

主　编　孙秀兰

副主编　范　益　鲁　明

中国健康传媒集团

中国医药科技出版社

内容提要

本书是全国高等教育五年制临床医学专业教材《药理学》的教材精编速览，分为 48 章。其紧扣教材的知识点，精练教材内容，突出重点，有助于考生自我巩固所学知识。每章后均详细附注了试题、答案及解析，有利于考生归纳整理掌握所学知识。

本书供全国高等教育五年制临床医学专业本科、专科学生和参加医学研究生入学考试的考生使用，也可直接作为医学生准备执业医师考试的模拟练习用书。

图书在版编目（CIP）数据

药理学/孙秀兰主编. —北京：中国医药科技出版社，2019.1

全国高等教育五年制临床医学专业教材精编速览

ISBN 978 - 7 - 5214 - 0655 - 9

Ⅰ.①药… Ⅱ.①孙… Ⅲ.①药理学—高等学校—教材 Ⅳ.①R96

中国版本图书馆 CIP 数据核字（2019）第 008238 号

美术编辑 陈君杞
版式设计 诚达誉高

出版 **中国健康传媒集团** | 中国医药科技出版社
地址 北京市海淀区文慧园北路甲 22 号
邮编 100082
电话 发行：010 - 62227427 邮购：010 - 62236938
网址 www.cmstp.com
规格 889 × 1194mm $\frac{1}{16}$
印张 17¾
字数 457 千字
版次 2019 年 1 月第 1 版
印次 2019 年 1 月第 1 次印刷
印刷 三河市百盛印装有限公司
经销 全国各地新华书店
书号 ISBN 978 - 7 - 5214 - 0655 - 9
定价 **66.00 元**

《全国高等教育五年制临床医学专业教材精编速览》
《全国高等教育五年制临床医学专业同步习题集》

出 版 说 明

为满足全国高等教育五年制临床医学专业学生学习与复习需要，帮助医学院校学生学习、理解和记忆教材的基本内容和要点，并进行自我测试，我们组织了国内一流医学院校有丰富一线教学经验的教授级教师，以全国统一制订的教学大纲为准则，围绕临床医学教育教材的主体内容，结合他们多年的教学实践编写了《全国高等教育五年制临床医学专业精编速览》与《全国高等教育五年制临床医学专业同步习题集》两套教材辅导用书。

本教材辅导用书满足学生对专业知识结构的需求，在把握教材内容难易程度上与相关教材相呼应，编写的章节顺序安排符合教学规律，按照教案形式归纳总结，内容简洁，方便学生记忆，使学生更易掌握教材内容，更易通过考试测试。在《精编速览》中引入"重点、难点、考点""速览导引图""临床病案分析"，使学生轻松快速学习、理解和记忆教材内容与要点；《同步习题集》是使学生对学习效果进行检测，题型以选择题［A 型题（最佳选择题）、B 型题（共用备选答案题）、X 型题（多项选择题）］、名词解释、填空题、简答题、病例分析题为主。每道题后附有答案与解析，可以自测自查，帮助学生了解命题规律与提高解题能力。

本书可供全国高等教育五年制临床医学专业本科、专科学生和参加医学研究生入学考试的考生使用，也可直接作为医学生准备执业医师考试的模拟练习用书。

中国医药科技出版社
2018 年 12 月

编　委　会

主　编　孙秀兰

副主编　范　益　鲁　明

编　委（以姓氏笔画为序）

许　逸　孙秀兰　李　萍　范　益

顾　军　鲁　明

前　言

　　为了使医学生和相关专业学生更好地学习药理学知识、快速地掌握学习重点和难点、高效率地理解和把握核心知识，我们编写了全国高等教育五年制临床医学专业教材精编速览以及全国高等教育五年制临床医学专业教材同步习题集。《药理学》精编速览为全国高等教育五年制临床医学专业教材最新版《药理学》配套辅导用书，以全国医学院校教学大纲和执业医师考试大纲为依据，精炼教材内容，突出重点，减轻医学生学习负担，改变信息太多、思考太少的现状，供五年制医学生课后复习和期末备考使用，也可作为医学生准备研究生入学考试和执业医师考试的参考用书。

　　其内容共分四十八章，主要涉及总论、传出神经系统药物、中枢神经系统药物、心血管系统药物、内分泌系统药物及化疗药物等方面的内容。内容简练、重点突出、条理清晰、知识点集中，有助于学生更好更快地掌握核心知识和基本方法。

　　本书由南京医科大学基础医学院和药学院教学经验丰富的一线教师编写，各章的编写人员均具有教授或副教授职称。本书的编写力求符合现代医学教育的最新理念，帮助学生在较短的时间内掌握药理学的核心知识和基本方法。

　　书中可能存在一些疏漏和不足之处，恳请广大师生和读者批评指正。

编　者

2018 年 12 月

目　录

第一章 药理学总论——绪言

重点	药物的概念、药物与毒物的界限、药效学和药动学概念
难点	药理学常用概念
考点	药理学、药物、药物效应动力学、药物代谢动力学概念

一、药理学的性质与任务

药物：可以改变或查明机体的生理功能及病理状态，用以预防、诊断、治疗疾病的物质。

药物与毒物的区别：两者之间没有明确的界限，毒物是指较小的剂量就能对机体产生严重危害的物质，药物使用剂量过大也会对机体产生毒性反应。

药理学：研究药物与机体（包括病原体）相互作用及作用规律的学科。

药物效应动力学(药效学)：研究药物对机体的作用及作用机制。

药物代谢动力学(药动学)：研究药物在机体影响下所发生的变化及其规律。

学科任务

（1）阐明药物的作用及作用机制，为临床合理用药、发挥药物最佳疗效、防治不良反应提供理论依据。

（2）研究开发新药，发现药物新用途。

（3）为其他生命科学的研究探索提供重要的科学依据和研究方法。

药理学研究方法：

（1）实验药理学：使用健康的动物、离体器官、组织、细胞、分子等，进行药物效应动力学和药物代谢动力学的研究。

（2）实验治疗学：使用病理模型动物或组织等研究药物的治疗作用与毒副作用，可进行整体实验和体外实验。

（3）临床药理学：以健康志愿者或患者为对象进行研究，对药物的有效性和安全性进行评价。

二、新药开发与研究

新药：化学结构、药品组分、药理作用不同于现有药品的药物。《药品管理法》规定，新药指我国未生产过的药品；已生产过的药品改变剂型、改变给药途径、增加新的适应证或制成新的复方制剂，都属于新药。

新药研究分为临床前研究、临床研究、上市后药物监测三个阶段。

临床前研究包括药物化学和药理学研究。药物化学包括制备工艺、结构确证、质量标准及稳定性研究等；药理学研究包括药物效应动力学、药物代谢动力学和毒理学研究。

临床研究分为四期，以健康志愿者或患者为实验对象进行研究。

Ⅰ期：初步的临床药理学及人体安全性评价试验，一般以健康志愿者为实验对象，观察人体对于新药的耐受程度和药物代谢动力学。

Ⅱ期：随机双盲法对照临床试验，初步评价新药的有效性及安全性。

Ⅲ期：扩大的多中心临床试验，进一步评价新药的有效性、安全性。

Ⅳ期：新药上市后监测（售后调研），在广泛使用条件下考察疗效和不良反应。

例题

1. 药理学的主要任务是

A. 研究药物代谢动力学

B. 研究药物效应动力学

C. 研究药物与机体相互作用规律及作用机制的科学

D. 研究药物临床应用的科学

E. 研究药物化学结构的科学

参考答案：C

解析：药理学是研究药物与机体（包括病原体）相互作用及其作用规律的科学。

2. 药效动力学的内容包括

A. 药物的作用与临床疗效

B. 给药方法和用量

C. 药物的剂量与量–效关系

D. 药物的作用机制

E. 药物的不良反应和禁忌证

参考答案：ACDE

解析：药效学是研究药物对机体的作用及作用机制，药物的给药方法和用法用量是由药物在体内的变化规律决定的，属于药动学研究范畴，因此选择正确答案为ACDE。

（李　萍　孙秀兰）

第二章　药物代谢动力学

重点	药物在体内的转运方式；pK_a、pH 与药物转运的关系与意义；药物的体内过程、影响因素与意义；药物消除动力学的特征；体内药物的时 – 量关系；药动学重要参数的定义及意义
难点	简单扩散与载体转运的特征；pK_a、pH、离子障与药物跨膜转运的关系；药物的吸收、分布、代谢、排泄的主要影响因素；首关消除、肝 – 肠循环的概念与意义；一级动力学与零级消除动力学消除特点；时 – 量曲线特点；药动学重要参数（消除半衰期 $t_{1/2}$、清除率 CL、表观分布容积 V_d、生物利用度 F、C_{ss} ）的定义及意义；维持量与负荷量对临床给药的指导意义
考点	pK_a、pH、离子障与药物跨膜转运的关系；（首关消除、肝 – 肠循环、消除半衰期 $t_{1/2}$、清除率 CL、表观分布容积 V_d、生物利用度 F、C_{ss} ）的定义及意义；一级动力学与零级消除动力学消除特点

速览导引图

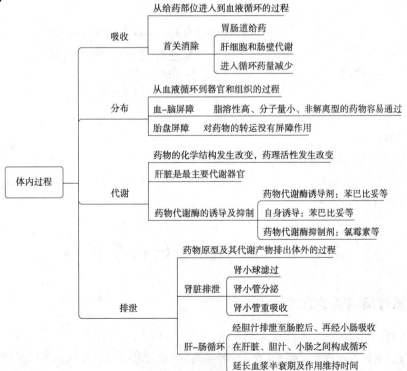

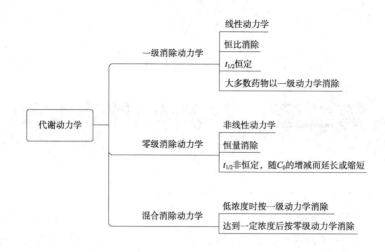

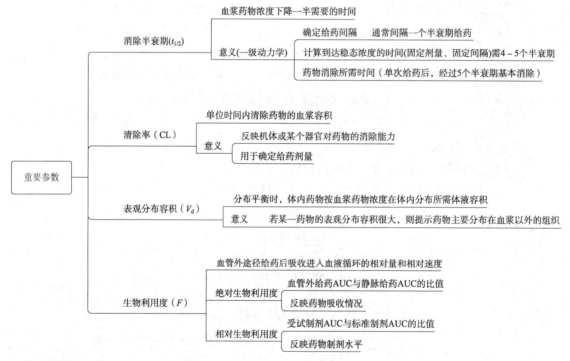

药动学研究内容：

（1）药物的体内过程：药物的吸收、分布、代谢、排泄。

（2）研究体内药物浓度随时间变化而变化的规律，并利用这种规律科学地计算出药物剂量，以获得良好疗效，防止或减少不良反应的发生。

第一节　药物分子的跨膜转运

一、药物通过细胞膜的方式

1. 滤过（filtration）

属于被动转运，又称为水溶性扩散。是指水溶性的药物分子借助流体静压或渗透压随体液流动通过细胞膜的水性通道进行的跨膜转运。体内多数细胞的水性通道直径很小，仅有分子量小的甲醇、尿素等能通过。此外，小分子的无机离子通过细胞膜受膜电位的影响。

2. 简单扩散（simple diffusion 被动扩散）

（1）简单扩散是绝大多数药物通过生物膜的方式。

（2）特点　顺浓度差转运，不消耗能量，不需要载体，没有饱和现象，没有竞争抑制现象。

（3）影响因素　速度主要取决于药物的油水分配系数（离子障原理）、膜两侧浓度差等。

3. 载体转运（carrier – mediated transport）

（1）载体转运特点：选择性、饱和性、竞争性。

（2）载体转运方式

①主动转运（active transport）：逆浓度差、消耗能量、需要载体参与。

②易化扩散（facilitated diffusion）：不耗能，顺浓度差转运，实质上属于被动转运。

4. 膜动转运（membrane moving transport）

是大分子物质如蛋白质等通过细胞膜的方式。

（1）胞饮（pinocytosis）　也称吞饮或入胞。

（2）胞吐（exocytosis）　也称胞裂外排或出胞。

二、影响药物通透细胞膜的因素

1. 药物的解离度和体液的酸碱度

离子障（ion trapping）：离子型药物不容易通过细胞膜，被称为离子障。弱酸性或弱碱性药物在体液中发生解离，存在非解离型（分子型）和解离型（离子型）两种形式，非解离型容易通过细胞膜。药物的解离程度取决于体液 pH 和药物的 pK_a。

pK_a：药物解离 50% 时所处溶液的 pH。

弱酸性药物在酸性溶液中解离少，吸收多，排泄少；在碱性溶液中解离多，吸收少，排泄多；弱碱性药物在酸性溶液中解离多，吸收少，排泄多；在碱性溶液中解离少，吸收多，排泄少。

2. 药物浓度差及细胞膜通透性、面积和厚度

药物分子通过细胞膜的量与浓度差、细胞膜通透性及细胞膜的面积成正比，与膜的厚度成反比。

3. 血流量

血流量丰富时，药物通过血液运走，使细胞膜两侧维持很大的浓度差，加速药物的跨膜转运。

4. 细胞膜转运蛋白的量和功能

第二节　药物的体内过程

药物的体内过程包括吸收、分布、代谢、排泄几个环节。

一、吸收（absorption）

药物从用药部位进入血液循环的过程。

1. 口服

最常用的给药方式，大多数药物在胃肠道以简单扩散的方式吸收。口服吸收的影响因素多，包括胃肠道内容物、胃肠道功能、胃酸、酶、肠道菌群等。此外，首关消除对口服吸收也有重要影响。

首关消除（first pass elimination）：药物从胃肠道吸收进入门静脉系统后通过肝脏，如果被肝脏代谢的多或者通过胆汁排泄的多，则最终进入血液循环的量减少。也称为首关代谢或首关效应。部分药物被肠壁细胞代谢也属于首关消除，胃肠道外给药时，如果在到达靶器官前被肺代谢或排泄一部分也属于首关消除。

2. 吸入

肺泡表面积大，肺部毛细血管丰富，具有一定溶解度的气态药物可迅速吸收，起效快。此外，哮喘发作时，使用气雾剂吸入平喘药可发挥局部作用。

3. 局部用药

主要在眼、耳、鼻、喉等部位产生局部作用，通过直肠给药既可以发挥局部作用，也可以经吸收产生全身作用，并且在一定程度上避免首关消除。因直肠中、下段的毛细血管血液流入下痔静脉和中痔静脉后直接进入下腔静脉，不经过肝脏，可避免首关消除。而直肠上段的毛细血管血液流入上痔静脉后进入门静脉系统，发生首关消除，且上痔静脉与中痔静脉间存在侧支循环。

4. 舌下给药

通过颊黏膜吸收，因血流丰富，吸收速度快，可以很大程度的避免首关消除。

5. 注射给药

血管注射直接进入血液循环，没有吸收过程，起效快。肌内注射、皮下注射等通过毛细血管以滤过和简单扩散的方式吸收。肌肉组织血流量更加丰富，故吸收快于皮下注射。各种剂型中，水溶液吸收最快，油剂、混悬液等吸收慢。

二、分布（distribution）

分布是药物从血液循环到达各个器官和组织的过程。

影响分布的因素包含以下几种。

1. 血浆蛋白结合率

多数药物在血浆中与血浆蛋白有不同程度的结合，弱酸性药物主要与白蛋白结合；弱碱性药物主要与 $\alpha_1 -$ 酸性糖蛋白结合，脂溶性药物与脂蛋白结合。药物与血浆蛋白结合后在血液中存在游离性药物（free drug）和结合型药物（bound drug）两种形式。

特点：药物与血浆蛋白的结合是可逆的；结合型药物不易进行跨膜转运；结合特异性低、有饱和现象；结合存在竞争性置换作用（两种血浆蛋白结合率高的药物同时使用，可使其中一种药物被置换出来，游离性药物浓度升高，药效增强，但也会产生严重的不良反应）。

2. 器官血流量

血流丰富的肝、肾、脑等器官药物分布快，血流量少的脂肪组织分布慢。分布速度除器官血流量外，还受到膜通透性的影响。

再分布（redistribution）：某些药物先分布到血流量大的器官，再向血流量少的器官转移。

3. 组织细胞结合

药物与某些组织细胞成分具有特殊的亲和力，使这些组织中药物的浓度较高，表现为药物分布的选择性。

4. 体液的 pH 和药物的解离度

由于一般情况下细胞内液 pH 是 7.0，细胞外液 pH 是 7.4，造成弱酸性药物在细胞外液浓度高，弱碱性药物在细胞内液浓度高。使用碳酸氢钠碱化血液可使弱酸性药物从细胞向血液转运，同时碳酸氢钠碱化尿液可减少弱酸性药物在肾小管的重吸收，在抢救酸性药物中毒时发挥重要的作用。

5. 体内屏障

（1）血 – 脑屏障（blood – brain barrier）：血 – 脑屏障是指脑毛细血管壁与神经胶质细胞形成的血浆与脑细胞之间的屏障和由脉络丛形成的血浆和脑脊液之间的屏障。血 – 脑屏障可以有选择性地限制某些物质由血液进入脑组织。脂溶性高、分子量小、血浆蛋白结合率低、非解离型的药物容易通过血 – 脑屏障。血 – 脑屏障的通透性也随生理、病理变化而改变，如在脑膜炎时，其对药物的通透性可增加。

（2）胎盘屏障（placental barrier）：胎盘屏障是存在于胎盘绒毛膜和子宫血窦之间的屏障。**胎盘屏障对药物的转运基本没有屏障作用**。几乎所有的药物都能经过胎盘屏障进入胎儿体内，且很快在胎盘与胎儿间达到平衡，胎儿体内的药物浓度与母体血浆药物浓度相似。故孕妇用药需非常谨慎，应避免使用对胎儿造成畸形等不利影响的药物。

（3）血 – 眼屏障（blood – eye barrier）：血 – 眼屏障是血液与眼部的房水、晶状体和玻璃体等组织之间存在的屏障。这些眼组织中的药物浓度远较血液为低，故作用于眼的药物多以局部用药为佳。脂溶性高、分子量小的药物相对更易通过血 – 眼屏障。

三、代谢（metabolism）

药物在体内发生的化学结构的改变，也称为**生物转化**（biotransformation）。多种器官都具有代谢作用，包括肝脏、肾、肺、皮肤等，其中，肝脏是最主要的代谢器官。

1. 药物代谢的意义

（1）灭活（inactivation）：多数药物经过代谢后药理作用降低或完全消失。

（2）活化（activation）：部分药物需要经过代谢才能产生药理作用或毒性，需要通过活化起效的药物称为前药（pro – drug）。

代谢最重要的作用是将脂溶性高的药物经过代谢转变为水溶性高的代谢产物，不易通过肾小管重吸收，最终经过尿液排出体外。

药物代谢最主要的器官是肝脏。

2. 药物代谢时相

（1）Ⅰ相反应：包括氧化、还原、水解反应，使药物的结构发生变化，生成水溶性高、极性大的代谢产物。

（2）Ⅱ相反应：结合反应，Ⅰ相反应产物与葡萄糖醛酸、甘氨酸、醋酸等结合，进一步增加代谢产物水溶性，通过尿液排出。

3. 药物代谢酶

药物的代谢需要酶的催化才能进行，催化药物代谢的酶统称为药物代谢酶（简称药酶）。肝脏中含有的药酶种类多，含量丰富。药酶包括细胞色素 P – 450 单氧化酶系、黄素单加氧酶系、环氧化物水解酶系、结合酶系、脱氢酶系等。

药物代谢酶的特点包括：专一性低，活性有限，存在竞争性抑制现象，个体差异大，酶的活性易受其他物质影响。

4. 药物代谢酶的诱导及抑制

（1）药物代谢酶诱导剂：苯巴比妥等药物反复应用后可导致药物代谢酶的活性增高，称为药物代谢酶诱导剂。这些药酶诱导剂可引起合用的底物药物代谢加快，影响其药理作用和毒性反应。

（2）自身诱导：苯巴比妥、苯妥英钠、保泰松等药物自身就是其所诱导的代谢酶的底物，在反复应用后，药酶活性增高，加速药物自身代谢，称为自身诱导。这种作用是药物产生耐受性的重要原因。

（3）药物代谢酶抑制剂：氯霉素、西咪替丁等药物抑制药酶活性，使同时应用的其他药物代谢减慢，称为药物代谢酶抑制剂。

四、排泄（excretion）

药物原型及其代谢产物通过不同途径排出体外的过程。最主要的排泄途径是经过肾脏从尿液排泄，其次是经过胆汁从粪便排泄，药物也可通过肺呼出的气体、汗液、乳汁等途径排泄。

1. 肾脏排泄

肾脏排泄的环节包括肾小球滤过、肾小管分泌和肾小管重吸收。

（1）肾小球滤过：除与血浆蛋白结合的药物外，游离型药物和代谢产物都可通过肾小球滤过。滤过速度与药物分子量、浓度差、肾小球滤过率等有关。

（2）肾小管分泌：近曲小管通过主动方式将药物从血浆分泌到肾小管内。包含特异性转运机制（分泌葡萄糖、氨基酸等）和非特异性转运机制。非特异性转运机制有分泌阴离子（酸性药物离子）和分泌阳离子（碱性药物离子）两种类型。经过同一个机制分泌的药物（包括部分体内代谢产物如尿酸等）存在竞争抑制现象。

（3）肾小管重吸收：非解离型药物可通过简单扩散重吸收，改变尿液 pH 可以改变排泄速度。酸化尿液增加弱碱性药物的排泄，碱化尿液增加弱酸性药物的排泄。故在酸性或碱性药物中毒时采用碱化尿液或酸化尿液的方式是抢救的重要措施。

2. 消化道排泄

（1）排泄方式：简单扩散或易化扩散。对血药浓度很高的碱性药物，消化道排泄非常重要。应用碱性药物后，血液内部分药物通过简单扩散进入胃中，胃内为酸性环境（pH 1.5～2.5），碱性药物几乎都能解离，重吸收少，可通过洗胃的方式清除。否则，待这些药物进入碱性的肠道可重新被吸收进入血液。

（2）肝 – 肠循环（enterohepatic cycle）：部分药物通过肝脏代谢为水溶性高的药物后，通过胆汁排泄进入肠腔，随粪便排出体外。其中，部分经胆汁排泄的药物排至肠腔后经小肠吸收通过肝脏，再次进入血液循环，在肝脏、胆汁、小肠之间构成循环，称为肝 – 肠循环。有明显肝 – 肠循环的药物血浆半衰期及作用维持时间延长。

3. 其他途径的排泄

药物也可以通过汗液、唾液、乳汁等排泄。排泄方式主要是简单扩散，也有部分通过主动转运的方式排泄。挥发性药物可通过肺排出体外。弱碱性药物容易通过乳汁排泄，弱酸性药物乳汁排泄少，非电解质类物质（如乙醇等）易进入乳汁，与血浆浓度相似。故哺乳期妇女用药需谨慎，避免使用对乳儿造成不利影响的药物。

第三节　药物消除动力学

一级消除动力学（first – orderelimination kinetics，线性动力学，linear kinetics）：是指体内药物按照恒定比例消除（恒比消除），在单位时间内消除的药量与血浆药物浓度成正比。**在半对数坐标上，其药 – 时曲线为直线**，体内大多数药物以一级动力学消除，药物的半衰期（$t_{1/2}$）恒定（图 2 – 1）。

零级消除动力学（zero – order elimination kinetics，非线性动力学，nonlinear kinetics）：药物在体内按恒定的速率消除（恒速消除、恒量消除），**在半对数坐标上，其药 – 时曲线为曲线**。主要是由于药物在体内的消除能力达到饱和造成。药物的半衰期非恒定，随 C_0 的增减而延长或缩短。

混合消除动力学：某些药物如阿司匹林、苯妥英钠等在体内表现为混合消除动力学。低浓度时按一级动力学消除，达到一定浓度后消除能力饱和，按零级动力学消除。

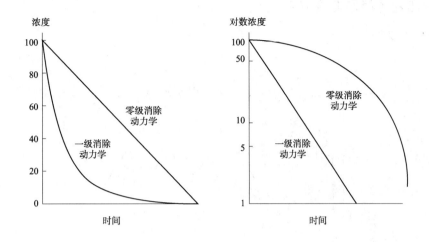

图 2-1　一级消除动力学和零级消除动力学的时 - 量曲线

第四节　体内药物的时 - 量关系

一、单次给药的药 - 时曲线

单次给药的时 - 量曲线见图 2-2。

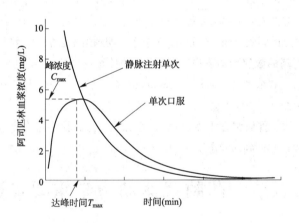

图 2-2　单次给药的时 - 量曲线

单次静脉注射给药的药 - 时曲线由快速下降的分布相和缓慢下降的消除相两部分组成，口服给药的药 - 时曲线由迅速上升的吸收相（吸收为主）和缓慢下降的消除相（消除为主）两部分组成。

峰浓度（peak concentration, C_{max}）：口服时药 - 时曲线的最高点称为峰浓度。

达峰时间（peak time, T_{max}）：达到峰浓度的时间称达峰时间。

曲线下面积（area under curve, AUC）：药 - 时曲线下覆盖的面积称为曲线下面积，曲线下面积的大小与药物进入血液循环的相对量成正相关。

二、多次给药的稳态血浆浓度

多次给药的时－量曲线见图 2 － 3。

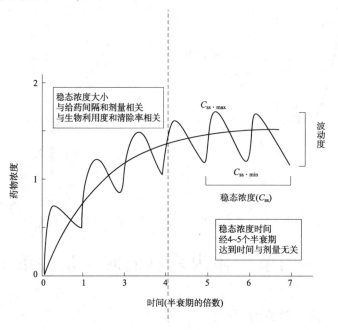

图 2 － 3　多次给药的时－量曲线

稳态浓度（steady－state concentration，C_{ss}）：按照一级动力学消除的药物，经过多次给药后，体内消除的药量与进入的药量相等，此时的血浆药物浓度称为稳态浓度。多次给药后药物达到稳态浓度的时间仅与药物的消除半衰期有关。**按照恒定的间隔给药，经过 4 ~ 5 个半衰期到达稳态浓度，增加给药剂量和给药次数都不能提前到达稳态，只能在更高的浓度到达稳态**。其中，增加给药次数除在更高的浓度到达稳态外，峰浓度（peak concentration，$C_{ss·max}$）、谷浓度（trough concentration，$C_{ss·min}$）之差缩小。一般来说，如给药间隔长于两个半衰期，长期用药比较安全，一般不会出现严重的毒性反应。

按照一个半衰期给药一次，首剂加倍可以迅速到达稳态浓度；静脉点滴给药可以将第一个半衰期用量的 1.44 倍药量静脉推注，也可以立即到达稳态浓度。

第五节　药物代谢动力学重要参数

1. 消除半衰期（half life，$t_{1/2}$）

血浆药物浓度下降一半需要的时间。

意义：消除半衰期可反映药物的消除速度。根据半衰期确定给药间隔；根据半衰期计算到达稳态浓度的时间；根据半衰期计算按照一级动力学消除的药物消除所需时间（**单次给药后，按照一级动力学消除的药物经过 5 个半衰期基本从体内消除**）。

2. 清除率（clearance，CL）

机体消除器官在单位时间内清除药物的血浆容积，可反映机体或某个器官对药物的消除能力，用于确定给药剂量。清除率是机体肝脏、肾脏等所有消除器官清除药物的总和。按一级动力学消除时，清除率是恒定值，按零级动力学消除时，清除率是可变的。

3. 表观分布容积（apparent volume of distribution，V_d）

当血浆和组织内药物分布达到平衡时，体内药物按血浆药物浓度在体内分布所需体液容积。若某一药物的表观分布容积很大，则提示药物主要分布在血浆以外的组织。

4. 生物利用度（bioavailability，_F_）

血管外途径给药后吸收进入血液循环的**相对量和相对速度**。可分为绝对生物利用度和相对生物利用度。

绝对生物利用度：血管外给药 AUC 与静脉给药 AUC 的比值，反映药物吸收情况。

相对生物利用度：受试制剂 AUC 与标准制剂 AUC 的比值，反映药物制剂水平。

如果两种药品含有相同的有效成分，且剂量、剂型、给药途径相同，说明这两个药物在药学方面是等同的。如果药学等同的药品，其所含有效成分的生物利用度没有显著差异，则这两个药物具有生物等效性。对治疗指数低、安全性差或量－效曲线斜率大的药物在更换不同药物制品时应慎重。

例题

1. 某碱性药物的 $pK_a = 9.8$，如果增高尿液的 pH，则此药在尿中

A. 解离度增高，重吸收减少，排泄加快

B. 解离度增高，重吸收增多，排泄减慢

C. 解离度降低，重吸收减少，排泄加快

D. 解离度降低，重吸收增多，排泄减慢

E. 排泄速度不改变

参考答案： D

解析： 弱碱性药物在碱性环境中不易解离，非解离性脂溶性高，易通过细胞膜，故重吸收增加，排泄减少。

2. 某药物在口服和静注相同剂量后的时－量曲线下面积相等，这意味着它

A. 口服吸收迅速　　　　　　　　　　B. 口服吸收完全

C. 口服可以和静注取得同样生物效应　　D. 口服药物未经肝门脉吸收

E. 属一室分布模型

参考答案： B

解析： 时－量曲线下面积（AUC）反映了药物进入血液循环的相对量，其值越大则吸收药物的量越多，给予相同剂量时口服 AUC 与静注 AUC 相等，说明口服吸收完全，因此选择正确答案为 B。

3. 与药物吸收无关的因素是

A. 药物的理化性质　　　　　　　　　　B. 药物的剂型

C. 给药途径　　　　　　　　　　　　　D. 药物与血浆蛋白的结合率

E. 药物的首过效应

参考答案： D

解析： 影响药物吸收的因素主要有药物的理化性质、药物的剂型、给药途径、药物的首过效应等，而药物与血浆蛋白的结合率是影响药物分布的因素，因此选择正确答案为 D。

4. 药物与血浆蛋白结合率高，则药物的作用

A. 起效快　　　　　　　　　　　　　　B. 起效慢

C. 维持时间长　　　　　　　　　　　　D. 维持时间短

E. 以上均不是

参考答案： C

解析： 药物与血浆蛋白结合形成结合型药物，暂时失去了药理活性，成为一种暂时贮存的形式，当游离

药物浓度降低时，结合型药物会逐渐转变为游离型药物，继续维持药效，使药物作用时间延长，因此选择正确答案为 C。

4. 促进药物跨膜转运的原因是

A. 药物分子量要小   B. 药物分子量要大

C. 药物解离度要小   D. 药物脂溶性要大

E. 药物浓度梯度要大

参考答案：ACDE

解析：分子量小、解离度小、脂溶性大、药物浓度梯度大时可促进药物跨膜转运，因此选择正确答案为 ACDE。

5. 下列哪些叙述符合药物的主动转运

A. 逆浓度（或电位）梯度转运   B. 对药物无选择性

C. 有饱和限速和竞争性抑制的影响   D. 受药物脂溶性的影响

E. 包括易化扩散

参考答案：AC

解析：主动转运特点为需要载体参与，需要消耗能量，逆浓度（或电位）梯度转运，有饱和限速和竞争性抑制的影响，因此选择正确答案为 AC。

6. 药物在体内分布的影响因素有

A. 器官血流量   B. 血浆蛋白结合率

C. 药物的 pK_a D. 体液的 pH

E. 血药浓度

参考答案：ABCD

解析：影响药物在体内分布的因素主要有器官血流量、血浆蛋白结合率、药物的 pK_a、体液的 pH、与组织细胞的结合能力以及体内生理屏障，因此选择正确答案为 ABCD。

7. 零级消除动力学的特点是

A. 消除速度与初始血药浓度无关   B. 体内药量超过机体消除能力

C. 半衰期值恒定   D. 按恒速消除

E. 体内药量以恒定百分比消除

参考答案：ABD

解析：零级消除动力学的特点是消除速度与初始血药浓度无关（按最大消除速度消除），体内药量超过机体消除能力时常见，因此选择正确答案为 ABD。

8. 药物一级动力学消除规律的特点是

A. 时-量曲线（药-时曲线）用普通坐标时为曲线

B. 血浆中药物消除速率与血浆中药物浓度成正比

C. 血浆 $t_{1/2}$ 恒定，不因血药浓度高低而变化

D. 多次用药时增加剂量可以超比例的增高稳态血浓度和延长消除时间

E. 血浆中药物消除速率与血浆中药物浓度成反比

参考答案：ABC

解析：一级动力学消除为恒比消除，$t_{1/2}$ 恒定，其药-时曲线在常规坐标图上作图时呈曲线，在半对数坐标图上则为直线并呈指数衰减，又称为线性动力学过程。因此选择正确答案为 ABC。

9. 生物利用度反映

A. 表观分布容积的大小

B. 进入体循环的药量

C. 药物血浆半衰期的长短

D. 药物吸收速度对药效的影响

E. 药物消除速度的快慢

参考答案： BD

解析： 生物利用度是指药物经血管外途径给药后吸收进入全身血液循环的相对量和相对速度，其值越高则吸收的药物越多，因此选择正确答案为 BD。

(李　萍　孙秀兰)

第三章　药物效应动力学

重点	药物作用的性质和选择性；药物作用的二重性（治疗效果和不良反应）；药物的量–效关系特点及应用；受体学说及药物的分类；受体的调节
难点	药物作用选择性；药物作用的二重性（治疗效果和不良反应）；不良反应（副反应、毒性反应、后遗效应、停药反应、变态反应、特异质反应）的概念及意义；量反应及量–效曲线、质反应及量–效曲线；药物的量–效关系的常用术语（效能、效价强度、ED_{50}、LD_{50}、治疗指数）的定义及意义；受体概念和特性、受体在药物作用中的意义、常用术语（亲和力指数 pD2、竞争性拮抗药拮抗参数 pA2）的定义及意义；竞争性拮抗药与非竞争性拮抗药的定义及特征；受体的调节
考点	药物不良反应（副反应、毒性反应、后遗效应、停药反应、变态反应、特异质反应）的概念及意义；ED_{50}、治疗指数；激动药、拮抗药

速览导引图

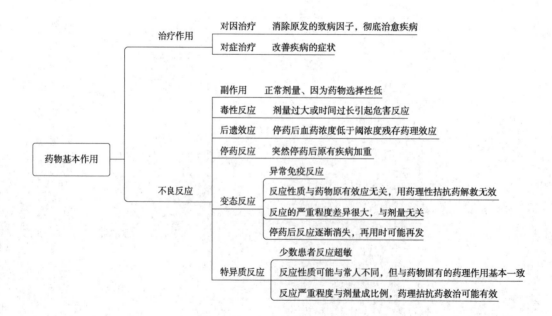

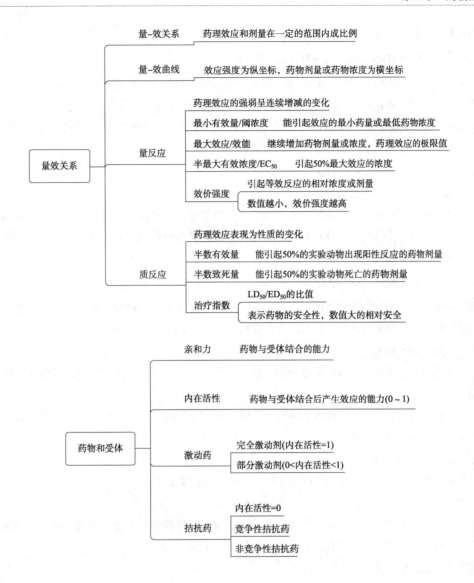

第一节　药物的基本作用

一、药物作用与药理效应

药物作用（drug action）：动因，是药物对机体的初始作用。

药理效应（pharmacological effect）：结果，是机体对药物作用的反应。

药物作用在前，药理效应在后。药理效应是机体器官功能水平的改变，分为兴奋和抑制。

兴奋（excitation）：功能提高。

抑制（inhibition）：功能降低。

特异性（specificity）：多数药物数通过化学反应产生药理效应，而药物的化学结构决定了药物作用的专一性，这种化学反应的专一性决定了药物作用的特异性。

选择性（selectivity）：由药物作用范围的广泛程度决定，影响机体多种功能的选择性低，影响机体功能少的选择性高。作用范围广，选择性低的药物副作用比较多，但在病因不明等情况时，选择性低的药物可发挥良好的治疗作用。

药物的选择性与特异性不一定平行。

二、治疗效果（therapeutic effect，疗效）

治疗效果（疗效）指的是药物作用的结果，对改变患者的生理、生化功能或病理过程有利，使机体恢复正常。包括对因治疗和对症治疗。

1. 对因治疗（etiological treatment）

用药的目的在于消除原发的致病因子，彻底治愈疾病。

2. 对症治疗（symptomatic treatment）

用药的目的在于改善疾病的症状。

对症治疗和对因治疗同样重要，尤其在某些病情危重的休克、心力衰竭等情况发生时，对症治疗更加迫切，且有些严重的症状可作为病因，使疾病更加恶化，如高热引起惊厥，此时，应及时使用退热药物对症治疗，且对惊厥来说，退热治疗属于对因治疗。

三、不良反应（adverse reaction）

与用药目的无关，给患者带来痛苦或不适的反应。多数不良反应可以预知，但不一定能避免。少数严重的不良反应难以恢复，形成新的疾病，称为药源性疾病（drug-induced disease）。

1. 副反应（side reaction）

定义：由于药物选择性低，药理效应涉及多个器官，当某一效应用做治疗目的时，其他效应就成为副反应（副作用）。

特点：在治疗剂量下发生，是药物本身固有的作用，多数较轻微并可以预料。在同一药物治疗不同疾病时，治疗作用与副反应可相互转化。

2. 毒性反应（toxic reaction）

定义：药物在剂量过大或者在体内蓄积过多时发生的危害性反应。

特点：多数比较严重，一般可以预知，应该尽量避免发生。

急性毒性容易损害循环、呼吸及神经系统功能；慢性毒性容易损害肝、肾、骨髓、内分泌功能。特殊的毒性（致癌、致畸、致突变，即三致反应）也属于慢性毒性范围。

3. 后遗效应（residual effect）

定义：**停药后**血药浓度已降到**阈浓度以下**时残存的药理效应。

4. 停药反应（withdrawal reaction）

定义：**长期用药后，突然停药后原有疾病加剧**。也称为回跃反应，反跳现象。易发生停药反应的药物停药时应逐渐减少剂量，不能突然停药。

5. 变态反应（allergic reaction）

定义：非肽类药物作为半抗原与机体蛋白结合为抗原后，经过接触10天左右的敏感化过程而引起的异常免疫反应。

特点：

（1）反应性质与药物原有效应无关，用药理性拮抗药解救无效。

（2）反应的严重程度差异很大，与剂量无关。

（3）停药后反应逐渐消失，再用时可能再发。

6. 特异质反应（idiosyncratic reaction）

定义：少数特异体质患者对某些药物反应特别敏感而产生的特殊反应。

特点：

（1）反应性质可能与常人不同，但与药物固有的药理作用基本一致。

（2）反应严重程度与剂量成比例，药理拮抗药救治可能有效。

机制：先天性遗传异常。如先天性血浆胆碱酯酶缺乏患者使用琥珀胆碱后易发生窒息，即属于特异质反应。

第二节　药物剂量－效应关系

剂量－效应关系（dose－effect relationship，量－效关系）：药理效应和剂量在一定的范围内成比例。量－效曲线（dose－effect curve）：以药理效应强度为纵坐标，药物剂量或药物浓度为横坐标，做出来曲线称为量－效曲线。

量反应（graded response）：药理效应的强弱呈连续增减的变化，可以用具体数字或最大反应的百分率表示。如果用药物的剂量或浓度为横坐标，量－效曲线是直方双曲线（rectangular hyperbola）；如果用药物浓度的对数值为横坐标，量－效曲线是对称 S 形曲线。

（1）最小有效量（minimal effective dose，阈剂量，threshold dose）或最低有效浓度（minimal effective concentration，阈浓度，threshold concentration）：能引起效应的最小药量或最低药物浓度。

（2）最大效应（maximal effect，效能，efficacy）：药物的剂量或浓度增加，药效随之加强，当效应达到一定程度后，继续增加药物剂量或浓度，药效不再增加，这个药理效应的极限值称为最大效应。

（3）半最大效应浓度（concentration for 50% of maximal effect，EC_{50}）：引起 50% 最大效应的浓度。

（4）效价强度（potency）：引起等效反应（一般采用 50% 效应量）的相对浓度或剂量。数值越小，效价强度越高。

质反应（quantal response or all－or－none response）：药理效应表现为性质的变化。如果用药物浓度或剂量的区段出现阳性反应频率作图，量－效曲线呈常态分布曲线；如果按照剂量增加的累计阳性反应百分率作图，量－效曲线是对称 S 形曲线。

（1）半数有效量（median effective dose，ED_{50}）：能引起 50% 的实验动物出现阳性反应的药物剂量。

（2）半数致死量（median lethal dose，LD_{50}）：能引起 50% 的实验动物死亡的药物剂量。

（3）治疗指数（therapeutic index，TI）：LD_{50}/ED_{50} 的比值，用以表示药物的安全性，数值大的相对安全。但单独用治疗指数来评价药物的安全性并不完全可靠，因药物产生最大药效需要的剂量有可能与最小致死剂量发生重叠。

（4）可靠安全系数：LD_1/ED_{99} 的比值，用以表示药物的安全性。大于 1 说明药物是安全的。

（5）安全范围：LD_5 和 ED_{95} 之间距离，用以表示药物的安全性。距离越大，药物安全性越高。

第三节　药物与受体

一、受体的概念和特性

受体（receptor）：介导细胞信号转导的功能蛋白质，能识别周围环境中某种微量的化学物质，首先与之结合，并通过中介的信息放大系统，触发后续的生理反应或药理效应。

受体特点：灵敏性（sensitivity）、特异性（specificity）、饱和性（saturability）、可逆性（reversibility）、多样性（multiple－variation）。

配体（ligand）：能与受体特异性结合的物质。

二、受体与药物的相互作用

（1）亲和力（affinity） 药物与受体结合的能力。亲和力大小可使用亲和力指数来衡量。

K_D：解离常数，引起最大效应的一半时所需要的药物剂量，与亲和力成反比。

pD2：亲和力指数，解离常数的负对数（$-\lg K_D$），与亲和力成正比。

（2）内在活性（intrinsic activity，α） 药物与受体结合后产生效应的能力，$0\% \leqslant \alpha \leqslant 100\%$。

三、作用于受体的药物分类

（一）激动药（agonist）

既有亲合力又有内在活性的药物。

1. 完全激动药（full agonist，$\alpha = 1$）

亲和力强，内在活性强。

2. 部分激动药（partial agonist，$\alpha < 1$）

亲和力强，内在活性不强。

部分激动药与完全激动药合用时，有可能产生拮抗完全激动药的作用（部分激动药占领更多的受体，抢占了完全激动药占领的受体）。

（二）拮抗药（antagonist）

有较强亲合力但无内在活性的药物。拮抗药本身不产生效应，但因其与受体亲和力强，占领了受体，妨碍激动药与受体结合，从而产生拮抗激动药的效应。

1. 竞争性拮抗药（competitive antagonist）

竞争相同受体，药物与受体的结合可逆。可使激动药量－效曲线平行右移，最大效能不变。

拮抗参数（pA2）：当激动药与竞争性拮抗药合用时，使用 2 倍浓度的激动药产生的效应等于未使用拮抗药时产生的效应，则所加入拮抗药摩尔浓度的负对数为拮抗参数。其数值与拮抗作用成正比。如果两种激动药被同一拮抗药拮抗且两者的拮抗参数相近，说明这两种激动药作用于同一受体。

2. 非竞争性拮抗药（noncompetitive antagonist）

药物与受体的结合不可逆，可使激动药量－效曲线右移，最大效能降低（图 3-1）。

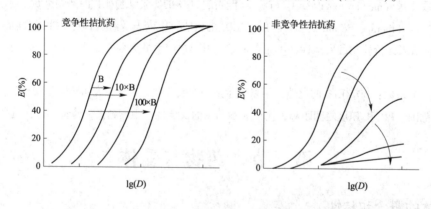

图 3-1 竞争性拮抗药和非竞争性拮抗药

四、受体的调节

受体脱敏（receptor desensitization）：长期使用激动药后，受体对药物的敏感性和反应性下降。

受体增敏（receptor hypersensitization）：长期使用拮抗药或激动药水平下降，受体对药物的敏感性和反应性提高。

受体下调（down‐regulation）：受体脱敏只涉及受体密度的下降。

受体上调（up‐regulation）：受体增敏只涉及受体密度的上调。

受体的调节对药物产生耐受性及某些不良反应（如反跳现象）的发生有重要的影响。

例题

1. 药物的副反应是

A. 难以避免

B. 较严重的药物不良反应

C. 剂量过大时产生的不良反应

D. 药物作用选择性高所致

E. 与药物治疗目的有关的效应

参考答案：A

解析：药物等副反应是由于药理效应涉及多个器官，当某一效应作为治疗目的时，其他效应就成为副反应。副反应的特点是：在治疗剂量下发生，是药物本身固有的作用，多数较轻微并可以预料。毒性反应是药物在剂量过大或者在体内蓄积过多时发生的危害性反应，一般比较严重。

2. 下列哪个药物应用时最安全

A. $LD_{50}=200mg/kg$，$ED_{50}=40mg/kg$

B. $LD_{50}=80mg/kg$，$ED_{50}=20mg/kg$

C. $LD_{50}=200mg/kg$，$ED_{50}=10mg/kg$

D. $LD_{50}=600mg/kg$，$ED_{50}=3mg/kg$

E. $LD_{50}=120mg/kg$，$ED_{50}=60mg/kg$

参考答案：D

解析：ED_{50}为半数有效量，LD_{50}为半数致死量，而治疗指数为 LD_{50}/ED_{50}，是说明药物安全性的常用指标，数值越大则安全性相对较高，通过计算治疗指数 A=5，B=4，C=20，D=200，E=2，因此选择正确答案为 D。

3. 某药的量‐效曲线因受某种因素的影响平行右移，提示

A. 作用靶点改变

B. 作用机制改变

C. 作用性质改变

D. 最大效应改变

E. 效价强度改变

参考答案：E

解析：效价强度是指引起等效反应（一般采用50%效应量）的相对浓度或剂量，其值越小则强度越大，量‐效曲线平行右移说明此药达到等效反应时所需的剂量在逐渐变大，即效价强度在逐渐变小，因此选择正确答案为 E。

4. 以下关于不良反应的论述何者不正确

A. 副反应是难以避免的

B. 变态反应与药物剂量无关

C. 有些不良反应可在治疗作用基础上继发

D. 毒性反应只有在超极量下才会发生

E. 有些毒性反应停药后仍可残存

参考答案：D

解析：副反应的特点是通常在治疗剂量下发生，是药物本身固有的作用，多数较轻微并可以预料，但难以避免；变态反应特点：①反应性质与药物原有效应无关，用药理拮抗药解救无效。②反应的严重程度差异很大，与剂量无关。③停药后反应逐渐消失，再用时可能再发；继发反应是指不是由于药物直接作用产生，而是因药物作用诱发的反应，其特点是继发于药物治疗作用之后的一种不良反应，是治疗剂量下治疗作用本身带来的后果，又称为治疗矛盾；后遗效应是指停药后血药浓度已降至阈浓度以下时残存的药理效应，如氨

基糖苷类抗生素引起的耳毒性常可在停药后仍然持续一段时间；毒性反应是指由于药物剂量过大或在体内蓄积过多时发生的危害性反应，一般由于剂量过大常引起急性毒性，而在体内蓄积过多时常引起慢性毒性，极量是国家药典规定的安全用药剂量的极限，超过极量就有发生毒性反应的可能，但超出疗程长时间用药也会因药物在体内蓄积过多而引起毒性反应。因此选择正确答案为 D。

5. 下列哪些药物是对因治疗

A. 地高辛治疗心力衰竭　　　　　　　　B. 肾上腺素抢救过敏性休克

C. 甘露醇脱水　　　　　　　　　　　　D. 链霉素抗感染

E. 速尿利尿

参考答案：D

解析：对因治疗是指用药目的在于消除原发致病因子，彻底治愈疾病；对症治疗是指用药目的在于改善症状；此题的解题思路主要在于区分病因和症状；地高辛治疗心力衰竭、肾上腺素抢救过敏性休克、甘露醇脱水、速尿利尿需只能解决患者的症状，而链霉素抗感染是针对患者的病因，能彻底治愈疾病，因此选择正确答案为 D。

6. 一个效价强度高、效能强的激动剂应是

A. 高脂溶性，短 $t_{1/2}$　　　　　　　　B. 高亲合力，高内在活性

C. 低亲合力，低内在活性　　　　　　　D. 低亲合力，高内在活性

E. 高亲合力，低内在活性

参考答案：B

解析：效价强度是引起等效反应（一般采用 50% 效应量）的相对浓度或剂量。数值越小，效价强度越高。效能是药物能够达到的药理效应的极限值。效价强度高、效能强的激动剂必然与受体具有高亲合力，且内在活性非常高，因此选择正确答案为 B。

7. 药物作用包括

A. 引起机体功能或形态改变　　　　　　B. 引起机体体液成分改变

C. 抑制或杀灭入侵的病原微生物或寄生虫　D. 改变机体的反应性

E. 补充体内营养物质或激素的不足

参考答案：ABCDE

解析：药物作用是机体和（或）病原体对药物的反应，因此选择正确答案为 ABCDE。

8. 质反应的特点有

A. 频数分布曲线为正态分布曲线　　　　B. 无法计算出 ED_{50}

C. 用全或无、阳性或阴性表示　　　　　D. 可用死亡与生存、惊厥与不惊厥表示

E. 累加量 – 效曲线为 S 型量 – 效曲线

参考答案：ACDE

解析：质反应是指药理效应表现为反应性质的变化，可用全或无、阳性或阴性表示，如死亡与生存、惊厥与不惊厥等，其量 – 效曲线如以出现阳性反应的频率作图则呈常态分布曲线，如以剂量增加的累计阳性百分率图作图则呈 S 型曲线，通常质反应量 – 效曲线可计算 ED_{50}、LD_{50} 等，因此选择正确答案为 ACDE。

9. 竞争性拮抗剂的特点有

A. 本身可产生效应　　　　　　　　　　B. 降低激动剂的效价

C. 降低激动剂的效能　　　　　　　　　D. 可使激动剂的量 – 效曲线平行右移

E. 可使激动剂的量 – 效曲线平行左移

参考答案：BD

解析：竞争性拮抗剂可与激动药竞争相同受体，结合可逆，可使激动药量－效曲线平行右移，最大效能不变，效价强度是指引起等效效应（一般采用50%效应量）的相对浓度或剂量，激动药量－效曲线平行右移即意味着效价强度的逐渐变小，因此选择正确答案为BD。

（许 逸 范 益）

第四章　影响药物效应的因素

重点	药物方面的因素（剂型、给药途径、药物相互作用）；机体方面的因素（遗传异常、机体对药物反应的变化）
难点	安慰剂、习惯性、成瘾性、依赖性、个体差异、耐受性、快速耐受性、耐药性、配伍禁忌等概念
考点	耐受性、快速耐受性、耐药性等概念

第一节　药物因素

一、药物制剂和给药途径

同一药物可以制成不同的剂型，采用不同的给药途径。因此引起的药效也会有所不同。通常情况下，注射给药比口服给药吸收快，到达作用部位的时间短，起效快，作用强。注射剂的不同剂型中，水溶性制剂吸收快，起效快。油溶液、混悬液起效较慢。口服剂型中，溶液剂更易吸收，起效较快。

某些药物的给药途径不同，产生的药效完全不同。如硫酸镁静脉给药发挥抗惊厥、降压等作用，而口服给药则发挥导泻作用。

不同厂家生产的药物因生产工艺及原料、辅料的不同，可有不同的生物利用度。故使用安全范围窄的药物更换制剂需谨慎。

二、药物相互作用

药物相互作用指同时或在一定时间内先后服用两种或两种以上药物后所产生的复合效应，可引起药效加强或副作用减轻，也可引起药效减弱或副作用增加，甚至出现不应有的毒副作用。作用加强包括疗效提高和毒性增加，作用减弱包括疗效降低和毒性减少。

（1）药物效应动力学的相互作用：不影响药物在体液中的浓度，但药理作用发生改变，产生协同作用（使原有效应加强）或拮抗作用（使原有效应减弱）。

（2）药物代谢动力学的相互作用：在药物的吸收、分布、代谢、排泄的任一环节影响药物的浓度从而影响药物作用。如碳酸氢钠碱化尿液增加阿司匹林代谢产物水杨酸的排泄，用于治疗阿司匹林过量中毒。

第二节　机体因素

一、年龄

老年人和儿童因生理功能的不同及伴有的病理改变不同，对药物的反应与成年人有所区别。如婴、幼儿肝脏发育不完善，肝药酶活性低，使用氯霉素后不能使其与葡萄糖醛酸结合进而排出体外，造成氯霉素在组织中蓄积，发生灰婴综合征。

二、性别

女性体重一般比男性轻、脂肪比例比男性高，可影响药物在体内的分布。此外，妊娠和哺乳期的女性用药都应慎重，避免使用对胎儿或乳儿造成不利影响的药物。

三、遗传因素

遗传因素包括遗传多态性、种族差异、个体差异及特异质反应。

四、疾病状态

疾病对药物代谢动力学及药物效应动力学均会产生影响。如肝脏疾病会影响药物的代谢。

五、心理因素 – 安慰剂效应

药物治疗的总效应包括药理学效应、非特异性药物效应、非特异性医疗效应及自然恢复。

安慰剂：使用没有特殊药理活性的中性物质制成的外形类似药物的制剂。由安慰剂产生的效应称为安慰剂效应。安慰剂效应对药物的临床疗效会产生重要的影响。

六、长期用药引起的机体反应性变化

（一）耐受性和耐药性

耐受性：机体连续多次用药后对药物的反应性降低。

急性耐受性：在应用很少几个剂量后就迅速产生的耐受性。

交叉耐受性：对一种药物产生耐受性后在应用同一类药物或结构功能类似的药物时产生的耐受性。

耐药性（抗药性）：病原体或肿瘤细胞对反复应用的化疗药物的敏感性降低。

（二）依赖性、停药症状

依赖性：长期使用某种药物后，机体对这种药物产生生理性或精神性的依赖和需求。包括生理依赖性（躯体依赖性）和精神依赖性（心理依赖性）。精神依赖性停药后患者表现为主观不适，生理依赖性停药后可产生戒断症状。

停药症状：长期反复用药后突然停药发生的症状，如反跳现象。为避免停药症状的发生，长期用药的患者停药需逐渐减少用药剂量直至停药。

例题

1. 机体在连续多次用药后对药物的反应性下降属于

A. 耐药性   B. 耐受性   C. 依赖性   D. 停药反应   E. 后遗效应

参考答案：B

解析：耐药性是病原微生物或肿瘤细胞对反复使用的化学治疗药物敏感性下降。依赖性是长期使用某种药物后，机体对这种药物产生了生理性或精神性的依赖或需求。停药反应是长期用药后突然停药会造成原有症状的加重。后遗效应是停药后血药浓度下降到阈浓度以下还残存的药理效应。

2. 联合用药可发生的作用包括

A. 拮抗作用   B. 配伍禁忌   C. 协同作用   D. 个体差异   E. 药剂当量

参考答案：ABC

解析：联合用药可发生的作用包括体内（拮抗作用、协同作用）、体外（配伍禁忌）两类作用，因此选择正确答案为 ABC。

3. 连续用药后，机体对药物的反应发生改变，包括

A. 耐药性 B. 耐受性 C. 依赖性 D. 药物慢代谢型 E. 快速耐受

参考答案：BCE

解析：连续用药后，机体对药物的反应发生改变，包括耐受性、依赖性、快速耐受，因此选择正确答案为 BCE。

（许 逸 范 益）

第五章 传出神经系统药理概论

重点	传出神经的分类、生理功能；递质的合成、转运、贮存、释放和代谢；受体分类、分布与效应；传出神经系统药物基本作用及分类
难点	传出神经系统的分类；乙酰胆碱及去甲肾上腺素的合成及作用消除方式；传出神经系统药物基本作用及药物分类
考点	传出系统受体分型及激动时的效应；传出神经系统药物基本作用

第一节 概　　述

传出神经系统

根据支配的效应器分类：

（1）自主神经系统（autonomic nervous system，植物神经系统）：支配心肌、平滑肌、腺体，可分为交感神经（sympathetic nervous system）、副交感神经（parasympathetic nervous system）。

（2）运动神经系统（somatic motor nervous system）：支配骨骼肌。

根据神经递质分类：

（1）胆碱能神经（cholinergic never）：释放乙酰胆碱，包括全部交感神经和副交感神经的节前纤维、运动神经、全部副交感神经的节后纤维和极少数交感神经节后纤维（支配汗腺分泌和骨骼肌血管舒张神经）。

（2）去甲肾上腺素能神经（noradrenergic never）：主要释放去甲肾上腺素，包括几乎全部交感神经节后纤维。

第二节 传出神经系统的递质和受体

	乙酰胆碱（acetylcholine，ACh）	去甲肾上腺素（noradrenaline，NA）
原料	胆碱和乙酰辅酶 A	酪氨酸
合成	胆碱乙酰化酶的催化	依次生成多巴、多巴胺，进入囊泡内，转化为去甲肾上腺素
储存	囊泡	囊泡
释放	胞裂外排	胞裂外排
灭活方式	被乙酰胆碱酯酶降解	摄取 1（神经摄取，主要灭活途径，又称为储存型摄取）
		摄取 2（非神经摄取，又称为代谢性摄取）
		小部分进入血液后被代谢器官中的 MAO、COMT 降解灭活

第三节　传出神经系统的受体和功能

1. 毒蕈碱性胆碱受体（muscurinic cholinoceptor，M 胆碱受体，M 受体）

分为 5 个亚型，生理功能明确的主要有 2 个亚型（表 5 - 1）。

表 5 - 1　M 受体分型

受体	M_1	M_2	M_3
组织分布	胃壁细胞、神经节和中枢神经系统	心脏、脑、自主神经节、平滑肌	外分泌腺、平滑肌、血管内皮、脑、自主神经节
兴奋效应	胃酸分泌增加、中枢兴奋	心脏抑制（心肌收缩力减弱，心率减慢，传导减慢）	胃、肠及膀胱平滑肌收缩、括约肌松弛，表现为腹痛、呕吐、腹泻、大小便失禁等 腺体分泌增加（如唾液腺、汗腺等） 眼内肌兴奋（瞳孔括约肌收缩、瞳孔缩小、眼压降低、睫状肌收缩，调节痉挛） 血管平滑肌松弛（如骨骼肌等组织中的血管），血压下降

2. 烟碱型胆碱受体（nicotinic cholinoceptor，N 胆碱受体，N 受体；表 5 - 2）

表 5 - 2　N 受体分型

受体	N_N	N_M
组织分布	神经节	骨骼肌
兴奋效应	神经节兴奋，节后交感神经、副交感神经均兴奋	骨骼肌兴奋

3. α 肾上腺素受体（表 5 - 3）

表 5 - 3　α 肾上腺素受体分型

受体	α_1	α_2
组织分布	血管平滑肌、瞳孔开大肌、心脏、肝脏	血管平滑肌、血小板、脂肪细胞、去甲肾上腺素能和胆碱能神经末梢
兴奋效应	皮肤、黏膜和腹腔内脏血管收缩，血压升高；瞳孔开大肌收缩，瞳孔扩大	突触前膜的 α_2 受体激动，能反馈性抑制 NA 的释放，使血压降低中枢的 α_2 受体激动时，兴奋交感神经中枢的抑制性神经元，从而抑制外周交感神经的活性，降低血压

4. β 肾上腺素受体（表 5 - 4）

表 5 - 4　β 肾上腺受体分型

受体	β_1	β_2	β_3
组织分布	心脏、肾小球球旁细胞	平滑肌、骨骼肌、肝	脂肪细胞
兴奋效应	心脏兴奋（心肌收缩力加强、心率加快、传导加快），增加肾素分泌	平滑肌松弛，冠状动脉、骨骼肌血管扩张	脂肪的分解

第四节 传出神经系统药物的作用方式和分类

一、传出神经系统药物作用

1. 直接作用于受体（激动或阻断）

2. 影响递质

（1）影响递质生物合成：如密胆碱抑制乙酰胆碱的合成。

（2）影响递质释放：如麻黄碱促进去甲肾上腺素的释放。

（3）影响递质的转运和贮存：如利血平抑制囊泡摄取去甲肾上腺素，造成去甲肾上腺素耗竭。

（4）影响递质的转化：如胆碱酯酶抑制剂影响乙酰胆碱的代谢。

二、传出神经系统药物分类

（1）拟似药：激动受体或使激动药含量增加（如胆碱酯酶抑制剂）。

（2）拮抗药：直接阻断相应受体。

例题

1. 去甲肾上腺素主要等消除方式是

A. 被单胺氧化酶破坏　　　　　　　　B. 被磷酸二酯酶破坏　　　　　　　　C. 被胆碱酯酶破坏

D. 被氧位甲基转移酶破坏　　　　　　E. 被神经末梢再摄取

参考答案：E

解析： 去甲肾上腺素等灭活途径包括：摄取1（神经摄取、主要灭活途径）、摄取2（非神经摄取）、进入血液后被代谢器官中的 MAO、COMT 降解灭活。

2. 乙酰胆碱释放至突触间隙，其作用消失主要原因是

A. 单胺氧化酶代谢　　　　　　　　　B. 肾排出　　　　　　　　　　　　　C. 神经末梢再摄取

D. 乙酰胆碱酯酶代谢　　　　　　　　E. 儿茶酚氧位甲基转移酶代谢

参考答案：D

解析： 乙酰胆碱释放至突触间隙，经乙酰胆碱酯酶代谢而失活，因此选择正确答案为 D。

3. 胆碱能神经兴奋可引起

A. 睫状肌舒张　　　　　　　　　　　B. 血管平滑肌舒张　　　　　　　　　C. 胃肠道平滑肌舒张

D. 骨骼肌舒张　　　　　　　　　　　E. 支气管平滑肌舒张

参考答案：B

解析： 胆碱能神经兴奋可引起睫状肌兴奋、血管平滑肌舒张、胃肠道平滑肌及支气管平滑肌兴奋、骨骼肌兴奋，因此选择正确答案为 B。

4. 胆碱能神经不包括

A. 交感、副交感神经节前纤维　　　　B. 交感神经节后纤维的大部分　　　　C. 副交感神经节后纤维

D. 运动神经　　　　　　　　　　　　E. 支配汗腺的分泌神经

参考答案：B

解析： 胆碱能神经包括全部交感神经和副交感神经的节前纤维、运动神经、全部副交感神经的节后纤维和极少数交感神经节后纤维（支配汗腺分泌和骨骼肌血管舒张神经），因此选择正确答案为 B。α 受体分布占

优势的效应器是

A. 皮肤、黏膜、内脏血管　　B. 冠状动脉血管　　C. 肾血管

D. 脑血管　　E. 肌肉血管

参考答案：A

解析：皮肤、黏膜及内脏血管以 α 受体分布占优势，因此选择正确答案为 A。

5. β 受体激动是可产生下列那些效应

A. 心率加快　　B. 血管收缩　　C. 支气管平滑肌松弛

D. 糖原分解　　E. 瞳孔缩小

参考答案：ACD

解析：β 受体激动时可引起心率加快、支气管平滑肌松弛、糖原分解、血管舒张、瞳孔扩大，因此选择正确答案为 ACD。

6. 关于去甲肾上腺素的描述，哪些是正确的

A. 主要兴奋 α 受体　　B. 是肾上腺素能神经释放的递质　　C. 升压时易出现双向反应

D. 在整体情况下出现心率减慢　　E. 引起冠状动脉收缩

参考答案：ABD

解析：去甲肾上腺素属于经典的 α 受体激动药，是肾上腺素能神经释放的递质，可引起许多血管出现强烈收缩效应，但可舒张冠状动脉，增加冠脉流量，在整体情况下心率由于血压升高而反射性减慢。而升压时易出现双向反应的是肾上腺素，因此选择正确答案为 ABD。

（顾　军　鲁　明）

第六章　胆碱受体激动药

重点	乙酰胆碱的药理作用；其他胆碱酯类药物的特点；毛果芸香碱的药理作用、临床应用及不良反应；N胆碱激动药的特点
难点	乙酰胆碱的M样作用（心血管、内脏平滑肌、眼及腺体）及N样作用；毛果芸香碱对眼睛的作用与应用
考点	毛果芸香碱的药理作用（对眼：缩瞳、降眼压、调节痉挛；增加汗腺唾液腺分泌）、临床应用（青光眼、虹膜炎）

速览导引图

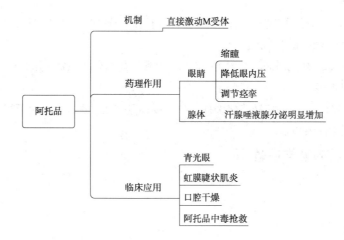

第一节　M胆碱受体激动药

一、胆碱酯类（choline esters）：乙酰胆碱（acetylcholine，ACh）

（一）作用机制

激动M和N胆碱受体。

（二）药理作用

1. 心血管系统

（1）舒张血管：促进一氧化氮（NO）合成，引起血管平滑肌松弛。

（2）减弱心肌收缩力（负性肌力作用）。

（3）减慢心率（负性频率作用）：ACh作用于窦房结，减慢窦房结细胞自发除极，降低心率。

（4）减慢窦房结和浦肯野纤维传导（负性传导作用）。

（5）缩短心房不应期。

2. 胃肠道

兴奋胃肠道平滑肌，促进胃肠分泌。

3. 泌尿道

兴奋平滑肌，膀胱逼尿肌收缩，膀胱排空。

4. 支气管

平滑肌收缩。

5. 腺体

唾液腺、汗腺、消化道腺体等分泌增加。

6. 眼

缩瞳、调节痉挛。

7. 骨骼肌

ACh作用于骨骼肌神经–肌肉接头部位的N_M受体，引起骨骼肌收缩。

8. 神经节

交感、副交感神经节兴奋。

其他胆碱酯类药物

醋甲胆碱（methacholine）：作用时间长，对M受体具有相对选择性。用于口腔黏膜干燥症的治疗，支气管哮喘、溃疡病、冠状动脉缺血患者禁用。

卡巴胆碱（carbachol）：作用时间长，可用于术后腹气胀、尿潴留，但副作用大，目前主要用于青光眼治疗。禁忌证与醋甲胆碱相同。

贝胆碱（bethanechol）：不易被胆碱酯酶水解，对M受体具有相对选择性。用于腹气胀、胃动张力缺乏症等的治疗，禁忌证与醋甲胆碱相同。

二、生物碱类：毛果芸香碱

（一）作用机制

激动M胆碱受体。

（二）药理作用

1. 眼

（1）缩瞳：激动瞳孔括约肌的M受体，瞳孔括约肌收缩，瞳孔缩小。

（2）降低眼内压：缩瞳引起虹膜向瞳孔中心方向收缩，前房角间隙扩大，有利于房水流出。

（3）调节痉挛：睫状肌的环状肌向瞳孔中心方向收缩，悬韧带放松，晶状体变凸，屈光度增加，只适合看近物，看远物模糊。

2. 腺体

唾液腺、汗腺、消化道腺体等分泌增加。

（三）临床应用

1. 青光眼

对闭角型青光眼疗效较好，对开角型青光眼早期有一定疗效。

2. 虹膜睫状体炎

与扩瞳药交替使用，防止晶状体与虹膜粘连。

3. 其他

口腔干燥、解救阿托品中毒等。

（四）不良反应

过量可有 M 受体过度兴奋的症状，可用阿托品对抗。滴眼时应压迫眼内眦，避免流入鼻腔引起全身反应。

毒蕈碱（muscarine）：M 受体激动药，与胆碱能神经兴奋效应相似，过量中毒可用阿托品对抗。

第二节　N 胆碱受体激动药

烟碱（nicotine）：对 N 受体激动作用明显，作用广泛，无临床应用价值，有毒理学作用。

例题

1. 毛果芸香碱治疗青光眼是由于

A. 缩瞳，前房角间隙扩大，眼内压下降　　　B. 缩瞳，前房角间隙变窄，眼内压下降

C. 散瞳，前房角间隙扩大，眼内压下降　　　D. 散瞳，前房间间隙变窄，眼内压下降

E. 抑制房水形成，眼内压下降

参考答案：A

解析：毛果芸香碱激动瞳孔括约肌的 M 受体，瞳孔括约肌收缩，瞳孔缩小，缩瞳引起虹膜向瞳孔中心方向收缩，前房角间隙扩大，有利于房水流出，降低眼内压。

2. 切除支配虹膜的神经（即去神经眼）后再滴入毛果芸香碱，则应

A. 扩瞳　　　　　B. 缩瞳　　　　　C. 先扩瞳后缩瞳

D. 先缩瞳后扩瞳　　　E. 无影响

参考答案：B

解析：毛果芸香碱通过激动瞳孔括约肌的 M 受体而致兴奋收缩，从而产生缩瞳作用，此作用与支配虹膜的神经无关，因此选择正确答案为 B。

3. 毛果芸香碱不具有的药理作用是

A. 腺体分泌增加　　　　　B. 心率减慢

C. 眼内压降低　　　　　　D. 促进胃肠道平滑肌收缩

E. 促进骨骼肌收缩

参考答案：E

解析：毛果芸香碱的药理作用主要通过激动 M 胆碱受体，包括眼（缩瞳、降低眼内压、调节痉挛）、促进腺体分泌，心率减慢，促进胃肠道平滑肌收缩等，而促进骨骼肌收缩是由运动神经的 N 胆碱受体激动引起的，因此选择正确答案为 E。

4. 毛果芸香碱滴眼后，对视力的影响是

A. 视近物清楚，视远物模糊　　　　B. 视远物清楚，视近物模糊

C. 视近物、远物均清楚　　　　　　D. 视近物、远物均模糊

E. 没有明显影响

参考答案：A

解析： 毛果芸香碱具有调节痉挛作用，表现为视近物清楚，视远物模糊，因此选择正确答案为 A。

5. 毛果芸香碱对眼的作用

A. 瞳孔缩小   B. 降低眼内压

C. 睫状肌松弛   D. 治虹膜炎

E. 对汗腺不敏感

参考答案：ABD

解析： 毛果芸香碱的药理作用包括眼（缩瞳、降低眼内压、调节痉挛）、促进腺体分泌，临床主要用于青光眼（闭角型、开角型）、虹膜睫状体炎、其他（阿托品中毒解救等），因此选择正确答案为 ABD。

6. 有关毒蕈碱的论述正确的有

A. 食用丝盖伞菌属和杯伞菌属蕈类后 30～60 分钟出现中毒

B. 中毒表现为流涎、流泪、恶心、呕吐、头痛、视觉障碍、腹部绞痛、腹泻

C. 中毒表现为心动过速，血压升高，易脑出血

D. 中毒表现为气管痉挛，呼吸困难，重者休克

E. 可用阿托品每隔 30 分钟肌内注射 1～2mg

参考答案：BE

解析： 杯伞菌大多属于可食用菌类，而丝盖伞菌中含有的毒蕈碱可激动 M 胆碱受体，中毒后表现为流涎、流泪、恶心、呕吐、头痛、视觉障碍、腹部绞痛和腹泻等；可用阿托品（M 受体阻断药）每隔 30 分钟肌内注射 1～2mg 对抗，因此选择正确答案为 BE。

（顾 军 鲁 明）

第七章 抗胆碱酯酶药和胆碱酯酶复活药

重点	乙酰胆碱酯酶对乙酰胆碱的水解作用；易逆性抗胆碱酯酶药的一般特性、临床应用；常用易逆性抗胆碱酯酶药的特点；难逆性抗 AChE 药的中毒机制、中毒表现、诊断及防治措施；AChE 复活药的药理作用及临床应用
难点	乙酰胆碱酯酶对乙酰胆碱的水解作用（结合、裂解、水解）；易逆性抗胆碱酯酶药的一般特性、临床应用；新斯的明、毒扁豆碱的作用特点；有机磷酸酯类中毒机制、中毒表现、诊断及防治措施；碘解磷定的作用机制与临床应用
考点	易逆性抗 AChE 药的药理作用（对眼：缩瞳、降眼压、调节痉挛；对胃肠：促进收缩与分泌；对骨骼肌：兴奋作用）、临床应用（重症肌无力、术后腹气胀尿潴留、青光眼、竞争性肌松药过量解救）；有机磷酸酯类中毒的临床表现及解救药物

速览导引图

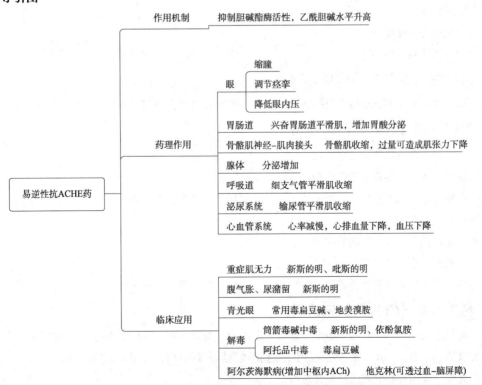

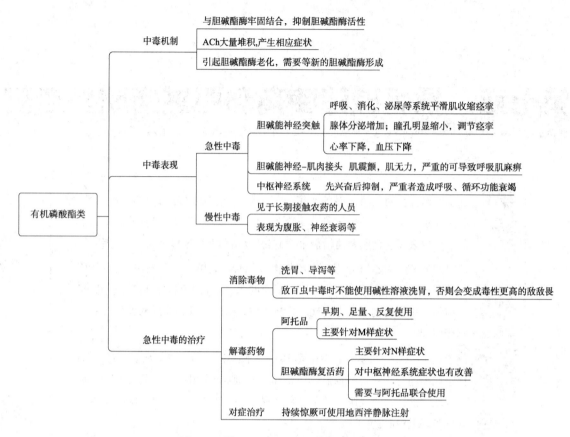

第一节　抗胆碱酯酶药

抗胆碱酯酶药分类：

（1）易逆性抗胆碱酯酶药。

（2）难逆性抗胆碱酯酶药。

一、易逆性抗 AChE 药作用机制

作用机制：易逆性抗胆碱酯酶药与胆碱酯结合后水解速度缓慢，AChE 暂时失去活性，ACh 水平升高。

二、易逆性抗 AChE 药药理作用

（1）眼：缩瞳、调节痉挛、降低眼内压。

（2）胃肠道：兴奋胃肠道平滑肌，增加胃酸分泌。

（3）骨骼肌神经 – 肌肉接头：骨骼肌收缩，过量使用可造成肌张力下降。

（4）腺体：分泌增加。

（5）呼吸道：细支气管平滑肌收缩。

（6）泌尿系统：输尿管平滑肌收缩。

（7）心血管系统：主要表现为抑制，心率减慢，心排血量下降，血压下降。

三、易逆性抗 AChE 药临床应用

（1）重症肌无力：是一种自身免疫病，常用新斯的明、吡斯的明、安倍氯胺等。需反复用药。

（2）腹气胀、尿潴留：用于手术后等原因引起的腹气胀、尿潴留。常用新斯的明等。

（3）青光眼：常用毒扁豆碱、地美溴胺等。

（4）解毒：竞争性神经－肌肉阻滞药（如筒箭毒碱）过量中毒解救，常用新斯的明、依酚氯铵、加兰他敏等；也可用于 M 受体阻断药（如阿托品）过量中毒解救，常用毒扁豆碱。

（5）阿尔茨海默病：增加中枢内 ACh，使用可以透过血－脑屏障的他克林、多奈哌齐、利斯的明、加兰他敏等。

四、常用易逆性抗 AChE 药特点

（1）新斯的明（neostigmine）：季铵类化合物，不易透过血－脑屏障，无明显中枢作用，对骨骼肌、平滑肌选择性高，常用于重症肌无力、腹气胀、尿潴留、阵发性室上性心动过速、竞争性神经－肌肉阻滞药过量中毒。禁忌证包括机械系肠梗阻、机械性泌尿道梗阻。

（2）吡斯的明（pyridostigmine）：起效缓慢，时间长，作用与新斯的明类似。

（3）依酚氯铵（edrophonium chloride）：起效快，作用时间短，对骨骼肌作用强，常用于诊断重症肌无力，或者鉴别在重症肌无力治疗中症状未被控制是抗胆碱酯酶不足还是过量。

（4）安贝氯铵（ambenonium chloride）：作用持久，作用类似新斯的明。

（5）毒扁豆碱（physostigmine，依色林，eserine）：叔胺类化合物，易进入中枢，作用强而久，不良反应多，主要眼科局部应用治疗青光眼。

（6）地美溴铵（demecarium bromide）：主要用于青光眼，如无晶状体畸形开角型青光眼等，作用时间持久。

五、难逆性抗 AchE 药

有机磷酸酯类（organophosphate）：敌百虫、乐果、敌敌畏、对硫磷等。

中毒机制：有机磷酸酯类与胆碱酯酶牢固结合，抑制胆碱酯酶活性，造成乙酰胆碱大量堆积，如果没有及时使用特效治疗药物，可引起胆碱酯酶老化，需要等新的胆碱酯酶形成才能水解乙酰胆碱。

中毒表现

1. 急性中毒

（1）胆碱能神经突触：呼吸、消化、泌尿等系统平滑肌收缩痉挛，发生呼吸困难、大小便失禁等；腺体分泌增加；瞳孔明显缩小（可表现为针尖状瞳孔），调节痉挛；心率下降，血压下降等。

（2）胆碱能神经－肌肉接头：肌震颤，肌无力，严重时可导致呼吸肌麻痹。

（3）中枢神经系统：先兴奋后抑制，严重者造成呼吸、循环功能衰竭。

2. 慢性中毒

主要见于长期接触农药的人员。表现为腹胀、神经衰弱等。

中毒诊断及防治

（1）诊断：根据接触史、临床体征等诊断。

（2）预防：预防为主，严格执行农药相关的规定。

（3）急性中毒的治疗

①消除毒物：洗胃、导泻等，敌百虫中毒时不能使用碱性溶液洗胃，否则会变成毒性更高的敌敌畏。

②解毒药物

a. 阿托品（早期、足量、反复使用）：主要针对 M 样症状。

b. 胆碱酯酶复活药：主要针对 N 样症状，对中枢神经系统症状也有改善。故需要与阿托品联合使用。

（3）其他措施：对症治疗，如有持续惊厥可使用地西泮静脉注射。

第二节 胆碱酯酶复活药

氯解磷定（pralidoxime chloride，PAM－Cl），碘解磷定（pralidoxime，派姆，PAM）。

1. 药理作用

（1）恢复胆碱酯酶活性：与磷酰化胆碱酯酶结合，使胆碱酯酶游离出来。

（2）直接解毒作用：与有机磷酸酯类直接结合成无毒的复合物，通过尿液排泄。

2. 临床应用

主要针对 N 样症状，对骨骼肌痉挛的缓解作用明显，此外，对中枢神经系统症状也有改善作用。

例题

1. 女性，20 岁。被发现昏睡不醒，流涎，大汗，呼吸有蒜臭味。脉搏 110 次/分，瞳孔针尖大小。最可能的诊断是

  A. 有机磷中毒   B. 安眠药中毒   C. 酮症酸中毒

  D. 肝性脑病   E. 一氧化碳中毒

参考答案：A

解析：流涎、大汗、针尖状瞳孔等属于 M 受体激动的症状，脉搏加快是 M 受体被激动的结果，昏睡不醒是中枢抑制的表现，与有机磷中毒的症状最接近。此外，有机磷一般都有特殊的味道。

2. 患儿，女，6 岁，因误服敌敌畏急诊抢救。洗胃后给予阿托品、碘解磷定治疗，目前患儿出现皮肤潮红，瞳孔扩大，心率加快，应采取的措施是

  A. 加大阿托品用量   B. 加大碘解磷定用量   C. 肌内注射毛果芸香碱

  D. 阿托品逐渐减量至停药   E. 立即停用阿托品

参考答案：D

解析：患儿出现皮肤潮红、瞳孔扩大、心率加快症状属于阿托品轻度中毒（阿托品化）表现，因此选择正确答案为 D。

3. 新斯的明用于重症肌无力，是由于

  A. 对中枢的兴奋作用   B. 增加乙酰胆碱的合成   C. 兴奋骨骼肌中的 M 受体

  D. 抑制胆碱酯酶和兴奋骨骼肌   E. 促进 Ca^{2+} 内流

参考答案：D

解析：新斯的明通过抑制胆碱酯酶，增加内源性 ACh 作用，同时也可直接兴奋骨骼肌 N_M 受体，因此选择正确答案为 D。

4. 有支气管哮喘及机械性肠梗阻的患者应禁用

  A. 阿托品   B. 新斯的明   C. 山莨菪碱

  D. 东莨菪碱   E. 后马托品

参考答案：B

解析：新斯的明作为经典的易逆性抗胆碱酯酶药，可兴奋支气管及胃肠道平滑肌，禁用于支气管哮喘及机械性肠梗阻患者，因此选择正确答案为 B。

5. 有机磷酸酯类中毒，必须马上用胆碱酯酶复活药抢救，是因为

  A. 胆碱酯酶不易复活

B. 胆碱酯酶复活药起效慢

C. 被抑制的胆碱酯酶很快"老化"

D. 需要立即对抗乙酰胆碱的作用

E. 减轻阿托品的不良反应

参考答案：C

解析： 有机磷酸酯类中毒时需及时应用胆碱酯酶复活药抢救，主要是胆碱酯酶易"老化"，而老化的胆碱酯酶极难恢复活性，因此选择正确答案为C。

6. 阿托品能解除有机磷酸酯类中毒时的哪些症状

A. M样作用   B. 神经节兴奋症状   C. 肌颤

D. 部分中枢症状

E. AChE抑制症状

参考答案：ABD

解析： 阿托品作为M胆碱受体阻断药，主要针对有机磷酸酯类急性中毒患者出现的缩瞳、口吐白沫、严重的恶心、呕吐和呼吸困难等M胆碱受体激动症状，因此选择正确答案为ABD。

7. 用于治疗重症肌无力可选用的药物

A. 新斯的明   B. 筒箭毒碱   C. 安贝氯铵

D. 依酚氯铵   E. 吡啶斯的明

参考答案：ACE

解析： 新斯的明、安贝氯铵、吡啶斯的明属于易逆性抗胆碱酯酶药，可用于治疗重症肌无力，而依酚氯铵虽同属易逆性抗胆碱酯酶药，但作用维持时间太短，不宜作为治疗药物，主要作为诊断重症肌无力的药物，筒箭毒碱属于非除极化型肌松药，因此选择正确答案为ACE。

8. 氯磷定的特点

A. 水溶性高   B. 溶液较稳定   C. 可肌内注射或静脉给药

D. 经肾排泄较慢   E. 副作用较碘解磷定小

参考答案：ABCE

解析： 氯磷定水溶性高，溶液较稳定，有利于较长时间保存，可供肌内注射或静脉给药，作用极快，副作用较碘解磷定小，因此选择正确答案为ABCE。

（李 萍 鲁 明）

第八章　M胆碱受体阻断药

重点	阿托品的体内过程、药理作用、作用机制、临床应用、不良反应；山莨菪碱、东莨菪碱的作用特点与临床应用；常用合成解痉药与合成扩瞳药的特点与应用
难点	阿托品的药理作用、临床应用与不良反应；山莨菪碱、东莨菪碱的作用特点与临床应用
考点	阿托品的药理作用（抑制腺体分泌、扩瞳升眼压调节麻痹、松弛内脏平滑肌、心血管作用）、临床应用（解除平滑肌痉挛，眼科治疗虹膜睫状体炎及验光配镜，治疗缓慢型心律失常、抗休克、解救有机磷酸酯类中毒）

速览导引图

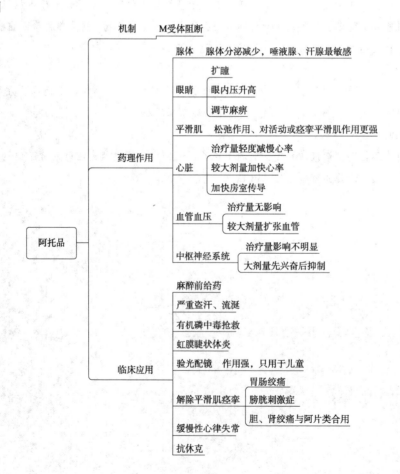

第一节　阿托品及其类似生物碱

阿托品（atropine）

一、作用机制

选择性阻断 M 受体，大剂量时也可阻断神经节 N 受体。

二、药理作用

1. 腺体

抑制腺体分泌，汗腺、唾液腺尤其敏感，大剂量也减少胃酸分泌，但是阿托品对胃酸浓度影响较小。

2. 眼

（1）扩瞳：阻断瞳孔括约肌的 M 受体，括约肌松弛，瞳孔开大肌占优势，导致瞳孔扩大。

（2）眼内压升高：瞳孔扩大，虹膜退向边缘，前房角间隙变小，房水回流受阻，眼内压升高。

（3）调节麻痹：睫状肌 M 受体被阻断，睫状肌向外缘松弛，悬韧带拉紧，晶状体扁平，看远物清楚，看近物模糊。

3. 平滑肌

对胃肠道、尿道等内脏平滑肌有松弛作用，尤其是对过度活动或痉挛的平滑肌。括约肌痉挛时，阿托品也有一定的松弛作用。

4. 心脏与血管

（1）心率：治疗量（0.4~0.6mg）时轻度短暂地减慢心率（M_1 受体介导，心率每分钟减少 4~8 次）；较大剂量（1mg 及以上）增加心率（M_2 受体介导，每分钟心率增加 35~40 次），其作用强弱取决于迷走神经张力。

（2）房室传导：阿托品加快房室传导速度。

（3）血管与血压：大剂量时由于汗腺分泌减少，体温升高，引起代偿性血管扩张。

5. 中枢神经系统

先兴奋后抑制，严重中毒可造成呼吸、循环功能衰竭。

三、临床应用

1. 解除平滑肌痉挛

用于内脏绞痛，严重的胆绞痛和肾绞痛需要同时与阿片类镇痛药合用。

2. 制止腺体分泌

如全身麻醉前给药。

3. 眼科

（1）虹膜睫状体炎：与缩瞳药交替使用。

（2）验光。

（3）检查眼底。

4. 缓慢性心律失常

如窦性心动过缓、房室传导阻滞等。

5. 抗休克

大剂量可用于感染性休克。由于大剂量阿托品可明显加快心率，升高体温，故伴此类情况的休克不宜使用。

6. 解救有机磷酸酯类中毒

及早、反复、足量、与胆碱酯酶复活药合用。

四、不良反应

瞳孔扩大（大）、皮肤潮红（红）、口干（干）、心率加快（快）、腹气胀、尿潴留（胀）等。阿托品过量中毒主要采取对症治疗，也可以使用毒扁豆碱对抗阿托品的作用，阿托品造成的中枢兴奋可适量使用地西泮，但不能使用氯丙嗪（具有 M 受体阻断作用）。

五、禁忌证

青光眼、前列腺肥大患者。

东莨菪碱（scopolamine）：易透过血 – 脑屏障，中枢抑制作用明显，主要用于麻醉前给药、晕动病、妊娠呕吐、放射性呕吐及帕金森病治疗等。

山莨菪碱（anisodamine）：654 – 2，不易透过血 – 脑屏障，解痉作用比较明显，主要用于治疗感染性休克、内脏平滑肌绞痛等。

第二节　颠茄类生物碱的合成、半合成代用品

一、合成扩瞳药（维持时间较短）

后马托品（homatropine）、托吡卡胺（tropicamide）等。

二、合成解痉药

（一）季胺类解痉药（中枢作用弱）

异丙托溴胺（ipratropium bromide）等：可用于哮喘治疗。

溴甲东莨菪碱（scopolamine methylbromide）、溴甲后马托品（homatropine methylbromide）、溴化甲哌佐酯（mepenzolate bromide）、溴丙胺太林（propantheline bromide，普鲁本辛）等：可用于胃肠道疾病如消化性溃疡、胃肠道痉挛等治疗，也可用于泌尿道痉挛、遗尿症、妊娠呕吐等。

（二）叔胺类解痉药（易透过血 – 脑屏障，有中枢作用）

盐酸双环维林（dicyclomine hydrochloride）、盐酸黄酮哌酯（flavoxate hydrochloride）等：主要用于解痉。

贝那替秦（benactyzine，胃复康）：可用于伴有焦虑症的溃疡患者、膀胱刺激征等。

三、选择性 M 受体阻断药

哌仑西平（pirenzepine）：M_1 受体阻断药，用于与酸有关的消化性溃疡的治疗。

tripitamine：M_2 受体阻断药。

达非那新：M_3 受体阻断药，可用于治疗尿频、尿急、尿失禁等膀胱过度活动症。

例题

1. 可引起心率加快、瞳孔散大、口干、视力模糊及中枢兴奋作用的药物是

A. 东莨菪碱　　　　　　　　B. 阿托品　　　　　　　　　　C. 琥珀胆碱

D. 山莨菪碱　　　　　　　　E. 去氧肾上腺素

参考答案：B

解析：心率加快、瞳孔散大、口干、视力模糊等作用是 M 受体阻断药阻断 M 受体的作用，ABD 均是 M 受体阻断药，其中治疗剂量阿托品有中枢兴奋作用，东莨菪碱有中枢抑制作用，山莨菪碱不易透过血 – 脑屏障。

2. 东莨菪碱与山莨菪碱的作用比较，前者最显著的特点是

A. 可引起口干　　　　　　　B. 抑制中枢神经系统　　　　　C. 有扩瞳及调节麻痹作用

D. 可引起心率加快　　　　　E. 可引起排尿困难

参考答案：B

解析：东莨菪碱与山莨菪碱同属 M 受体阻断药，二者最大的不同在于，东莨菪碱易透过血－脑屏障，引起明显的中枢神经抑制，因此选择正确答案为 B。

3. 山莨菪碱抗感染性休克，主要是因为

A. 扩张小动脉，改善微循环　　　B. 解除支气管平滑肌痉挛　　　C. 解除胃肠平滑肌痉挛

D. 兴奋中枢　　　E. 降低迷走神经张力，使心跳加快

参考答案：A

解析：山莨菪碱抗感染性休克主要是由于其扩张小动脉，改善微循环障碍，因此选择正确答案为 A。

4. 感染性休克用阿托品治疗时，哪种情况不能用

A. 血容量已补足　　　B. 酸中毒已纠正　　　C. 心率 60 次/分钟以下

D. 体温 39℃ 以上　　　E. 房室传导阻滞

参考答案：D

解析：大剂量阿托品通过扩张血管改善微循环，可用于治疗感染性休克，但对休克伴有高热或心率过快者不宜使用，因此选择正确答案：D。

5. 阿托品对内脏平滑肌解痉效果最好的是

A. 子宫平滑肌　　　B. 胆管平滑肌　　　C. 输尿管平滑肌

D. 胃肠道平滑肌　　　E. 支气管平滑肌

参考答案：D

解析：阿托品作为经典的 M 胆碱受体阻断药，可明显解除平滑肌痉挛，其中对胃肠道平滑肌的选择性最高，因此选择正确答案为 D。

6. 患有青光眼的患者禁用的药物有

A. 东莨菪碱　　　B. 阿托品　　　C. 山莨菪碱

D. 后马托品　　　E. 托吡卡胺

参考答案：ABCDE

解析：东莨菪碱、阿托品、山莨菪碱、后马托品、托吡卡胺均属于 M 胆碱受体阻断药，均有不同程度的升高眼内压作用，可加重青光眼病情，因此选择正确答案为 ABCDE。

7. 与阿托品相比，山莨菪碱的特点有

A. 易穿透血－脑屏障　　　B. 抑制腺体分泌和扩瞳作用弱　　　C. 解痉作用相似或略弱

D. 改善微循环作用较强　　　E. 毒性较大

参考答案：BCD

解析：山莨菪碱不易穿透血－脑屏障，与阿托品相比其对眼、腺体、心血管系统的作用均较弱，对平滑肌的解痉作用相似或略弱，对血管痉挛的解痉作用选择性相对较高，因此选择正确答案为 BCD。

8. 与阿托品相比，东莨菪碱有如下特点

A. 抑制中枢　　　B. 扩瞳、调节麻痹作用较弱　　　C. 抑制腺体分泌作用较强

D. 对心、血管系统作用较强　　　E. 抑制前庭神经内耳功能

参考答案：ACE

解析：东莨菪碱作为左旋体莨菪碱，易透过血－脑屏障，引起明显的中枢神经抑制，主要用于麻醉前给药、治疗晕动症及帕金森症，与阿托品相比其对眼、心血管系统的作用均较弱，而抑制腺体分泌作用较强，因此选择正确答案为 ACE。

（李　萍　鲁　明）

第九章 N胆碱受体阻断药

<table>
<tr><td>重点</td><td>神经节阻滞药的临床应用与不良反应；骨骼肌松弛药的分类、作用机制、作用特点及过量中毒的解救原则</td></tr>
<tr><td>难点</td><td>两类肌松药的作用机制、作用特点及过量中毒的解救原则</td></tr>
<tr><td>考点</td><td>除极化型肌松药（琥珀胆碱）和非除极化型肌松药（筒箭毒碱）的作用特点与应用</td></tr>
</table>

第一节 神经节阻断药

一、药理作用

（1）阻断交感神经节（心血管）：心脏抑制、血管扩张、血压下降。

（2）阻断副交感神经节（平滑肌、腺体）：便秘、扩瞳、口干、尿潴留等。

二、临床应用

降低血压，用作麻醉辅助药以发挥控制性降压作用、其他药无效的高血压脑病和高血压危象。不良反应多，应用较少。可使用的药物包括：美卡拉明（mecamylamine，美加明）、樟磺咪芬（trimetaphan，阿方那特）。

第二节 骨骼肌松弛药

分类如表9-1所示。

（1）除极化型肌松药（非竞争性肌松药）。

（2）非除极化型肌松药（竞争性肌松药）。

表9-1 肌松药分类

类型	除极化型肌松药	非除极化型肌松药
代表药物	琥珀胆碱	筒箭毒碱
作用机制	持久除极化	竞争性阻断 N_M 受体
神经节阻断作用	无	有
作用特点	肌松前出现短暂肌束颤动；被血浆假性胆碱酯酶迅速降解	肌松前无肌束颤动；阻断神经节
肌束颤动	有	无
快速耐受性	油	无

续表

类型	除极化型肌松药	非除极化型肌松药
临床应用	气管内插管、手术等	麻醉辅助用药
中毒解救	人工呼吸，不能使用新斯的明	可使用新斯的明
不良反应	严重窒息、恶性高热（特异质反应）高钾、眼内压升高等	心率减慢、血压下降等

一、除极化型肌松药

1. 作用特点

（1）最初出现短时肌束颤动。

（2）连续用药可产生快速耐受性。

（3）过量时不能用新斯的明解救。

（4）治疗剂量时无神经节阻断作用。

（5）目前临床应用的只有琥珀胆碱（suxamethonium，succinylcholine，司可林，scoline）。

2. 作用机制

使 N_M 受体持久除极化，使神经中肌肉接头部位的 N_M 受体不能对 ACh 起反应。其对神经、肌肉的阻滞也由除极化（Ⅰ相阻断）变为非除极化（Ⅱ相阻断），引起骨骼肌松弛。

3. 药理作用

快而短暂，其引起肌松的顺序是：颈部、肩胛、腹部、四肢肌肉依次松弛。

4. 体内过程

可被假性胆碱酯酶水解，作用时间短暂。

5. 临床应用

各种内镜短时检查、辅助麻醉等。

6. 不良反应

（1）窒息：过量可导致呼吸肌麻痹，引起窒息。假性胆碱酯酶缺乏的患者更易发生（特异质反应），需备有人工呼吸机。

（2）眼内压升高：眼外骨骼肌短暂收缩，引起眼内压升高，青光眼、白内障晶状体摘除术患者禁用。

（3）肌束颤动：肌肉松弛作用出现前出现短暂的肌束颤动，出现肩胛等部位肌肉疼痛。

（4）血钾升高：持久除极化，释放钾离子，引起血钾升高。

（5）心血管反应：可发生心律失常，甚至心脏停搏。

（6）恶性高热：属于遗传病，可使用丹曲林治疗，也属于特异质反应。

（7）其他：增加腺体分泌，促进组胺释放等。

二、非除极化性肌松药

1. 作用机制

竞争性阻断 N_M 受体，使 ACh 不能与 N_2 受体结合，骨骼肌松弛。

2. 作用特点

（1）肌松前不引起肌束颤动。

（2）作用持续时间较除极化型长。

（3）过量时可用新斯的明解救。

（4）有程度不等的神经节阻断作用。

筒箭毒碱（d – tubocurarine）

筒箭毒碱引起肌松的顺序是：眼部肌肉、四肢、颈部、躯干肌肉、肋间肌、膈肌依次松弛。停药后，肌肉恢复收缩，恢复的顺序与松弛的顺序相反。

其他药物

阿曲库铵（atracurium）、多库铵（doxacurium）、维库铵（vecuronium）等：取代筒箭毒碱作为麻醉辅助药。

例题

1. 琥珀胆碱是

A. 神经节阻断药   B. 除极化型肌松药   C. 竞争性肌松药

D. 胆碱酯酶复活药   E. 胆碱酯酶抑制药

参考答案：B

2. 可引起血钾升高的药物是

A. 筒箭毒碱   B. 泮库溴铵   C. 加拉碘铵

D. 琥珀胆碱   E. 山莨菪碱

参考答案：D

解析：琥珀胆碱作为除极化肌松药，由于肌肉持久性除极化而释放钾离子，引起血钾升高，因此选择正确答案为 D。

3. 琥珀胆碱禁用于

A. 儿童   B. 老年   C. 精神分裂症患者

D. 清醒患者   E. 需做食管镜的患者

参考答案：D

解析：琥珀胆碱属于经典除极化肌松药，对喉肌松弛作用选择性高，清醒患者使用易引起强烈窒息感，因此选择正确答案为 D。

（李 萍 鲁 明）

第十章　肾上腺素受体激动药

重点	肾上腺素受体激动药的构效关系及分类；代表药物（去甲肾上腺素、肾上腺素、异丙肾上腺素）的药理作用、临床应用及不良反应；其他常用药物的作用特点及临床应用
难点	肾上腺素受体激动药的分类；代表药物（去甲肾上腺素、肾上腺素、异丙肾上腺素）的药理作用、临床应用；其他常用药物的作用特点及临床应用
考点	去甲肾上腺素的药理作用（收缩血管、兴奋心脏、增高血压）与临床应用（抗休克、药物中毒性低血压、上消化道出血）；肾上腺素的药理作用（兴奋心脏；收缩皮肤、肾及内脏血管；舒张骨骼肌血管及冠脉；升高收缩压；舒张支气管平滑肌；促进糖原与脂肪分解）、临床应用（心脏停搏、过敏性休克、支气管哮喘、局部止血）；多巴胺药理作用特点与临床应用

速览导引图

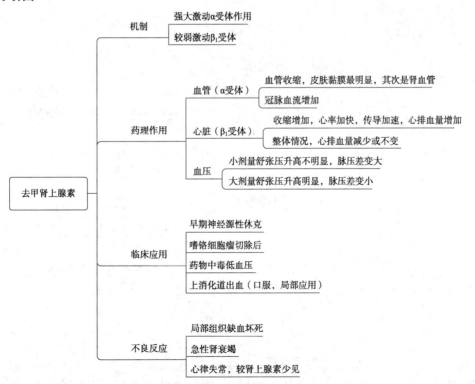

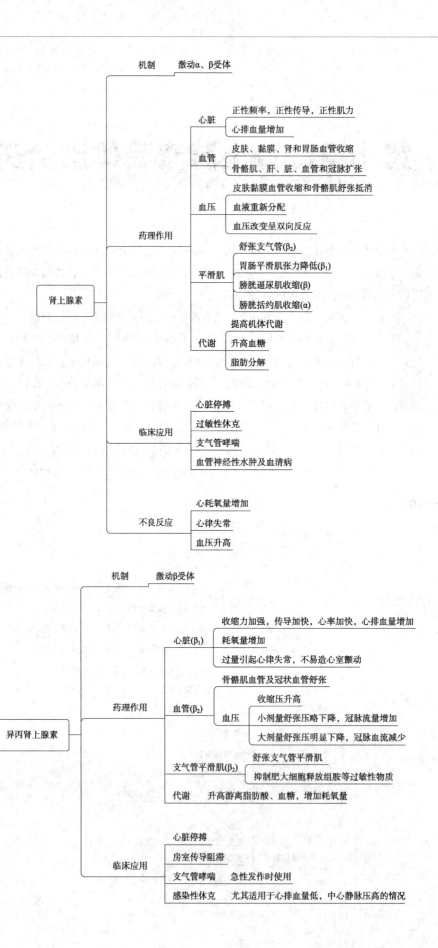

肾上腺素

机制 —— 激动α、β受体

药理作用
- 心脏
  - 正性频率，正性传导，正性肌力
  - 心排血量增加
- 血管
  - 皮肤、黏膜、肾和胃肠血管收缩
  - 骨骼肌、肝、脏、血管和冠脉扩张
- 血压
  - 皮肤黏膜血管收缩和骨骼肌舒张抵消
  - 血液重新分配
  - 血压改变呈双向反应
- 平滑肌
  - 舒张支气管(β₂)
  - 胃肠平滑肌张力降低(β₁)
  - 膀胱逼尿肌收缩(β)
  - 膀胱括约肌收缩(α)
- 代谢
  - 提高机体代谢
  - 升高血糖
  - 脂肪分解

临床应用
- 心脏停搏
- 过敏性休克
- 支气管哮喘
- 血管神经性水肿及血清病

不良反应
- 心耗氧量增加
- 心律失常
- 血压升高

异丙肾上腺素

机制 —— 激动β受体

药理作用
- 心脏(β₁)
  - 收缩力加强，传导加快，心率加快，心排血量增加
  - 耗氧量增加
  - 过量引起心律失常，不易造心室颤动
- 血管(β₂)
  - 骨骼肌血管及冠状血管舒张
  - 血压
    - 收缩压升高
    - 小剂量舒张压略下降，冠脉流量增加
    - 大剂量舒张压明显下降，冠脉血流减少
- 支气管平滑肌(β₂)
  - 舒张支气管平滑肌
  - 抑制肥大细胞释放组胺等过敏性物质
- 代谢 —— 升高游离脂肪酸、血糖，增加耗氧量

临床应用
- 心脏停搏
- 房室传导阻滞
- 支气管哮喘 —— 急性发作时使用
- 感染性休克 —— 尤其适用于心排血量低，中心静脉压高的情况

第一节 构效关系及分类

一、构效关系

基本结构：β－苯乙胺（β－phenylethylamine）。

（1）苯环上化学基团：如苯环3、4位碳上有羟基，即为儿茶酚结构，称为儿茶酚胺类。

（2）烷胺侧链α碳原子上氢被其他基团取代：如被甲基取代可形成麻黄碱。

（3）氨基上氢原子被其他基团取代：如去甲肾上腺素氨基末端的氢被异丙基取代，形成异丙肾上腺素。

（4）光学异构体。

二、分类

（1）α肾上腺素受体激动药（α－adrenoceptor agonists）：去甲肾上腺素、间羟胺等。

（2）α，β肾上腺素受体激动药（α，β－adrenoceptor agonists）：肾上腺素、多巴胺、麻黄碱等。

（3）β肾上腺素受体激动药（β－adrenoceptor agonists）：异丙肾上腺素等。

第二节 α肾上腺素受体激动药

一、去甲肾上腺素

1. 化学性质

去甲肾上腺素（noradrenaline，NA；norepinephrine，NE）化学性质不稳定、见光遇热均易分解、在酸性溶液中比较稳定。

2. 体内过程

因强烈收缩血管的作用而影响吸收，一般采取静脉滴注的方式给药。易被摄取，如被神经末梢摄取则进入囊泡，如被非神经组织摄取，则被单胺氧化酶（MAO）、儿茶酚胺氧位甲基转移酶（COMT）等代谢，代谢产物中含有3－甲氧－4－羟扁桃酸（VMA）。作用时间短暂。

3. 药理作用

强大的α受体激动效应，较弱的β_1受体激动效应。

（1）血管：激动α_1受体，收缩血管，尤其是小动脉、小静脉收缩明显。皮肤黏膜血管收缩最明显，其他内脏血管也有不同程度的收缩，但冠状血管舒张（与代谢产物腺苷形成增加有关）可增加冠脉流量。

（2）心脏：激动β_1受体，心脏兴奋，但整体情况下，由于血压升高而反射性地兴奋迷走神经，抑制交感神经，导致心率减慢，综合作用结果使心排血量不变或有下降。

（3）血压：小剂量时收缩压增高，舒张压升高不明显，使脉压增大；较大剂量时收缩压及舒张压均明显增高，脉压变小。

（4）其他：大剂量时影响糖代谢，血糖升高。

4. 临床应用

（1）抗休克：如早期神经源性休克。

（2）药物中毒等引起的低血压及嗜铬细胞瘤切除后的低血压。

（3）上消化道出血：去甲肾上腺素稀释后口服。

5. 不良反应

（1）局部组织缺血坏死：可热敷，并使用酚妥拉明（α受体阻断药）扩张血管改善症状。

（2）急性肾衰竭：剂量过大或静脉滴注时间过长时可发生，需监测尿量，保证每小时尿量在25ml以上。

二、间羟胺

1. 作用机制

（1）直接作用：直接激动 α、β_1 受体。

（2）间接作用：经再摄取进入囊泡，通过置换作用，释放囊泡中的去甲肾上腺素。

2. 作用特点

（1）与去甲肾上腺素相比，作用弱，但维持较久。

（2）易产生快速耐受性。

（3）较少引起心悸、心律失常，对肾血管影响较小。

（4）可静脉滴注或肌内注射。

（5）临床作为去甲肾上腺素的代用品，可用于抗休克等。

三、去氧肾上腺素、苯肾上腺素、甲氧明

1. 作用特点

（1）选择性激动 α_1 受体（弱于 NA）。

（2）减少肾血流作用强于 NA。

（3）收缩血管，升高血压，引起反射性心率减慢。

2. 临床应用

（1）抗休克及麻醉性低血压。

（2）阵发性室上性心动过速。

（3）快速短效扩瞳药（去氧肾上腺素，兴奋瞳孔开大肌），一般不影响眼内压。

四、羟甲唑林

作用特点：

激动外周突触后膜 α_2 受体，收缩血管，主要用于鼻黏膜充血等。

五、阿可乐定

作用特点：

激动外周突触后膜 α_2 受体，用于青光眼的辅助治疗。

第三节　α、β 肾上腺素受体激动药

一、肾上腺素

1. 药理作用

肾上腺素（adrenaline，epinephrine，AD）可以同时激动 α、β 受体。

（1）心脏：激动 β_1 受体引起心脏兴奋，心肌收缩力加强，心率加快，传导加快，心排血量增加。但过量使用或者静脉注射速度过快可造成快速型心律失常，甚至引起心室纤颤。

（2）血管：肾上腺素对血管的作用取决于血管上受体的种类、密度及用药剂量大小。激动 α_1 受体引起血管收缩（皮肤黏膜血管、肾脏血管强烈收缩，其他内脏血管也有收缩），激动 β_2 受体引起血管舒张（小剂量肾上腺素即可扩张骨骼肌血管、冠状血管、肝脏血管）。

（3）血压：因剂量和给药途径不同而异。

①治疗量（0.5～1mg sc 或 10μg/min iv）时，收缩压升高，舒张压不变或下降，脉压加大，造成血液重新分配。

②较大剂量静脉注射时，收缩压和舒张压均升高，脉压减小。

③肾上腺素引起血压的双相反应：先升压后降压。

（4）支气管平滑肌

①激动 β₂ 受体，舒张支气管平滑肌。

②抑制肥大细胞释放过敏性介质如组胺、白三烯等（稳定肥大细胞膜）。

③激动 α 受体，收缩支气管黏膜血管，毛细血管通透性下降，有利于消除支气管黏膜水肿。

（5）其他平滑肌

①胃肠平滑肌张力下降（β₁ 受体）。

②膀胱逼尿肌舒张（β 受体），三角肌及括约肌收缩（α 受体），可能造成尿潴留。

（6）代谢：提高机体代谢，耗氧量升高；血糖升高；脂肪分解增加，血中游离脂肪酸升高。

（7）中枢神经系统：大剂量时有兴奋作用。

2. 临床应用

（1）心脏停搏：用于各种原因如溺水、麻醉意外、药物中毒、传染病等造成的心脏停搏。可进行心室内注射，同时配合心脏按摩、人工呼吸、纠正酸中毒等措施。

（2）过敏性疾病：肾上腺素激动 α 受体，收缩小血管，降低毛细血管通透性减轻渗出水肿；激动 β 受体，松弛支气管平滑肌，缓解呼吸困难；稳定肥大细胞膜，减少过敏介质的释放；扩张冠状动脉，增加心脏供血。

①过敏性休克：可作为首选药使用。

②支气管哮喘：肾上腺素对心脏不良反应多，仅急性发作时使用。

③血管神经性水肿及血清病。

（3）与局麻药配伍（延长局麻药作用时间）及局部止血：肾上腺素收缩局部血管。

（4）青光眼：促进房水流出，降低眼内压。

3. 不良反应

心悸、血压升高等。

二、多巴胺

1. 体内过程

多巴胺（dopamine，DA）作用短暂，不易透过血－脑屏障。

2. 药理作用

可激动 α、β 及 DA 受体。

（1）心血管：低浓度时激动 D₁ 受体扩张肾脏血管、肠系膜血管、冠状血管；提高浓度时激动 β₁ 受体，兴奋心脏；大剂量激动 α 受体，引起包括肾血管在内的血管收缩，外周阻力增加。

（2）血压：高剂量时，心脏兴奋，收缩压升高，对舒张压影响不大，但是继续增加剂量可激动 α₁ 受体引起血管收缩，外周阻力增加，血压上升。

3. 临床应用

（1）各种休克：感染中毒性休克、出血性休克等。

（2）急性肾衰竭：与利尿药合并应用。

（3）急性心功能不全：扩张血管，改善血流动力学。

4. 不良反应

恶心、呕吐等消化道反应，给药太快可有心律失常、肾血管收缩引起肾功能下降等反应。

三、麻黄碱

1. 麻黄碱（ephedrine）特点

（1）化学性质稳定，可口服。

（2）作用弱而持久。

（3）易透过血 – 脑屏障，中枢兴奋作用比较明显。

（4）有快速耐受性：短时间内反复给药，作用减弱。停药后可以恢复。原因是 β 受体亲和力下降，递质耗损等。

2. 药理作用

激动 α、β 受体（直接作用）；促进神经末梢释放 NA（间接作用）。

（1）心血管：兴奋心脏，但整体情况下，心率变化不大，升压作用出现缓慢，但维持时间较长。

（2）支气管平滑肌：松弛平滑肌，但是作用弱而持久。

（3）中枢神经系统：兴奋作用明显。

3. 临床应用

（1）预防和治疗轻症支气管哮喘：麻黄碱作用较弱，用于重症急性发作效果差。

（2）鼻黏膜充血引起的鼻塞（收缩鼻黏膜血管）：可用滴鼻剂。

（3）防治某些低血压状态：如麻醉引起的低血压。

（4）缓解荨麻疹和血管神经性水肿的皮肤黏膜症状。

4. 不良反应

中枢兴奋、失眠、滴鼻剂使用过久引起反跳性鼻黏膜充血或萎缩。

四、伪麻黄碱

伪麻黄碱（pseudoephedrine）是麻黄碱的立体异构体，中枢作用较弱，主要用于鼻黏膜充血。

五、美芬丁胺

美芬丁胺（mephentermine）作用与麻黄碱相似，激动 α、β 受体，主要用于麻醉造成的低血压、其他低血压或者心源性休克等；滴鼻剂可用于治疗鼻炎。

第四节　β肾上腺素受体激动药

一、异丙肾上腺素

1. 药理作用

（1）心脏：激动 β_1 受体，心脏兴奋作用明显。心肌收缩力加强，传导加快，心率加快，心排血量增加，耗氧量增加。过量也可造成心律失常，但不易造成心室颤动。

（2）血管：激动 β_2 受体，骨骼肌血管及冠状血管舒张。

（3）血压：$2 \sim 10 \mu g/min$ 静脉滴注时，收缩压升高而舒张压略下降，冠脉流量增加；静脉注射给药时，舒张压明显下降，冠脉有效血流量可能减少。

（4）支气管平滑肌

①激动 β_2 受体，舒张支气管平滑肌。

②抑制肥大细胞释放组胺等过敏性物质。

（5）代谢：升高游离脂肪酸，升高血糖作用较肾上腺素弱，增加耗氧量。

2. 临床应用

（1）心脏停搏：用于心室自身节律缓慢、高度房室传导阻滞等并发的心脏停搏。

（2）房室传导阻滞：治疗二、三度房室传导阻滞。

（3）支气管哮喘：急性发作时使用，可舌下给药或吸入给药。

（4）感染性休克：尤其适用于心排血量低，中心静脉压高的情况。

3. 不良反应

心悸、头晕、心律失常等。甲亢、冠心病等禁用。

二、多巴酚丁胺

多巴酚丁胺（dobutamine）作用特点

（1）主要激动 β_1 受体。

（2）正性肌力作用强于正性频率作用。

（3）主要治疗心肌梗死并发心力衰竭。

例题

1. 肾上腺素与异丙肾上腺素共同的适应证是

A. 过敏性休克　　　　　　　　　　B. 房室传导阻滞

C. 与局麻药配伍，延长局麻药的作用时间

D. 支气管哮喘　　　　　　　　　　E. 局部止血

参考答案：D

解析：肾上腺素是 α 及 β 受体激动药，异丙肾上腺素是 β 受体激动药，两者都可以用于心脏停搏和支气管哮喘急性发作的治疗。选项中的过敏性休克首选肾上腺素，房室传导阻滞是异丙肾上腺素的适应证。此外，肾上腺素可以引起小血管收缩，可用于局部止血及延长局麻药的作用时间。

2. 多巴胺的药理作用不包括

A. 激动心脏 β_1 受体　　　B. 促进去甲肾上腺素的释放　　　C. 激动血管 α 受体

D. 激动血管多巴胺受体　　　E. 大剂量可使肾血管舒张

参考答案：E

解析：多巴胺可以激动 DA 受体、α 受体及 β_1 受体。其对血管的作用取决于用药的剂量。小剂量多巴胺激动 DA 受体，扩张肾血管，增加肾脏血流量，增加肾小球滤过率，保护肾功能，大剂量多巴胺激动 α 受体，收缩肾血管，可能对肾功能造成不利影响。

3. 大剂量对血压产生双向效应的药物是

A. 肾上腺素　　　　　　　　　　B. 麻黄碱　　　　　　　　　　C. 去甲肾上腺素

D. 异丙肾上腺素　　　　　　　　E. 多巴胺

参考答案：A

解析：肾上腺素给药后迅速出现明显的升压作用，而后出现微弱的降压反应，后者持续作用时间较长，呈典型的双相反应，因此选择正确答案为 A。

4. 急、慢性鼻炎、鼻窦炎引起鼻充血时，可用于滴鼻的药物是

A. 去甲肾上腺素   B. 麻黄碱   C. 异丙肾上腺素

D. 肾上腺素   E. 多巴胺

参考答案：B

解析：麻黄碱临床用于支气管哮喘的预防和轻症的治疗以及鼻黏膜充血引起的鼻塞，防治某些低血压状态，缓解荨麻疹和血管神经性水肿的皮肤黏膜症状，因此选择正确答案为 B。

5. 异丙肾上腺素治疗哮喘的机制是

A. 激动支气管平滑肌上的 α_1 受体

B. 激动支气管平滑肌上的 M 受体

C. 激动支气管平滑肌上的 N_M 受体

D. 激动支气管平滑肌上的 β_2 受体

E. 激动支气管平滑肌上的 α 受体

参考答案：D

解析：异丙肾上腺素治疗哮喘的作用机制主要来源于其激动支气管平滑肌上的 β_2 受体，从而舒张支气管平滑肌，因此选择正确答案为 D。

6. 肾上腺素具备而异丙肾上腺素不具备的作用是

A. 松弛支气管平滑肌

B. 抑制肥大细胞释放过敏性物质

C. 收缩支气管黏膜血管

D. 激动 β_2 受体

E. 激动 β_1 受体

参考答案：C

解析：肾上腺素属于 α、β 受体激动药，异丙肾上腺素属于 β 受体激动药，二者主要区别在于异丙肾上腺素无 α 受体激动作用，而收缩支气管黏膜血管属于 α 受体激动效应，因此选择正确答案为 C。

7. 禁止用于皮下和肌内注射的拟肾上腺素药物是

A. 肾上腺素   B. 间羟胺   C. 去甲肾上腺素

D. 麻黄素   E. 去氧肾上腺素

参考答案：C

解析：去甲肾上腺素属于 α 受体激动药，具有强烈的血管收缩作用，皮下和肌内注射易引起吸收减少且局部组织缺血坏死，因此选择正确答案为 C。

8. 伴有尿量减少，心收缩力减弱的感染中毒性休克，宜选用

A. 多巴胺   B. 肾上腺素   C. 去甲肾上腺素

D. 麻黄碱   E. 甲氧明

参考答案：A

解析：多巴胺低浓度时激动 D_1 受体扩血管，高浓度时激动 β_1 受体，兴奋心脏，可解决休克症状，同时低浓度时激动 D_1 受体，使肾血管舒张，肾血流量、肾小球滤过率增加，因此伴有尿量减少、心收缩力减弱的感染中毒性休克，宜选用多巴胺，故选择正确答案为 A。

9. 治疗青霉素引起的过敏性休克的首选药是

A. 多巴酚丁胺   B. 异丙肾上腺素   C. 去甲肾上腺素

D. 多巴胺   E. 肾上腺素

参考答案：E

解析： 治疗青霉素引起的过敏性休克的首选药是肾上腺素，因此选择正确答案为 E。

10. 肾上腺素抢救过敏性休克的作用机制有

A. 增加心排血量　　　　　　　　B. 升高外周阻力和血压　　　　　　C. 松弛支气管平滑肌

D. 抑制组胺等过敏性物质释放　　E. 减轻支气管黏膜水肿

参考答案：ABCDE

解析： 肾上腺素属于 α、β 肾上腺素受体激动药，作为抢救过敏性休克的首选药物，其机制为增加心排血量，收缩血管而升高血压，扩张冠状动脉而解决休克症状；松弛支气管平滑肌，抑制组胺等过敏性物质释放，收缩支气管黏膜血管减轻水肿而解决呼吸困难症状，因此选择正确答案为 ABCDE。

11. β 肾上腺素受体激动引起

A. 心脏兴奋　　　　　　　　　　B. 支气管平滑肌舒张　　　　　　　C. 骨骼肌血管舒张

D. 皮肤黏膜血管收缩　　　　　　E. 肥大细胞释放组胺等过敏性物质

参考答案：ABC

解析： β 受体激动可引起心脏兴奋、支气管平滑肌舒张、骨骼肌血管舒张等，因此选择正确答案为 ABC。

12. 异丙肾上腺素

A. 加快心率，加快传导作用较肾上腺素强

B. 使骨骼肌血管舒张　　　　　　C. 使肾血管收缩

D. 使收缩压升高，舒张压下降　　E. 收缩支气管黏膜血管

参考答案：ABD

解析： 异丙肾上腺素作为 β 受体激动药，具有兴奋心脏、兴奋 β₂ 受体而舒张骨骼肌血管及冠状血管、降低血压（收缩压升高而舒张压略下降）、舒张支气管平滑肌、抑制组胺等过敏性物质的释放、消除黏膜水肿、升高游离脂肪酸和血糖等作用，但无收缩支气管黏膜血管及肾血管（α 受体激动）作用，因此选择正确答案为 ABD。

13. 多巴胺

A. 不易通过血 – 脑屏障

B. 可激动心肌 β₁ 受体，也具释放去甲肾上腺素作用

C. 激动多巴胺受体，使肾和肠系膜血管舒张

D. 一般剂量对心率影响不明显

E. 有排钠、利尿作用

参考答案：ABCDE

解析： 多巴胺具有以下特点：不易通过血 – 脑屏障；同时激动 α、β 及 DA 受体；一般剂量对心率影响不明显，大剂量时激动心脏 β₁ 受体而兴奋心脏；低浓度时主要激动 D₁ 受体而舒张肾血管，排钠利尿，大剂量时则激动肾血管 α₁ 受体引起肾血管明显收缩。因此选择正确答案为 ABCDE。

（许　逸　鲁　明）

第十一章　肾上腺素受体阻断药

重点	肾上腺素升压作用翻转的定义及意义；α肾上腺素受体阻断药的作用、应用与不良反应；β肾上腺素受体阻断药的分类、作用、应用与不良反应
难点	代表药物的特点；α、β肾上腺素受体阻断药的作用特点；肾上腺素升压作用翻转的定义及意义；酚妥拉明的药理作用与临床应用；β肾上腺素受体阻断药的分类及代表药物、药理作用、临床应用与不良反应；普萘洛尔、噻吗洛尔、吲哚洛尔、阿替洛尔的作用特点
考点	肾上腺素升压作用翻转的定义及意义；β受体阻断药的药理作用（β受体阻断作用：抑制心脏、收缩支气管、抑制脂肪分解和肾素释放；内在拟交感活性；膜稳定作用等）、临床应用（治疗心律失常、心绞痛与心肌梗死、高血压、充血性心力衰竭、甲亢等）、不良反应（心功能抑制、末梢循环障碍、诱发和加剧哮喘、停药反跳等）

第一节　α受体阻断药

速览导引图

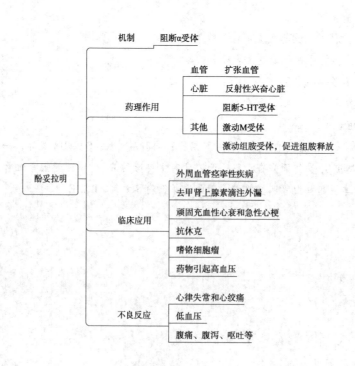

　　肾上腺素作用的翻转（adrenaline reversal）：使用 α 受体阻断药后，阻断了与血管收缩有关的 α 受体，保留了与血管舒张有关的 β 受体，所以在使用肾上腺素后，收缩血管的作用被取消，舒张血管的作用表现出来，肾上腺素的升压作用翻转为降压作用。

　　α 受体阻断药的分类

（1）α_1、α_2 受体阻断药

①短效类：酚妥拉明、妥拉唑林。

②长效类：酚苄明。

（2）α_1 受体阻断药：哌唑嗪。

（3）α_2 受体阻断药：育亨宾。

一、非选择性 α 受体阻断药

（一）酚妥拉明（phentolamine）、妥拉唑林（tolazoline）

1. 药理作用

竞争性阻断 α 受体。

（1）血管：阻断血管上的 α 受体，动脉及静脉扩张，血压下降。

（2）心脏：兴奋心脏，心肌收缩力加强，心率加快，心排血量增加。

①血管扩张，血压下降引起的反射性交感神经兴奋，心脏兴奋。

②阻断突触前膜的 α_2 受体，促进 NA 释放，激动心脏的 β_1 受体。

（3）其他：拟胆碱作用、组胺样作用、激动 5 – 羟色胺受体等。

2. 临床应用

（1）外周血管痉挛性疾病：如雷诺综合征、血栓闭塞性脉管炎等。

（2）NA 滴注外漏：皮下浸润注射酚妥拉明或妥拉唑林，同时可采取热敷等措施。

（3）肾上腺嗜铬细胞瘤：可用于鉴别诊断、术前准备、高血压危象的处理等。

（4）抗休克：酚妥拉明可扩张血管，改善微循环，改善休克状态。可用于感染性休克、心源性休克、神经源性休克等，但用药时应注意补足血容量。

（5）顽固性充血性心力衰竭和急性心肌梗死：酚妥拉明扩张血管，减轻心脏负担。

（6）药物引起的高血压：可用于肾上腺素等药物造成的高血压（注意：原发性高血压不适用该类药物）。

（7）其他：新生儿肺动脉高压、阳痿的诊断及治疗等。

3. 不良反应

　　血管扩张造成的低血压、拟胆碱作用及组胺样作用引起的腹痛、腹泻、诱发溃疡等。也可因心脏兴奋引起心律失常、心绞痛等。

（二）酚苄明（phenoxybenzamine，苯苄胺，dibenzyline）

1. 药理作用

非竞争性阻断 α 受体，作用慢、强而持久。

（1）血管：阻断血管上的 α 受体，动脉及静脉扩张，血压下降。

（2）心脏：兴奋心脏。

①血管扩张，血压下降引起的反射性交感神经兴奋。

②阻断突触前膜的 α_2 受体，促进 NA 释放，激动心脏的 β_1 受体。

2. 临床应用

（1）外周血管痉挛性疾病：雷诺综合征等。

（2）抗休克：感染性休克。

（3）嗜铬细胞瘤：用于术前准备和症状的控制。

（4）良性前列腺增生：阻断前列腺和膀胱底部的α受体，括约肌松弛，促进膀胱排空。

3. 不良反应

直立性低血压，反射性心动过速、消化道反应等。

二、选择性 α_1 受体阻断药

哌唑嗪（prazosin）、特拉唑嗪（terazosin）、坦洛新（tamsulosin）等。

药理作用：选择性阻断 α_1 受体，扩张血管，降低血压；对突触前膜的 α_2 受体无明显作用。主要用于高血压的治疗，包括合并前列腺增生的高血压患者。

坦洛新对 α_{1A} 受体的阻断作用较强，特别适用于良性前列腺增生，改善排尿困难的症状。

三、选择性 α_2 受体阻断药

1. 育亨宾（yohimbine）

药理作用：选择性阻断 α_2 受体，同时拮抗 5 – HT。

临床应用：主要用做工具药，此外可用于男性性功能障碍和糖尿病患者的神经病变。

2. 咪唑克生（idazoxan）

选择性较高的 α_2 受体阻断药，可用于抑郁症的治疗。

第二节　β受体阻断药

速览导引图

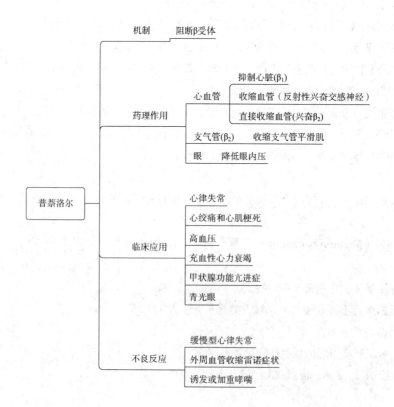

1. 药理作用

（1）β受体阻断作用

①心血管系统

a. 阻断心脏β_1受体，抑制心脏，心肌收缩力减弱，心率减慢，心排血量减少，可以降低心肌耗氧量。对心脏交感神经张力高者作用明显。

b. 阻断β_2受体，使骨骼肌血管、冠脉收缩。血管收缩也与其抑制心脏，反射性兴奋交感神经有关。

②支气管平滑肌：阻断β_2受体，使支气管平滑肌收缩，诱发加重哮喘。该作用对哮喘患者或者慢性阻塞性肺疾病患者比较明显。

③代谢

a. 脂肪代谢：阻断β_1、β_3受体，可引起高脂血症（极低密度脂蛋白、三酰甘油升高；低密度脂蛋白无明显变化；高密度脂蛋白降低）。

b. 糖代谢：可延缓用胰岛素后血糖水平的恢复，也可掩盖低血糖症状（心慌、心悸等）。

c. 控制甲亢症状：抑制T_4转变为T_3。

d. 肾素：阻断肾小球旁器细胞的β_1受体，减少肾素释放。

（2）内在拟交感活性（ISA）：ISA指有些β受体阻断药在阻断β受体的同时，对β受体也有部分激动作用。ISA较强的药物抑制心脏、收缩支气管等作用较不具有 ISA 活性的β受体阻断药弱（如β受体阻断药吲哚洛尔、α，β受体阻断药拉贝洛尔）。

（3）膜稳定作用：降低细胞膜对离子的通透性，也称为局麻样作用或奎尼丁样作用。

（4）其他：降低眼内压、抑制血小板聚集等。

2. 临床应用

（1）心律失常：用于各种原因引起的心律失常，对运动、情绪激动等原因造成的心律失常效果尤其明显。

（2）心绞痛和心肌梗死：缓解症状，缩小梗死范围，降低猝死率。

（3）高血压：治疗高血压的一线药物。

（4）充血性心力衰竭：用于扩张型心肌病。

（5）其他：甲亢及甲状腺危象、青光眼（噻吗洛尔）、酒精中毒、肌肉震颤、偏头痛等。

3. 不良反应

（1）心血管反应：心脏抑制（加重心功能不全或者心动过缓的症状）、血管收缩（皮肤苍白、发绀，间歇性跛行、雷诺综合征等）。

（2）诱发或加重支气管哮喘。

（3）反跳现象：长期应用突然停药造成原有的病情加重（如高血压、心绞痛、心律失常等）。

（4）其他：抑郁、幻觉、失眠、眼–皮肤黏膜综合征、低血糖等。

4. β受体阻断药的分类

（1）非选择性β受体阻断药

①无内在拟交感活性的β受体阻断药：普萘洛尔、纳多洛尔、噻吗洛尔。

②有内在拟交感活性的β受体阻断药：吲哚洛尔。

普萘洛尔（propranolol，心得安）

①首关消除明显，生物利用度低。

②个体差异大。

③无内在拟交感活性。

④可用于高血压、心律失常、心绞痛、甲亢等。

纳多洛尔（nadolol）

作用时间长，无膜稳定作用及内在拟交感活性。在肾功能不良且需要使用β受体阻断药时可作为此类药物的首选（增加肾脏血流量）。

噻吗洛尔（timolol，噻吗心安）

作用最强的β受体阻断药，无膜稳定作用及内在拟交感活性。局部用药可以减少房水形成，用于治疗青光眼（无缩瞳及调节痉挛的不良反应）。

吲哚洛尔（pindolol，心得静）

具有较强的内在拟交感活性，主要表现在激动β_2受体。

（2）选择性β_1受体阻断药

①无内在拟交感活性的β_1受体阻断药：阿替洛尔、美托洛尔等。

②有内在拟交感活性的β_1受体阻断药：醋丁洛尔。

对β_1受体有选择性阻断作用。

无内在拟交感活性。

主要用于治疗高血压。

第三节　α、β肾上腺素受体阻断药

1. 拉贝洛尔（labetalol，柳氨苄心定）

（1）对α和β受体都有阻断作用，对β受体阻断作用更明显。

（2）β_2受体有内在拟交感活性，对血管有扩张作用，能增加肾血流量。

（3）用于中、重度高血压及高血压危象、心绞痛等。

2. 阿罗洛尔（arottnolol）

（1）对α和β受体都有阻断作用，对α受体的阻断作用更明显。

（2）用于治疗高血压、心绞痛、室上性心动过速。

3. 卡维地洛（carvedilol）

无内在拟交感活性作用，可用于高血压、充血性心力衰竭等。

例题

1. 无内在拟交感活性对非选择性β受体阻断药是

A. 美托洛尔　　　B. 阿替洛尔　　　C. 拉贝洛尔　　　D. 普萘洛尔　　　E. 哌唑嗪

参考答案：D

解析：内在拟交感活性是部分β受体阻断药。在阻断β受体的同时，对β受体还有微弱的激动作用。E选项是α_1受体阻断药，不符合，AB是选择性β_1受体阻断药，C是α和β受体阻断药，只有D是非选择性β受体阻断药。

2. 属于非竞争性α受体阻断药的是

A. 普萘洛尔　　　B. 酚苄明　　　C. 育亨宾　　　D. 阿托品　　　E. 酚妥拉明

参考答案：B

解析：酚苄明属于非竞争性α受体阻断药，酚妥拉明属于竞争性α受体阻断药，因此选择正确答案为B。

3. 酚妥拉明兴奋心脏的主要机制是

A. 直接兴奋心肌　　　　　B. 反射性兴奋交感神经　　　　　C. 直接激动心脏 β_1 受体

D. 阻断心脏 M 受体　　　　E. 直接兴奋交感神经中枢

参考答案：B

解析： 酚妥拉明阻断 α_1 受体舒张血管降低血压，而反射性兴奋交感神经，引起心脏兴奋，同时也可阻断神经末梢突触前膜 α_2 受体，促进去甲肾上腺素释放，兴奋心脏，因此选择正确答案为 B。

4. 心绞痛患者长期应用普萘洛尔突然停药可发生

A. 恶心、呕吐　　　　　　B. 腹泻　　　　　　　　　C. 过敏反应

D. 高血压骤升　　　　　　E. 心绞痛发作加剧

参考答案：E

解析： 普萘洛尔作为 β 受体阻断药，长期应用突然停药时易引起反跳，因此选择正确答案为 E。

5. 首次服用时可能引起较严重直立性低血压的药物是

A. 哌唑嗪　　　B. 氯沙坦　　　C. 普萘洛尔　　　D. 可乐定　　　E. 卡托普利

参考答案：A

解析： 哌唑嗪属于选择性 α_1 受体阻断药，首次服用时可能引起较严重直立性低血压（首剂现象），因此选择正确答案为 A。

6. 给予酚妥拉明后，再给予肾上腺素可出现

A. 血压不变　　　B. 血压下降　　　C. 血压升高　　　D. 血压先升后降　　　E. 血压先降后升

参考答案：B

解析： 酚妥拉明属于 α 受体阻断药，肾上腺素属于 α、β 受体激动药，先用酚妥拉明阻断 α 受体（收缩血管），使肾上腺素的 β 效应（舒张血管）保留，肾上腺素的升压作用翻转为降压作用，因此选择正确答案为 B。

7. β 受体阻断药可用于

A. 抗高血压　　　　　　　B. 抗心律失常　　　　　　C. 抗心绞痛

D. 抗感染性休克　　　　　E. 治疗甲状腺功能亢进症

参考答案：ABCE

解析： β 受体阻断药临床应用包括心律失常、心绞痛、心肌梗死、高血压、充血性心力衰竭、甲亢及甲状腺危象等，因此选择正确答案为 ABCE。

8. 普萘洛尔能够阻断肾上腺素哪些作用

A. 心排血量增加　　B. 瞳孔扩大　　C. 支气管扩张　　D. 血管收缩　　E. 脂肪分解

参考答案：ACE

解析： 普萘洛尔为 β 受体阻断药，肾上腺素属于 α、β 受体激动药，二者合用时肾上腺素的 β 受体激动效应被阻断（心排血量增加、支气管扩张、脂肪分解），保留了 α 受体激动效应（瞳孔扩大、血管收缩），因此选择正确答案为 ACE。

9. 可以翻转肾上腺素升压作用的药物有

A. 阿替洛尔　　　B. 噻吗洛尔　　　C. 酚妥拉明　　　D. 妥拉唑林　　　E. 氯丙嗪

参考答案：CDE

解析： α 受体阻断药可翻转肾上腺素升压作用，酚妥拉明、妥拉唑林及氯丙嗪具有 α 受体阻断作用，因此选择正确答案为 CDE。

（许　逸　鲁　明）

第十二章　中枢神经系统药理学概论

重点	中枢神经系统递质、调质与激素的区别；中枢系统中常见递质的分布、主要通路及功能；中枢神经系统药理学特点
难点	中枢乙酰胆碱能通路的受体与功能；GABA 能通路的受体与功能；多巴胺能通路的受体与功能；中枢神经系统药理学特点
考点	中枢乙酰胆碱、γ – 氨基丁酸、多巴胺递质的功能

第一节　中枢神经系统的细胞学基础

1. 神经元

由胞体、树突、轴索组成。其功能损伤与多种疾病的发生有关。

2. 神经胶质细胞

支持、营养、绝缘、维持内环境稳定、引导神经元走向、摄取递质、修复及再生。

3. 神经环路

聚合（多信息影响同一神经元的调节方式）、辐散（一个神经元与多个神经元建立突触联系，使信息放大的方式）、中间神经元（占神经元总数的99%，参与脑内各核团间或核团内局部神经环路的形成）。

4. 突触与信息传递

神经元的主要功能是传递信息，其信息传递主要通过突触进行。突触由突触前组分、突触间隙和突触后组分组成，分为电突触、化学性突触、混合性突触。

第二节　中枢神经递质及其受体

（1）神经递质（neurotransmitter）：由神经末梢释放，作用于突触后膜受体，引起离子通道开放形成兴奋性突触后电位或者抑制性突触后电位的化学物质。特点是作用快、强、选择性高，包括 ACh、NA、DA 等。

（2）神经调质（neuromodulator）：由神经元释放，本身不具备递质活性，能调制递质在突触前的释放及突触后细胞的兴奋性，调制突触后细胞对递质的反应。作用慢而持久，但范围较广，包括 NO、花生四烯酸等。

（3）神经激素（neurohormone）：由神经末梢释放，进入血液循环后，到达远处的靶器官发挥作用，主要为神经肽类。

1. 乙酰胆碱（acetylcholine，ACh）

（1）中枢乙酰胆碱能通路：局部分布的中间神经元、胆碱能投射神经元。

（2）脑内乙酰受体：主要为 M 受体。

（3）中枢乙酰胆碱的功能：与觉醒、学习、记忆和运动调节功能有关。

2. γ–氨基丁酸（γ–aminobutyric acid，GABA）

（1）抑制性神经递质。

（2）广泛非均匀分布，其中黑质中 GABA 浓度最高。

（3）主要为 $GABA_A$ 受体，是镇静催眠药的作用靶点。

（4）$GABA_B$ 受体介导抑制性效应。

（5）$GABA_C$ 受体主要分布在视网膜。

GABA 在癫痫、帕金森病等疾病发病中有重要调节作用；在疼痛、神经内分泌等调节中也有影响。

3. 兴奋性氨基酸（谷氨酸，glutamate，Glu）

（1）兴奋性神经递质，同时也是合成 GABA 的前体物质。

（2）NMDA 受体：在海马及大脑皮质分布密集，是神经精神疾病治疗药物的靶点。

（3）非 NMDA 受体。

（4）亲代谢型谷氨酸受体。

（5）兴奋性氨基酸功能：参与兴奋性突触传导、学习、记忆、神经元的可塑性、神经系统发育、帕金森病等疾病的发病等。

4. 去甲肾上腺素（noradrenaline，NA）

（1）抗抑郁药的作用靶点，同时也是毒品等精神类药物的作用靶点。

（2）NA 能神经元胞体密集于蓝斑核，与精神情绪调节密切相关。

5. 多巴胺（dopamine，DA）

（1）中枢 DA 通路：黑质–纹状体通路，调节锥体外系运动功能；中脑–边缘通路，调控人的情绪反应；中脑–皮质通路，调控认知、思想、感觉、推理能力；结节–漏斗通路，调控垂体激素的分泌。

（2）DA 受体：主要有 5 种亚型。

（3）黑质–纹状体通路功能异常与帕金森病发病相关；中脑–边缘通路及中脑–皮质通路功能异常与精神分裂症相关。

（4）DA 转运体与许多神经精神疾病的发生发展相关，如可卡因成瘾。

6. 5–羟色胺（5–Hydroxytryptamine，5–HT）

参与心血管活动、觉醒–睡眠周期、痛觉、精神情感活动等。

7. 组胺（histamine）

可能参与饮水、摄食、体温、激素分泌等功能的调节。

8. 神经肽（neuropeptides）

参与突触信息传递，发挥神经递质或神经调质的功能。

第三节　中枢神经系统药理学特点

（1）分类：中枢兴奋药与中枢抑制药。

（2）绝大多数药物通过影响突触传递的某一环节引起相应功能的变化，如直接作用于受体或影响递质含量等。

（3）少数药物只略影响神经细胞的能量代谢和膜稳定性（非特异性作用的药物），如全身麻醉药。

例题

1. 下列何为脑内最重要的抑制性递质

A. 5 – HT   B. GABA   C. ACh   D. DA   E. NA

参考答案： B

解析： γ – 氨基丁酸（GABA）是脑内最重要的抑制性递质，在癫痫、帕金森病等疾病发病中有重要调节作用，在疼痛、神经内分泌等调节中也有影响，因此选择正确答案为 B。

2. 下列哪项不是中枢乙酰胆碱的功能

A. 觉醒   B. 学习   C. 记忆   D. 运动调节   E. 中枢抑制

参考答案： E

解析： 中枢神经系统中的乙酰胆碱与机体的觉醒、学习、记忆和运动调节功能有关，但无明显的中枢抑制作用，因此选择正确答案为 E。

3. 中枢多巴胺神经系统有

A. 脑干 – 网状系统   B. 黑质 – 纹状体系统

C. 中脑 – 边缘系统   D. 中脑 – 皮质系统

E. 结节 – 漏斗系统

参考答案： BCDE

解析： 中枢神经中多巴胺神经系统主要有黑质 – 纹状体系统、中脑 – 边缘系统、中脑 – 皮质系统、结节 – 漏斗系统，因此选择正确答案为 BCDE。

（李　萍　范　益）

第十三章 全身麻醉药

重点	吸入麻醉药的作用机制和麻醉分期；常用吸入麻醉药的药理作用特点、临床应用；常用静脉麻醉药的药理作用特点、临床应用；复合麻醉的概念、常用方法及药物、临床应用
难点	麻醉分期；麻醉乙醚、恩氟烷、异氟烷、氧化亚氮的药理作用、特点、临床应用；硫喷妥钠、氯胺酮的药理作用特点；复合麻醉类型、药物配伍及临床应用
考点	麻醉乙醚、恩氟烷、异氟烷、氧化亚氮的药理作用、特点；低温麻醉、控制性降压；神经安定镇痛术的药物配伍

第一节　吸入性麻醉药

吸入性麻醉药（inhalational anesthetics）是挥发性的气体或液体的全麻药，经过呼吸道吸入给药。

作用机制：脂溶性较高的全麻药易融入神经细胞膜的脂质层，引起膜受体蛋白、离子通道发生构象及功能的改变，影响神经细胞除极或递质的释放，引起全身麻醉的效应。

吸入性麻醉药的分期：第一期（镇痛期）、第二期（兴奋期）、第三期（外科麻醉期）、第四期（延髓麻醉期）。

常用吸入麻醉药：

麻醉乙醚（anesthetic ether）：麻醉浓度时对呼吸功能和血压几乎无影响，对心肝肾的毒性较小，骨肉松弛作用明显，但麻醉诱导期和苏醒期较长，易发生麻醉意外，已少用。

氟烷（halothane）：麻醉作用快而强，麻醉诱导期短而苏醒快，但肌松和镇痛作用较弱，还可升高颅内压、诱导心律失常等。

恩氟烷（enflurane）、异氟烷（isoflurane）：目前较为常用的全麻药，麻醉诱导平衡、迅速和舒适，麻醉停药后苏醒快，肌松效果良好，不增加心肌对儿茶酚胺的敏感性。

七氟烷（sevoflurane）：对心肺功能影响较小，麻醉诱导和苏醒均较快，目前广泛应用于诱导和维持麻醉。

氧化亚氮（nitrous oxide，笑气）：最早应用的麻醉药，麻醉诱导期短而苏醒快，镇痛作用强，对心肌略有抑制作用，主要用于诱导麻醉或与其他全麻药配伍合用。

第二节　静脉麻醉药

硫喷妥钠（pentothal sodium）：超短效，麻醉作用迅速无兴奋期，镇痛及肌松作用差，主要用于诱导麻醉、基础麻醉及短时手术。

氯胺酮（ketamine）：分离麻醉，用于短时的体表小手术。

丙泊酚（propofol）：起效快，作用短，镇痛作用微弱，对循环系统有抑制作用。

依托咪酯（etomidate）：强效，超短效，镇痛及肌松作用差，对心脏功能影响小，尤其适用于冠心病、瓣膜病和其他功能功能差的患者。

第三节 复合麻醉

复合麻醉是指同时或先后应用两种以上麻醉药物或其他辅助药物，以达到完善的手术中和术后镇痛及满意的外科手术条件。

（1）麻醉前给药：应用镇静催眠药、镇痛药、M受体阻断药等。

（2）基础麻醉：术前给予较大剂量催眠药以减少麻醉药用量。

（3）诱导麻醉：应用硫喷妥钠、氧化亚氮等，迅速进入外科麻醉期。

（4）合用肌松药：应用阿奇库铵、琥珀胆碱等。

（5）低温麻醉：使用氯丙嗪抑制体温调节中枢。

（6）控制性降压：合用硝普钠或钙通道阻滞剂，以减少出血，用于止血难度大的脑科手术。

（7）神经安定镇痛术：氟哌利多及芬太尼合用称为神经安定镇痛术，用于外科小手术。再配合使用氧化亚氮及肌松药可达到外科麻醉，称为神经安定麻醉。

例题

1. 脂溶性学说认为吸入性麻醉药的作用机制是

A. 作用于中枢特异性受体

B. 抑制 P 物质的释放

C. 暂时使中枢神经生物膜脂质分子排列紊乱，膜蛋白质构象和功能上改变

D. 首先抑制脑干网状结构上行激活系统

E. 选择性作用于大脑皮质

参考答案： C

解析： 脂溶性学说认为吸入性麻醉药的作用机制是暂时使中枢神经生物膜脂质分子排列紊乱，膜蛋白质构象和功能上改变，影响神经细胞除极或递质的释放，因此选择正确答案为 C。

2. 麻醉乙醚的作用特点错误的描述是

A. 对呼吸影响小   B. 肌肉松弛作用强   C. 诱导期短

D. 对肝、肾毒性小   E. 易引起吸入性肺炎

参考答案： C

解析： 麻醉乙醚麻醉浓度时对呼吸功能和血压几乎无影响，对心肝肾的毒性较小，骨肉松弛作用明显，但麻醉诱导期和苏醒期较长，易发生麻醉意外，已少用，因此选择正确答案为 C。

3. 可作为诱导麻醉的药物是

A. 苯巴比妥   B. 地西泮   C. 阿托品   D. 硫喷妥钠   E. 水合氯醛

参考答案： D

解析： 硫喷妥钠是超短效静脉麻醉药，麻醉作用迅速无兴奋期，镇痛及肌松作用差，易产生呼吸抑制，主要用于诱导麻醉、基础麻醉及短时手术，因此选择正确答案为 D。

（李 萍 范 益）

第十四章 局部麻醉药

速览导引图

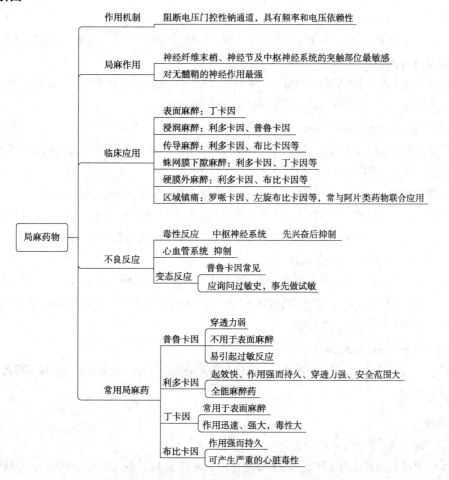

局部麻醉药（local anaesthetics，局麻药）是一类以适当浓度作用于局部神经末梢或神经干周围，在意识清醒的条件下使局部痛觉等感觉暂时消失的药物。能暂时、完全、可逆地阻断神经冲动的产生和传导，停药后神经功能可完全恢复，对组织无损伤。

局部麻醉药的构效关系：由芳香族环、中间链、胺基团三部分组成。芳香族环具有亲脂性，胺基团具有弱碱性、亲水性特点，因此局麻药具有亲水疏脂性和亲脂疏水性双重性。根据中间链的不同，局麻药分为酯类（普鲁卡因、丁卡因等）和酰胺类（利多卡因、布比卡因等），其中，酯类的局麻药相对毒性较大。

一、局麻作用及作用机制

1. 局麻作用

局麻药作用于神经，提高神经冲动产生的阈电位，抑制动作电位去极化速度，延长动作电位不应期，甚至使神经细胞失去兴奋性和传导性。在各种类型的神经中，神经纤维末梢、神经节及中枢神经系统的突触部位最敏感；对无髓鞘的交感、副交感神经作用强；对感觉和运动神经在高浓度发挥作用。

使用局麻药后感觉消失的顺序依次是：钝痛、锐痛、冷觉、温觉、触觉、压觉、运动麻醉。药物作用消失后，感觉恢复的顺序相反。

2. 作用机制

阻断电压门控性钠通道，具有频率依赖性（使用依赖性，在静息状态及静息膜电位增加时，局麻药作用弱，增加电刺激频率局麻作用增强）和电压依赖性。

二、临床应用

1. 表面麻醉（surface anaesthesia）

需使用黏膜穿透力强的药物，如丁卡因，可用于眼、口腔、气管、食管、泌尿生殖道黏膜的浅表手术。

2. 浸润麻醉（infiltration anaesthesia）

将局麻药注入皮下或手术视野附近的组织，麻醉局部神经末梢。使用利多卡因、普鲁卡因等，可加入少量肾上腺素延长局麻药的作用时间。缺点是用量较大，麻醉范围较小。

3. 传导麻醉（conduction anaesthesia）

用局麻药注射到外周神经干附近，阻断神经冲动传导，麻醉该神经分布的区域。使用利多卡因、布比卡因、普鲁卡因等，需要的药物浓度高，但用量小，作用范围大。

4. 蛛网膜下隙麻醉（subarachnoidal anaesthesia，脊髓麻醉；腰麻，spinal anaesthesia）

将局麻药注入腰椎蛛网膜下隙，麻醉相应部位的脊神经根。使用利多卡因、丁卡因、普鲁卡因等，常用于下肢和下腹部手术，主要的危险是血压下降及呼吸麻痹，麻黄碱能预防低血压状态。

5. 硬膜外麻醉（epidural anaesthesia）

把局麻药注入硬膜外腔，沿神经鞘扩散，穿过椎间孔阻断神经根。使用利多卡因、布比卡因、罗哌卡因等。因硬膜外腔终止于枕骨大孔，不与颅腔相同，药物不进入脑组织，故没有腰麻时的脑膜刺激现象及头痛问题，需要的剂量较大，也有心血管抑制作用。

6. 区域镇痛（regional analgesia）

罗哌卡因、布比卡因、左旋布比卡因等，常与阿片类药物联合应用。**罗哌卡因是区域镇痛的首选药物。**

三、不良反应

1. 毒性反应

（1）中枢神经系统：先兴奋后抑制。

（2）心血管系统：抑制作用（局麻药的膜稳定作用），血压下降，心肌收缩力减弱，传导减慢。

2. 变态反应

普鲁卡因常见，应询问过敏史，事先做试敏。

四、常用局麻药

1. 普鲁卡因（procaine，奴佛卡因，novocaine）

短效酯类局麻药，穿透力弱，一般不用于表面麻醉，易引起过敏反应。

2. 利多卡因（lidocaine）

起效快、作用强而持久、穿透力强、安全范围大，几乎没有刺激性，无扩血管作用，被称为全能麻醉药，是应用最多的局麻药。

3. 丁卡因（tetracaine，地卡因，dicaine）

常用于表面麻醉，作用迅速、强大，毒性大。

4. 布比卡因（bupivacaine，麻卡因，marcaine）

酰胺类局麻药，作用强而持久，可产生严重的心脏毒性。

左旋布比卡因（levobupivacaine）：长效且毒性相对较小。

5. 罗哌卡因（ropivacaine）

具有感觉和运动阻滞分离的特点，作用强而持久，毒性相对较小，同时且有收缩血管作用，不需要同时使用肾上腺素。

6. 辛可卡因（cinchocaine，地布卡因，dibucaine）

长效，可用于表面麻醉、蛛网膜下隙麻醉等。

7. 依替卡因（etidocaine）

起效快，长效，可用于需要肌松的手术麻醉。

8. 甲哌卡因（mepivacaine，卡波卡因，carbocaine）

作用类似利多卡因，但是作用时间更长。易进入胎儿体内，不宜用于产科手术。

9. 丙胺卡因（prilocaine）

起效快，可用于浸润麻醉、神经阻滞等。

例题

1. 主要用于表面麻醉的药物是

A. 丁卡因　　　　B. 普鲁卡因　　　　C. 苯妥英钠　　　　D. 利多卡因　　　　E. 奎尼丁

参考答案：A

解析：丁卡因的黏膜穿透力强，常用于表面麻醉。但其毒性较大，一般不用于浸润麻醉。普鲁卡因主要用于浸润麻醉、蛛网膜下隙麻醉、硬膜外腔麻醉；利多卡因可用于多种麻醉，有全能麻醉药之称；苯妥英钠的适应证主要是癫痫、心律失常及神经痛；奎尼丁是抗心律失常药。

2. 作浸润麻醉时，对普鲁卡因过敏者可选用

A. 丁卡因　　　　　　　　B. 利多卡因　　　　　　　　C. 溴丙胺太林

D. 普鲁卡因胺　　　　　　E. 对氨基苯甲酸

参考答案：B

解析：溴丙胺太林、普鲁卡因胺、对氨基苯甲酸均无浸润麻醉作用，而利多卡因有全能麻醉药之称，因此选择正确答案为B。

3. 可用于各种局麻方法的局麻药是

A. 普鲁卡因　　　B. 丁卡因　　　C. 利多卡因　　　D. 布比卡因　　　E. 普鲁卡因胺

参考答案：C

解析：利多卡因有全能麻醉药之称，因此选择正确答案为 C。

4. 普鲁卡因不用于表面麻醉，其原因是

A. 刺激性大　　　　　　　　B. 毒性大　　　　　　　　C. 亲脂性高

D. 在体内代谢快　　　　　　E. 黏膜的穿透力弱

参考答案：E

解析：普鲁卡因亲脂性低，对黏膜的穿透力弱，一般不用于表面麻醉，因此选择正确答案为 E。

5. 可用于浸润麻醉的药物是

A. 普鲁卡因　　　B. 利多卡因　　　C. 丁卡因　　　D. 罗哌卡因　　　E. 布比卡因

参考答案：ABDE

解析：丁卡因毒性较大，一般不用于浸润麻醉，因此选择正确答案为 ABDE。

6. 影响局麻药作用的因素

A. 神经纤维的粗细　　　　　B. 细胞外液的 pH　　　　　C. 药物的浓度

D. 血管收缩药物　　　　　　E. 局麻药的比重及患者的体位

参考答案：ABCDE

解析：影响局麻药作用的因素包括神经干或神经纤维的粗细、体液 pH、药物浓度、血管收缩药及局麻药的比重及患者的体位，因此选择正确答案为 ABCDE。

7. 局麻药吸收过量可以引起的不良反应是

A. 血压上升　　　　　　　　B. 心脏传导减慢

C. 中枢神经系统先兴奋后抑制

D. 心肌收缩性减弱　　　　　E. 呼吸麻痹

参考答案：BCDE

解析：局麻药吸收过量引起的不良反应主要为中枢神经系统先兴奋后抑制；心血管系统抑制作用（局麻药的膜稳定作用），血压下降，心肌收缩力减弱，传导减慢；变态反应。因此选择正确答案为 BCDE。

8. 丁卡因有下列作用特点

A. 作用及毒性比普鲁卡因强约 10 倍

B. 亲脂性及穿透力强　　　　C. 作用较持久

D. 作用快　　　　　　　　　E. 毒性小

参考答案：ABCD

解析：丁卡因常用于表面麻醉，作用迅速、强大（作用比普鲁卡因强约 10 倍），毒性大，因此选择正确答案为 ABCD。

（李　萍　范　益）

第十五章　镇静催眠药

重点	苯二氮䓬类的药物类型、药理作用、作用机制、临床应用、体内过程、不良反应及应用注意事项；巴比妥类的药理作用特点、不良反应与临床应用；非苯二氮䓬类药物的作用特点及临床应用
难点	苯二氮䓬类的药理作用、作用机制、临床应用与不良反应；巴比妥类的药理作用特点、不良反应
考点	苯二氮䓬类的药理作用（抗焦虑、镇静催眠、抗惊厥、中枢性肌松）、临床应用与不良反应

速览导引图

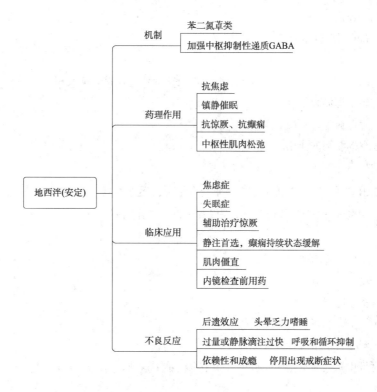

镇静催眠药的分类

（1）苯二氮䓬类：地西泮等。

（2）巴比妥类：戊巴比妥等。

（3）非苯二氮䓬类：水合氯醛、褪黑素等。

第一节　苯二氮䓬类

长效类：地西泮（diazepam）、氟西泮（flurazepam）、氯氮䓬（chlordiazepoxide）、夸西泮（quazepam）。

中效类：劳拉西泮（lorazepam）、阿普唑仑（alprazolam）、艾司唑仑（estazolam）、替马西泮（temazepam）、氯硝西泮（clonazepam）。

短效类：三唑仑（triazolam）、奥沙西泮（oxazepam）。

一、药理作用及临床应用

1. 抗焦虑作用

选择性高，主要用于各种原因引起的焦虑症和神经官能症，作用部位是边缘系统。

2. 镇静催眠作用

（1）改善睡眠，明显缩短入睡时间，延长睡眠持续时间，减少觉醒的次数。

（2）对快动眼睡眠时相（REMS）影响小，停药后反跳现象、依赖性、戒断症状较轻。

（3）延长非快动眼睡眠时相（NREMS）的 2 期，缩短 3 期和 4 期，可减少发生在 3、4 期的夜惊或梦游症。

（4）用于各种原因引起的失眠症，对焦虑性失眠症疗效极佳。

（5）安全范围大，对药物代谢酶活性没有影响。

3. 抗惊厥、抗癫痫作用

对多种原因如破伤风、高热等引起的惊厥均有效，静注地西泮是治疗癫痫持续状态的首选药物。

4. 中枢性肌肉松弛作用

缓解大脑损伤造成的肌肉僵直。

5. 其他

（1）较大剂量时致暂时性记忆缺失，可于心脏电击复律或者内镜检查前使用。

（2）较大剂量时轻度抑制肺泡换气。

（3）较大剂量时降低血压、减慢心率。

（4）增加其他中枢抑制药的作用。

二、作用机制

苯二氮䓬类与 $GABA_A$ 受体复合物上的苯二氮䓬受点结合，促进 GABA 与 $GABA_A$ 受体结合，使 Cl^- 通道开放频率增加，Cl^- 内流增多，神经细胞膜超极化而发挥中枢抑制作用。

三、不良反应

（1）常见反应：头昏、嗜睡、乏力等。

（2）大剂量时可见共济失调。

（3）静注过快时抑制呼吸、循环功能。

（4）增强其他中枢抑制药毒性，如氯丙嗪。

（5）久用可产生耐受性、依赖性和成瘾性。

（6）过量中毒时可用氟马西尼抢救，也可用于中毒的鉴别诊断。

第二节　巴　比　妥　类

长效类：苯巴比妥、巴比妥。

中效类：戊巴比妥、异戊巴比妥。

短效类：司可巴比妥。

超短效类：硫喷妥钠。

1. 药理作用与临床应用

对中枢神经系统有普遍性抑制作用。巴比妥类促进 GABA 与 GABA$_A$ 受体结合，使 Cl$^-$ 通道开放时间延长，Cl$^-$ 内流增多，细胞膜发生超极化抑制。

（1）镇静催眠：可缩短 REMS，停药后易引起反跳，造成多梦等问题；影响药物代谢酶活性；安全范围小。

（2）抗惊厥、抗癫痫：对多种原因造成的惊厥及各种癫痫均有效。

（3）麻醉：硫喷妥钠可用于静脉麻醉。

2. 不良反应

（1）治疗量可产生眩晕、困倦等。

（2）中等剂量可发生呼吸抑制。

（3）长期用药可发生依赖性，停药后出现戒断症状。

第三节　其他镇静催眠药

水合氯醛（chloral hydrate）：口服吸收快，催眠作用强且温和，不缩短 REMS，无宿醉和后遗效应，但安全范围小，对胃黏膜刺激作用明显，不良反应较严重，长期使用可发生耐受性、成瘾性。可用于小儿高热惊厥、破伤风惊厥等。可采取直肠给药的方式减少刺激性。

丁螺环酮（buspirone）：5-HT$_{1A}$ 受体的部分激动药，抗焦虑作用较强，没有镇静、肌肉松弛及抗惊厥作用。

唑吡坦（zolpidem）：作用类似苯二氮䓬类，抗焦虑、肌肉松弛、抗惊厥作用较弱，仅用于镇静催眠，安全范围大。耐受性、成瘾性、戒断症状等较轻。

佐匹克隆（zopiclone）：第三代镇静催眠药，起效快而维持时间长，有抗焦虑、镇静、抗惊厥及肌肉松弛作用，宿醉和后遗效应轻，长期使用无明显耐受性及停药反应，一般用右旋体。

扎来普隆（zaleplon）：选择性较高，有抗焦虑、镇静催眠、抗惊厥、肌肉松弛作用，具有良好的耐受性，并且长期应用几无依赖性。

例题

1. 不属于苯二氮䓬类药物作用特点的是

A. 具有抗焦虑作用　　　　　B. 具有外周性肌肉松弛作用　　　　　C. 具有镇静作用

D. 具有催眠作用　　　　　E. 用于癫痫持续状态

参考答案：B

解析：苯二氮䓬类有抗焦虑、镇静催眠、抗癫痫、抗惊厥及中枢性肌肉松弛等作用，故 B 选项外周性肌肉松弛作用是错误的。

2. 苯二氮䓬类与巴比妥类共同的特点不包括

A. 都具有抗惊厥、抗癫痫作用　　　　　B. 都具有镇静、催眠作用　　　　　C. 都具有抗焦虑作用

D. 剂量加大都有麻醉作用　　　　　E. 可致乏力、困倦、嗜睡

参考答案：D

解析：苯二氮䓬类与巴比妥类药物比较的优点是不引起麻醉作用，因此选择正确答案为 D。

3. 地西泮在很小剂量就具有的药理作用是

A. 抗抑郁　　　　B. 抗焦虑　　　　C. 抗躁狂　　　　D. 镇静催眠　　　　E. 抗惊厥

参考答案：B

解析：地西泮抗焦虑作用具有选择性高的特点，很小剂量即可明显改善焦虑症状，因此选择正确答案为 B。

4. 对快波睡眠时相影响小，成瘾性较轻的催眠药是

A. 苯巴比妥　　　B. 地西泮　　　　C. 戊巴比妥　　　　D. 苯妥英钠　　　　E. 氯丙嗪

参考答案：B

解析：地西泮镇静催眠作用特点包括：①明显缩短入睡时间，延长睡眠持续时间，减少觉醒的次数；②主要延长 NREM，对 REM 影响小，停药后反跳现象、依赖性、戒断症状较轻；③可减少夜惊或梦游症；④用于各种原因引起的失眠症，对焦虑性失眠症疗效极佳，因此选择正确答案为 B。

5. 苯二氮䓬类具有下列哪些药理作用

A. 镇静催眠作用　　　　　　B. 抗焦虑作用　　　　　　C. 抗惊厥作用

D. 镇吐作用　　　　　　　　E. 中枢性肌肉松弛作用

参考答案：ABCE

解析：地西泮的作用特点包括抗焦虑作用（选择性高）、镇静催眠作用、抗惊厥和抗癫痫作用、中枢性肌肉松弛作用、较大剂量时致暂时性记忆缺失、较大剂量时轻度抑制肺泡换气、较大剂量时降低血压、减慢心率、增加其他中枢抑制药的作用，与巴比妥类药物比较优点是不引起麻醉作用，因此选择正确答案 ABCE。

6. 关于苯二氮䓬类的作用机制，下列哪些是正确的？

A. 促进 GABA 与 GABAA 受体结合　　B. 促进 Cl^- 通道开放

C. 使 Cl^- 开放时间处长　　　　　　D. 使 Cl^- 内流增大

E. 使 Cl^- 通道开放的频率增加

参考答案：AE

解析：苯二氮䓬类作用机制是与 GABAA 受体复合物上的 BZ 受点结合，促进 GABA 与 GABAA 受体结合，使 Cl^- 通道开放频率增加，Cl^- 内流增多，使神经细胞膜超极化而发挥中枢抑制作用，因此选择正确答案 AE。

7. 地西泮毒性小，安全范围大，但应用时应注意的是

A. 有成瘾性，停药可出现戒断症状

B. 静注速度过快可致呼吸抑制

C. 同时饮酒或服用巴比妥类药物时，则中枢抑制加重

D. 孕妇及授乳妇女禁用

E. 同时应用吗啡，可增强镇痛药的效力及兴奋呼吸

参考答案：ABCDE

解析：地西泮毒性小，安全范围大，但应用时应注意同时饮酒或服用巴比妥类药物时，则中枢抑制加重；长期应用易致耐受性和成瘾性，停药可出现戒断症状；静注速度过快可致呼吸和循环功能抑制；与其他中枢抑制药合用或同时饮酒可增强中枢抑制作用；同时应用吗啡，可增强镇痛药的效力及兴奋呼吸；禁用于孕妇及授乳妇女；因此选择正确答案为 ABCDE。

（李　萍　范　益）

第十六章　抗癫痫药和抗惊厥药

重点	癫痫的发作类型和抗癫痫药物的临床价值；常用抗癫痫药的药理作用、作用机制、适应证、体内过程特点和不良反应；抗惊厥药的作用特点及临床应用
难点	常用抗癫痫药（苯妥英钠、卡马西平、乙琥胺、地西泮、扑米酮、丙戊酸钠和拉莫三嗪）的抗癫痫作用特点、临床应用与不良反应；硫酸镁抗惊厥的作用与作用机制、给药途径
考点	苯妥英钠、卡马西平、乙琥胺、地西泮抗癫痫作用特点、临床应用与不良反应；不同类型癫痫的首选用药

速览导引图

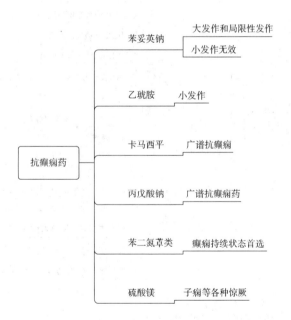

第一节　抗　癫　痫　药

癫痫是多种病因引起的长期反复发作性的大脑功能失调。其特征是发作时大脑局部病灶神经元突发性的异常高频放电并向周围组织扩散，出现短暂的大脑功能失调。典型表现为突然发作性的短暂的运动、感觉、意识和自主神经功能异常，可伴有脑电图改变。对癫痫的治需要长期用药，以减少或防止发作，但不能根治。

癫痫的类型及药物选择：

一、局限性发作

（1）单纯性局限性发作：使用卡马西平、苯妥英钠等。

（2）复合性局限性发作：卡马西平、苯妥英钠等。

二、全身性发作

（1）小发作：使用乙琥胺、氯硝西泮等。

（2）肌阵挛性发作：首选糖皮质激素，也可使用丙戊酸钠、氯硝西泮等。

（3）大发作：选用卡马西平、苯妥英钠、丙戊酸钠等。

（4）癫痫持续状态：选用地西泮、苯妥英钠、苯巴比妥等。

（5）抗癫痫药的作用方式及机制

①抑制钠、钙离子内流：如苯妥英钠、卡马西平等。

②增强 GABA 介导的抑制作用：如苯巴比妥、地西泮等。

③抑制谷氨酸介导的兴奋作用：如拉莫三嗪等。

第二节　常用抗癫痫药物

一、苯妥英钠（phenytoin sodium，大仑丁，dilantin）

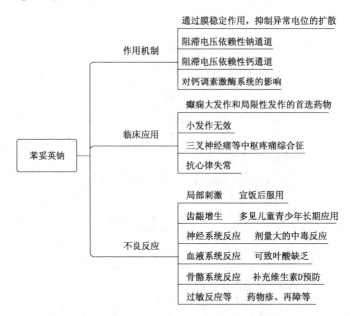

1. 作用机制

膜稳定作用，抑制异常电位的扩散。苯妥英钠不能抑制癫痫病灶的异常放电，可阻止异常放电向正常脑组织扩散。

（1）阻滞电压依赖性钠通道。

（2）阻滞电压依赖性钙通道。

（3）对钙调素激酶系统的影响：减少谷氨酸等兴奋性神经递质的释放，减弱递质与受体结合后引起的去极化反应。

2. 体内过程

刺激性大，不宜肌内注射，口服吸收不规则，易透过血－脑屏障，高浓度时按零级动力学消除，个体差异大。

3. 临床应用

（1）癫痫大发作和局限性发作的首选药物，对小发作无效。

（2）三叉神经痛、舌咽神经痛等。

（3）抗心律失常：用于室性心动过速，尤其是强心苷过量中毒造成的室性心动过速。

4. 不良反应

（1）局部刺激：消化道反应、静脉炎等。

（2）齿龈增生：长期应用可发生，停药后可逐渐消退。

（3）神经系统反应：中毒反应包括眼球震颤、复视、共济失调，甚至精神错乱、昏迷等。

（4）血液系统反应：苯妥英钠抑制二氢叶酸还原酶，导致叶酸缺乏发生巨幼细胞贫血，需补充甲酰四氢叶酸。

（5）骨骼系统反应：苯妥英钠有药物代谢酶诱导作用，加速维生素 D 代谢，必要时补充维生素 D。

（6）过敏反应：皮疹、粒细胞缺乏等。

（7）其他：男性乳房增大、女性多毛症、畸胎等。

二、卡马西平（carbamazepine，酰胺咪嗪）

1. 作用特点

（1）阻滞钠通道，抑制癫痫病灶及周围神经元放电，也可增强 GABA 的功能。

（2）广谱抗癫痫药，对单纯性局限性发作和大发作为首选药；对其他类型癫痫也有效果。

（3）对抑郁、癫痫并发精神症状、尿崩症、躁狂症等也有效。

（4）不良反应包括眩晕、共济失调，严重者可发生骨髓抑制、肝损害等。

三、苯巴比妥（phenobarbital，鲁米那，luminal）

1. 作用机制

既能抑制病灶的异常放电，也抑制异常放电的扩散。

（1）增强 GABA 功能，引起超级化抑制。

（2）减少钙依赖性神经递质如谷氨酸的释放。

（3）阻断钠、钙通道。

2. 临床应用

主要用于大发作、癫痫持续状态，但因中枢抑制作用明显，一般不作为首选药。

四、扑米酮（primidone）

进入体内代谢为苯巴比妥和苯乙基丙二酰胺，用于其他药物不能控制的患者。

五、乙琥胺（ethosuximide）

阻断 T 型钙通道，癫痫小发作的首选药，对其他癫痫无效。副作用及耐受性产生较少。

六、丙戊酸钠（sodium valproate）

广谱抗癫痫药，不能抑制癫痫病灶放电，但能抑制异常放电的扩散。可增加 γ-氨基丁酸（GABA）的合成，减少 GABA 降解，提高突触后膜对 GABA 的反应性，增强 GABA 的抑制功能。对癫痫大发作合并小发作可作为首选。严重的不良反应主要有肝毒性。

七、苯二氮䓬类（benzodiazepine，BZ）

不能抑制癫痫病灶放电，但能抑制异常放电的扩散。

（1）地西泮（diazepam）：<u>癫痫持续状态的首选药。</u>

（2）硝西泮（nitrazepam，硝基安定）：肌阵挛性发作及婴儿痉挛等。

（3）氯硝西泮（clonazepam，氯硝安定）：广谱抗癫痫药，不良反应轻，但易产生耐受性。

八、氟桂利嗪（flunarizine）

钙通道阻滞药，对局限性发作、大发作效果较好。

九、抗痫灵（antiepilepsirin）

广谱抗癫痫药，副作用较少。

十、拉莫三嗪（lamotrigine）

钠通道阻滞剂，阻断钠通道，增加神经元稳定性。用于其他抗癫痫药不能控制患者的辅助治疗，常与其他药物合用，副作用较小。

十一、托吡酯（topiramate）

抑制钠通道，增强 GABA 功能，是难治性癫痫的辅助用药。

应用抗癫痫药的注意事项如下。

（1）对症选药，根据不同的癫痫类型选择药物。

（2）单一用药原则。

（3）剂量渐增原则。

（4）先加后撤原则：治疗时不能随意更换药物，需在原来用药基础上加用新药，待起效后再逐渐撤换原先的药物。

（5）久用慢停原则。

第三节 抗惊厥药

硫酸镁（magnesium sulfate）

（1）<u>口服泻下利胆，注射抗惊厥。</u>

（2）Mg^{2+} 与 Ca^{2+} 产生竞争性拮抗作用，减少神经末梢乙酰胆碱的释放。

（3）可用于子痫、破伤风惊厥等，也可用于高血压危象（松弛血管平滑肌）。

（4）安全范围窄，易引起呼吸、循环系统抑制症状，腱反射消失是呼吸抑制的先兆，可用氯化钙、葡萄糖酸钙对抗。

例题

1. 具有治疗三叉神经痛的广谱抗癫痫药是

A. 丙戊酸钠　　　B. 乙琥胺　　　C. 苯巴比妥　　　D. 苯妥英钠　　　E. 卡马西平

参考答案：E

解析：丙戊酸钠是广谱抗癫痫药物，但是对神经痛无效；乙琥胺仅对癫痫小发作有效；苯巴比妥对多种癫痫有效，但是对神经痛无效；苯妥英钠对三叉神经痛有效，但其抗癫痫作用主要是针对癫痫大发作和局限性发作；卡马西平对三叉神经痛及各种癫痫均有治疗作用。故选 E。

2. 治疗癫痫大发作和精神运动性发作宜选

A. 苯二氮䓬类　　　B. 乙琥胺　　　C. 苯巴比妥钠　　　D. 卡马西平　　　E. 丙戊酸钠

参考答案：D

解析：卡马西平为广谱抗癫痫药，对单纯性局限性发作和大发作为首选药，同时具有抗抑郁作用，对癫痫并发精神症状有效，因此选择正确答案为 D。

3. 长期用于抗癫痫治疗时会引起牙龈增生的药物是

A. 苯巴比妥   B. 扑米酮   C. 氯硝西泮   D. 苯妥英钠   E. 乙琥胺

参考答案：D

解析：苯妥英钠不良反应包括局部刺激、齿龈增生（长期应用）、神经系统反应；抑制叶酸引起巨幼细胞贫血、低钙血症、过敏反应等，因此选择正确答案为 D。

4. 下列叙述中错误的是

A. 苯妥英钠能诱导其自身的代谢

B. 扑米酮可代谢为苯巴比妥

C. 丙戊酸钠对所有类型的癫痫都有效

D. 乙琥胺对失神小发作的疗效优于丙戊酸钠

E. 硝西泮对肌阵挛性癫痫和小发作疗效较好

参考答案：D

解析：苯妥英钠是经典的具有自身诱导作用的药物；扑米酮结构类似苯巴比妥，可代谢为苯巴比妥而发挥作用；丙戊酸钠属于经典的广谱抗癫痫药；丙戊酸钠对小发作疗效优于乙琥胺，但因其肝脏毒性大而不作为首选药物；硝西泮对肌阵挛性癫痫和婴儿痉挛小发作疗效较好，因此选择正确答案为 D。

5. 治疗癫痫持续状态的首选药物是

A. 水合氯醛静脉注射   B. 氯丙嗪静脉注射

C. 硫喷妥静脉注射   D. 地西泮静脉注射

E. 戊巴比妥静脉注射

参考答案：D

解析：静注地西泮是治疗癫痫持续状态的首选药，因此选择正确答案为 D。

6. 长期应用苯妥英钠的不良反应有

A. 低钙血症   B. 血小板减少   C. 牙龈增生

D. 共济失调，眼球震颤   E. 巨幼细胞贫血

参考答案：ABCDE

解析：苯妥英钠不良反应包括局部刺激、长期应用引起齿龈增生、神经系统反应（共济失调，眼球震颤等）；抑制叶酸引起巨幼细胞贫血、低钙血症、过敏反应（血小板减少、粒细胞减少等）。因此选择正确答案为 ABCDE。

7. 卡马西平的是

A. 作用机制与苯妥英钠相似

B. 对精神运动性发作有较好疗效

C. 对中枢疼痛综合征的效果优于苯妥英钠

D. 可作为大发作和部分性发作的首选药物

E. 对癫痫并发的躁狂、抑郁症有效

参考答案：ABCDE

解析：卡马西平抗癫痫作用机制与苯妥英钠相似，是大发作和部分性发作的首选药物，同时具有抗抑郁作用，对癫痫并发精神症状有效，对中枢疼痛综合征的效果优于苯妥英钠，因此选择正确答案为 ABCDE。

8. 下列哪些药物可治疗癫痫持续状态

A. 地西泮　　　　B. 卡马西平　　　　C. 戊巴比妥钠　　　　D. 苯巴比妥　　　　E. 扑米酮

参考答案： ACD

解析： 治疗癫痫持续状态主要包括苯二氮䓬类和巴比妥类，因此选择正确答案为 ACD。

9. 硫酸镁的作用包括

A. 注射硫酸镁可产生降压作用

B. 注射硫酸镁可产生骨骼肌松弛作用

C. 注射和口服硫酸镁均可产生骨骼肌松弛作用

D. 口吸硫酸镁有导泻作用

E. 口服或用导管直接注入十二指肠，可引起利胆作用

参考答案： ABDE

解析： 硫酸镁口服泻下利胆，注射抑制中枢抗惊厥、松弛骨骼肌、心肌、血管平滑肌而发挥肌松和降压作用，因此选择正确答案为 ABDE。

（许　逸　范　益）

第十七章 治疗中枢神经系统退行性疾病药

<table>
<tr><td>重点</td><td>帕金森病的发病机制；常用抗帕金森病药物的类型、常用药物的作用特点及临床应用；治疗阿尔茨海默病药物的分类及常用药物的特点</td></tr>
<tr><td>难点</td><td>左旋多巴的体内过程、药理作用、临床应用与不良反应、与卡比多巴合用的意义；金刚烷胺、溴隐亭的作用特点与临床应用；中枢抗胆碱药苯海索的作用特点与临床应用；治疗阿尔茨海默病常用药物的类型</td></tr>
<tr><td>考点</td><td>左旋多巴的药理作用特点与应用、主要不良反应</td></tr>
</table>

速览导引图

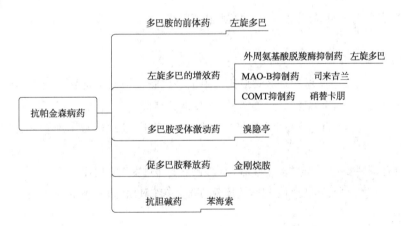

神经退行性疾病是一组由慢性进行性中枢神经组织退行性变性而产生的疾病的总称。常见类型如下。

（1）帕金森病（Parkinson disease，PD）。

（2）阿尔茨海默病（Alzheimer disease，AD）。

（3）亨廷顿病（Huntington disease，HD）。

（4）肌萎缩侧索硬化症（amyotrophic lateral sclerosis，ALS）。

第一节 抗帕金森病药

帕金森病也称震颤麻痹，是一类以进行性的锥体外系功能障碍为表现的中枢神经系统退行性疾病。典型症状包括：静止震颤、肌肉强直、运动迟缓、共济失调等。按病因不同分为原发性、动脉硬化性、脑炎后遗症性和化学药物中毒性四类。有相同的症状，总称为帕金森综合征。帕金森病的病因与发病机制尚不清楚。其中，黑质纹状体多巴胺能神经元功能受损的假说被普遍接受，这是因为多巴胺能神经元功能受损，胆碱能神经功能占优势，出现肌张力增高的症状。根据此学说，经典的抗帕金森病药物包括两大类：拟多巴胺类药和抗胆碱药，前者通过增强多巴胺功能起效，后者通过拮抗胆碱能神经功能缓解症状。

DA(5-HT、GABA) ———(-)→
                          锥体外系 → 机体正常运动功能
Ach(包括组胺能神经) ——(+)→

DA↓ ACh↑ ——→ 锥体外系反应(震颤麻痹)

DA↑ ACh↓ ——→ 不自主运动，手足徐动症、舞蹈症

一、拟多巴胺类药

（一）多巴胺的前体药——左旋多巴 （L－DOPA， levodopa）

1. 体内过程

口服绝大部分被肠黏膜等外周组织的氨基酸脱羧酶脱羧转变为多巴胺，仅1%左右能进入中枢神经系统，因此常与多巴脱羧酶抑制剂——卡比多巴等合用。

2. 药理作用及机制

（1）抗帕金森病：左旋多巴进入中枢神经系统，经过脱羧酶形成多巴胺，补充纹状体多巴胺的不足。对轻症或较年轻患者疗效好，改善肌僵直及运动困难效果好，缓解震颤效果差。起效慢，对氯丙嗪等抗精神病药物引起的锥体外系反应无效。

（2）治疗肝性脑病：在脑内转化为 NA，对抗肝功能障碍产生的伪递质。

3. 不良反应

（1）早期反应

①胃肠道反应：外周多巴胺增加刺激胃肠道，中枢多巴胺增加兴奋延髓催吐化学感受区。多潘立酮（domperidone，吗丁啉，D_2受体阻断药）可缓解恶心、呕吐的症状。

②心血管反应：直立性低血压及心律失常等，与外周形成的多巴胺作用于心血管系统有关。

（2）长期反应

①运动障碍（运动过多症）：异常动作舞蹈症，多巴胺受体过度兴奋的症状。

②症状波动：开－关反应，可使用多巴胺受体激动药、单胺氧化酶 B（MAO－B）抑制剂等缓解。

③其他：精神症状。

（二）左旋多巴的增效药

1. 氨基酸脱羧酶（AADC）抑制药

（1）卡比多巴（carbidopa）、苄丝肼（benserazide，羟苄丝肼，色丝肼）：卡比多巴、苄丝肼不能通过血－脑屏障进入中枢，仅抑制外周的氨基酸脱羧酶。抑制左旋多巴在外周的脱羧，增加进入中枢的左旋多巴，减少左旋多巴用量，减少不良反应。

（2）心宁美（sinemet）：卡比多巴与左旋多巴的复方制剂，其比例为 1:4 或 1:10。

（3）美多巴（madopa，madopar）：苄丝肼与左旋多巴组成的复方制剂，其比例为 1:4。

2. 单胺氧化酶 B（MAO－B）抑制药

司来吉兰（selegiline），丙炔苯丙胺，（deprenyl）：能迅速透过血－脑屏障，减少脑内 DA 降解，增加中枢多巴胺含量，从而减少左旋多巴用量及外周不良反应，也减轻左旋多巴引起的"开－关反应"。

3. 儿茶酚胺氧位甲基转移酶（COMT）抑制药

左旋多巴有两条代谢途径，一个是有氨基酸脱羧酶转化为多巴胺，另一个是经过 COMT 代谢，其代谢产

物与左旋多巴竞争转运载体，妨碍左旋多巴吸收及进入脑组织。因此，抑制 COMT 对提高左旋多巴疗效非常有利。

（1）硝替卡朋（nitecapone）：增加纹状体中多巴胺和左旋多巴含量。不易透过血 – 脑屏障，只抑制外周的 COMT，能改善帕金森病患者的症状波动。

（2）托卡朋（tolcapone）、恩他卡朋（entacapone）：托卡朋对中枢和外周的 COMT 都有抑制作用。两药都能改善帕金森病患者的运动能力和生活能力，对伴有症状波动的患者尤其适用。

（三） 多巴胺受体激动药

1. 溴隐亭（bromocriptine）

对 D_2 类受体（D_2、D_3、D_4受体）有强激动作用，对 D_1 类受体（D_1、D_5受体）有部分拮抗作用。小剂量的溴隐亭激动结节 – 漏斗通路的 D_2 受体，抑制催乳素及生长激素的分泌，用于治疗泌乳闭经综合征和肢端肥大症；增加剂量激动黑质 – 纹状体通路的 D_2 受体，与左旋多巴合用治疗帕金森病，并减轻左旋多巴的症状波动。不良反应较多，有消化道反应（如恶心、呕吐）、心血管系统反应（心律失常）及运动功能障碍等。

2. 利修来得（lisuride）

D_2 类受体激动药及 D_1 类受体弱拮抗药。可改善帕金森病患者的运动功能障碍，减少左旋多巴引起的症状波动和运动过多症。

3. 罗匹尼罗（ropinirole）、普拉克索（pramipexole）

选择性激动 D_2 类受体，对 D_1 类受体几乎没有作用。患者对本类药物耐受性较好，可作为帕金森病早期治疗药物，也可作为左旋多巴的辅助用药。

4. 阿扑吗啡（apomorphine，去水吗啡）

激动多巴胺受体，改善帕金森病症状，减轻左旋多巴的症状波动。仅于其他药物如 COMT 抑制剂对"开 – 关反应"无效时使用。

（四） 促多巴胺释放药

金刚烷胺（amantadine）

促进左旋多巴进入中枢，增加多巴胺合成、释放，减少多巴胺再摄取，还有较弱的抗胆碱作用。与左旋多巴有协同作用，金刚烷胺对帕金森病的震颤、肌肉强直、运动障碍有一定的缓解作用，还可防治甲型流感。长期用药可引起下肢皮肤出现网状青斑，也可引起精神不安、失眠等。

二、中枢性抗胆碱药

苯海索（benzhexol，安坦）、苯扎托品（benzatropine，苄托品）

选择性作用于中枢，阻断黑质 – 纹状体通路的乙酰胆碱作用，缓解震颤、运动障碍、肌肉强直，用于不能接受左旋多巴或多巴胺激动药的帕金森病患者。副作用与阿托品类似，但症状相对较轻。青光眼和前列腺肥大患者禁用。

第二节 抗阿尔茨海默病药

老年性痴呆分为原发性痴呆症、血管性痴呆症及两者混合型。原发性痴呆症又称为阿尔茨海默病。其发病机制尚未明确，因此没有非常有效的治疗药物。其中效果相对肯定的是胆碱酯酶抑制药。

一、胆碱酯酶抑制药

胆碱酯酶抑制药可逆性抑制胆碱酯酶，减少乙酰胆碱降解，增加乙酰胆碱含量。需选择能透过血 – 脑屏障的药物治疗阿尔茨海默病。

第一代：他克林（tacrine），FDA 批准的第一个用于治疗 AD 的药物，对症状有缓解作用，但肝毒性比较明显。

第二代：多奈哌齐（donepezil）、加兰他敏（galantamine）等，选择性抵制中枢 AChE 活性，安全、耐受性好、不良反应轻，使 AD 患者能改善认知功能障碍，提高认知能力。

二、M 胆碱受体激动药

占诺美林（xanomeline）：选择性最高的 M_1 受体激动药，易通过血 – 脑屏障。可改善 AD 患者的认知能力、行为能力。

三、NMDA 受体非竞争性拮抗药

美金刚（memantine，美金刚胺）：谷氨酸过量时减少谷氨酸的神经毒性；谷氨酸释放不足时，美金刚可改善记忆过程中所需谷氨酸的传递。可用于晚期 AD 患者。改善 AD 患者的认知障碍、动作能力、社会行为等。

例题

1. 左旋多巴体内过程的特点是

A. 口服给药后主要在胃内吸收

B. 口服给药后大部分药物在肾内被脱羧

C. 其在外周不能代谢为多巴胺

D. 其进入中枢后经多巴脱羧酶代谢失活

E. 口服给药进入中枢药量很少

参考答案：E

解析：左旋多巴口服给药后主要在肠道被吸收，故选项 A 错误。左旋多巴被吸收后，广泛分布各组织器官，其中绝大部分被外周组织中的氨基酸脱羧酶脱羧形成多巴胺，仅 1% 的左旋多巴能够进入中枢，故 BC 均不正确。左旋多巴进入中枢后经过脱羧酶转变为多巴胺发挥抗帕金森病作用。故选 E。

2. 左旋多巴治疗帕金森病的机制是

A. 在纹状体转化为多巴胺，补充其不足

B. 抑制外周多巴脱羧酶

C. 直接激动多巴胺受体

D. 阻断中枢胆碱受体

E. 兴奋中枢 NA 受体

参考答案：A

解析：左旋多巴进入中枢神经系统，在纹状体转化为多巴胺，补充其不足，因此选择正确答案为 A。

3. 卡比多巴辅助治疗帕金森病的作用机制是

A. 激动中枢多巴胺受体

B. 抑制外周多巴脱羧酶的活性

C. 阻断中枢胆碱受体

D. 抑制多巴胺的再摄取

E. 使多巴胺受体增敏

参考答案：B

解析：卡比多巴作为外周多巴脱羧酶抑制剂（AADC），可抑制外周多巴脱羧酶的活性，减少外周 DA 的生成，增加左旋多巴进入中枢的量，提高疗效，且减少其外周不良反应，因此选择正确答案为 B。

4. 左旋多巴治疗帕金森病初期最常见的不良反应是

A. "开 – 关"现象

B. 胃肠道反应

C. 躁狂妄想幻觉等

D. 不自主异常运动

E. 精神障碍

参考答案：B

解析：左旋多巴不良反应包括：①早期反应，胃肠道反应、心血管反应；②长期反应，运动障碍（运动过多症）、症状波动（开 – 关反应）、精神异常。因此选择正确答案为 B。

5. 左旋多巴的特点是

A. 不良反应少见

B. 在脑内才能作用转变为 DA

C. 作用较慢

D. 可引起轻度直立性低血压

E. 与卡比多巴合用可减少不良反应

参考答案：CDE

解析：左旋多巴不良反应较多，在外周易被多巴脱羧酶代谢生成多巴胺，起效缓慢，卡比多巴可抑制外周多巴脱羧酶的活性，减少外周 DA 的生成，减少不良反应，因此选择正确答案为 CDE。

6. 抗胆碱药苯海索可用于

A. 对左旋多巴不能耐受者

B. 氯丙嗪引起的帕金森病

C. 氯丙嗪引起的迟发性运动障碍

D. 轻度帕金森患者

E. 与左旋多巴合用

参考答案：ABDE

解析：苯海索可用于轻度帕金森病、对左旋多巴不能耐受者及氯丙嗪引起的帕金森病综合征，与左旋多巴合用可提高疗效，但对氯丙嗪引起的迟发性运动障碍无效，因此选择正确答案为 ABDE。

（许 逸 范 益）

第十八章　抗精神失常药

<table>
<tr><td>重点</td><td>抗精神失常药的分类、作用机制和临床应用；抗躁狂抑郁症药的药理作用与应用；抗抑郁症药的分类、药理作用与应用</td></tr>
<tr><td>难点</td><td>吩噻嗪类抗精神失常药的药理作用、临床应用及不良反应；其他抗精神失常药的作用特点；丙米嗪、碳酸锂的药理作用与应用；常用抗抑郁症药的主要类型</td></tr>
<tr><td>考点</td><td>氯丙嗪的药理作用（中枢神经系统：安定、镇静、抗精神病作用，镇吐，影响体温调节，加强中枢抑制药的作用，影响内分泌与锥体外系；自主神经系统：α阻断与M阻断）；作用机制——阻断中枢多巴胺受体；临床应用（治疗精神病、神经官能症、止吐止呃逆、人工冬眠）；主要不良反应（锥体外系反应：帕金森病、急性肌张力障碍、静坐不能、迟发性运动障碍）</td></tr>
</table>

速览导引图

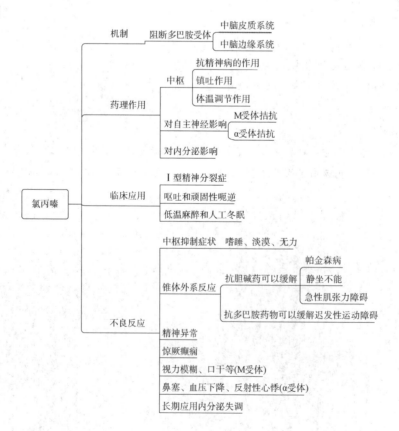

抗精神失常药的类型包括抗精神分裂症药（神经安定药）、抗躁狂症药、抗抑郁症药和抗焦虑症药。

第一节　抗精神病药

精神分裂症是一类以思维、情感、行为之间不协调，精神活动与现实脱离为特征的精神病。根据临床表现分为Ⅰ型和Ⅱ型。其中，Ⅰ型以幻觉、妄想等阳性症状为主；Ⅱ型以主动性缺乏等阴性症状为主。目前，治疗精神病的药物多数对阳性症状有效。

抗精神分裂症药物根据结构分为吩噻嗪类、硫杂蒽类、丁酰苯类等。虽然结构不同，但药理作用及作用机制类似。

抗精神分裂症药作用机制：

（1）阻断多巴胺（DA）受体：脑内存在4条多巴胺能神经通路：中脑－边缘通路、中脑－皮质通路调节精神行为；黑质－纹状体通路调节锥体外系功能；结节－漏斗通路调节内分泌功能。目前，精神分裂症的病因比较公认的假说是中脑－边缘通路和中脑－皮质通路多巴胺功能亢进。故目前常用抗精神病药物多是通过阻断多巴胺受体发挥作用。

（2）阻断5－羟色胺（5－HT）受体：利培酮、氯氮平等。

一、吩噻嗪类

（一）氯丙嗪 （chlorpromazine， 冬眠灵， wintermine）

1. 药理作用及作用机制

（1）对中枢神经系统的作用

①抗精神分裂症作用（神经安定作用）：对正常人产生中枢抑制作用；对阳型症状疗效较好，但不能根治；对阴性症状无效甚至加重。

作用机制：阻断中脑－边缘系统、中脑－皮质系统的多巴胺受体。

②镇吐作用：小剂量作用于催吐化学感受区，大剂量直接抑制呕吐中枢。但不能对抗晕动症（前庭刺激）引起的呕吐。

③对体温调节的影响：抑制体温调节中枢，使体温随环境温度改变而升降。

④加强中枢抑制药作用。

（2）对自主神经系统的作用

①阻断α受体：血管扩张，血压下降。

②阻断M受体：扩瞳，视力模糊、口干等。

（3）对内分泌系统的作用：阻断结节－漏斗通路的多巴胺受体，催乳素分泌增加（催乳素释放抑制因子减少），糖皮质激素、促性腺激素等分泌减少。

2. 体内过程

口服吸收慢，不规则，在体内分布广泛，脑中浓度高。脂溶性高，易蓄积于脂肪组织。个体差异大。

3. 临床应用

（1）精神分裂症：只对阳性症状有效，对阴性症状无效甚至加重病情。需长期用药，不能根治。可作为精神分裂症治疗的首选药物。

（2）呕吐和顽固性呃逆：对前庭功能异常的呕吐无效。

（3）低温麻醉与人工冬眠

①低温麻醉：采用物理降温配合氯丙嗪。

②人工冬眠：氯丙嗪、哌替啶、异丙嗪组成人工冬眠合剂，使患者处在深睡状态，体温下降，基础代谢率下降，耗氧量下降。增加组织对缺氧的耐受力，可用于严重的感染性休克、高热惊厥、甲状腺危象等的辅助治疗。

（4）巨人症：氯丙嗪减少垂体生长激素的分泌。

4. 不良反应

（1）常见不良反应：中枢抑制（嗜睡、乏力等）、M 受体阻断（口干、视力模糊、眼内压升高等）、α 受体阻断（直立性低血压、心率加快等）、局部刺激作用。

（2）锥体外系反应：帕金森病、静坐不能、急性肌张力障碍、迟发性运动障碍。

帕金森病、静坐不能、急性肌张力障碍是由于氯丙嗪阻断了黑质 – 纹状体通路的多巴胺受体，引起多巴胺功能减弱，乙酰胆碱功能增强。可采取减少药量、使用抗胆碱药物治疗等措施。

迟发性运动障碍是长期使用多巴胺受体阻断药后引起多巴胺释放，多巴胺受体增敏等原因造成。不能使用抗胆碱药物，老年人尽量避免使用（易发生于器质性脑病患者）。

（3）内分泌系统反应：内分泌功能紊乱，如高催乳素血症等。

（4）过敏反应。

（5）诱发惊厥与癫痫。

（6）精神异常。

（7）心血管反应：低血压（α 受体阻断），可使用去甲肾上腺素进行对抗，不能使用肾上腺素（可造成肾上腺素作用的翻转）。

（8）急性中毒：心血管反应，心律失常、低血压等。

（二）其他吩噻嗪类

1. 奋乃静（perphenazine）

镇吐作用强而镇静作用较弱，易引起锥体外系等不良反应。

2. 氟奋乃静（fluphenazine）与三氟拉嗪（trifluoperazine）

适用于精神分裂症偏执型和慢性精神分裂症。

3. 硫利达嗪（thioridazine，甲硫哒嗪）

抗精神分裂症作用较弱，同时不良反应较轻，老年人易耐受。

二、硫杂蒽类

1. 氯普噻吨（chlorprothixene，泰尔登，tardan）

结构类似三环类抗抑郁药，有比较弱的抗抑郁作用。适用于焦虑性神经官能症、伴有焦虑性抑郁的精神分裂症、伴强迫状态的精神分裂症、更年期抑郁症等。不良反应较少，锥体外系反应较轻。

2. 氟哌噻吨（flupenthixol）

抗精神病作用类似于氯丙嗪，具有特殊的激动效应，故躁狂症患者禁用，可用于治疗抑郁症或伴有焦虑的抑郁症。锥体外系反应比较常见。

三、丁酰苯类（butyrophenones）

1. 氟哌啶醇（haloperidol）

（1）选择性阻断 D_2 样受体。

（2）抗精神分裂症作用很强。

（3）可用于重症精神分裂，对慢性症状有较好疗效。

（4）锥体外系发生率高，心血管系统不良反应少。

2. 氟哌利多（droperidol，氟哌啶）

代谢快，作用时间短，作用于氟哌啶醇类似。与镇痛药芬太尼联合使用，使患者处在特殊的麻醉状态（痛觉消失，精神恍惚，对环境淡漠），被称为神经阻滞镇痛术。用于小手术，也在麻醉前用药。

3. 匹莫齐特（pimozide）

可用于治疗精神分裂症、躁狂症、秽语综合征等，对阳性症状改善比较明显。锥体外系不良反应较重，抗胆碱等作用较弱。

四、其他抗精神分裂症药物

1. 五氟利多（penfluridol）

（1）阻断 D_2 样受体，长效（一次用药维持 1 周），尤其适用于慢性精神分裂症，缓解幻觉、妄想等症状。

（2）锥体外系反应比较常见。

2. 舒必利（sulpiride）

对 D_2 受体选择性高，锥体外系反应轻，起效快，作用强（药物电休克）。能改善幻觉、妄想的症状，也能缓解情绪低落、忧郁等症状，对其他药物无效的病例也有一定疗效。

3. 氯氮平（clozapine）

属于苯二氮䓬类药物。氯氮平是广谱神经安定药，目前可作为治疗精神分裂症的首选药，起效快、作用强。选择性 D_4 亚型受体阻断药，几乎没有锥体外系不良反应，对阳性及阴性症状均有效，对其他药物无效的精神分裂症也有效，还可改善氯丙嗪造成的迟发性运动障碍，但氯氮平对情感淡漠、逻辑思维障碍改善效果较差。氯氮平可引起粒细胞减少，用药期间应定期检查血象。

4. 利培酮（risperidone）

阻断 $5-HT$ 受体和 D_2 受体，有效剂量小，见效快，对阳性及阴性症状均有效，适用于首发急性和慢性患者。锥体外系不良反应轻。

第二节 抗躁狂症药

躁狂症患者有情绪高涨、烦躁不安、思维和言语不能自制、活动过度等表现。抗精神病药物、抗癫痫药（卡马西平、丙戊酸钠等）等对躁狂症有效。

碳酸锂（lithium carbonate）

（1）治疗剂量对正常人无明显影响。

（2）对急性和轻度躁狂疗效显著，作用机制不明。

（3）不良反应多，安全范围窄，包括消化道反应、神经系统反应（精神紊乱、震颤、惊厥等）。

（4）对抑郁症也有效，被称为情绪稳定药。

第三节 抗 抑 郁 药

抑郁症患者情绪低落、抑郁消极。目前使用的药物多是通过增加中枢单胺类递质含量发挥作用。

一、三环类抗抑郁药

1. 丙米嗪（imipramine）

（1）**药理作用及机制**

①对中枢神经系统的作用：正常人用药后出现抑制现象（镇静、嗜睡等），抑郁症患者用药后出现精神

振奋的现象，需要连续用药 3 周左右才能发挥作用。

作用机制：抑制去甲肾上腺素（NA）、5 – 羟色胺（5 – HT）的再摄取，增加其在突触间隙的含量。

②对自主神经系统的作用：抗胆碱作用（视力模糊、口干、尿潴留等）。

③对心血管系统的作用：降低血压、导致心律失常、奎尼丁样直接抑制效应等。

（2）临床应用：抑郁症（对内源性抑郁症、更年期抑郁症效果最好）、强迫症、儿童遗尿、焦虑症、恐惧症等。

（3）不良反应：抗胆碱作用（口干、视力模糊、尿潴留、便秘等）、低血压、共济失调、肝功能损伤等。

2. 阿米替林（amitriptyline，依拉维）

属于三环类抗抑郁药，对 5 – HT 再摄取的抑制作用明显强于对 NA 再摄取的抑制，镇静及抗胆碱作用也较明显。建议睡前用药。不良反应强于丙咪嗪。

3. 氯米帕明（clomipramine，氯丙米嗪）

对 5 – HT 再摄取的抑制作用强，代谢产物对 NA 再摄取抑制作用强。可用于治疗抑郁症、强迫症、恐惧症、发作性睡眠引起的肌肉松弛。不良反应与丙米嗪相同。

4. 多塞平（doxepin，多虑平）

抗抑郁作用弱于丙米嗪，抗焦虑作用强，对伴有焦虑症状的抑郁症效果明显，还可用于消化性溃疡的治疗。

二、选择性 NA 再摄取抑制药

1. 地昔帕明（desipramine）

抑制 NA、5 – HT、DA 再摄取，拮抗 H_1 受体，起效快，用于抑郁症治疗，对轻、中度患者疗效较好。

2. 马普替林（maprotiline）

选择性抑制 NA 再摄取，对 5 – HT 没有影响，用药 2～3 周起效，用于抑郁症治疗。可延长快动眼睡眠（REM）时间。

3. 去甲替林（nortriptyline）

对 NA 再摄取的抑制作用强，对内源性抑郁效果明显。抗胆碱、降低血压等不良反应比丙米嗪少，过量可造成心律失常。

三、选择性 5 – HT 再摄取抑制药

1. 氟西汀（fluoxetine，百忧解）

强效 5 – HT 再摄取抑制剂，对抑郁症的疗效与三环类相当，但耐受性与超量安全性更好。可用于抑郁症、神经性贪食症的治疗。不良反应有恶心、呕吐、厌食、体重下降、震颤、惊厥等。氟西汀与单胺氧化酶（MAO）抑制剂合用可发生"5 – HT 综合征"（初期表现为恶心、呕吐、腹泻、不安，随后出现高热、肌阵挛、自主神经系统功能紊乱、心动过速、高血压，严重者引起痉挛和昏迷甚至致死）。

2. 舍曲林（sertraline，郁乐复）

选择性抑制 5 – HT 再摄取，可用于抑郁症、强迫症的治疗。

3. 帕罗西汀（paroxetine，赛洛特）

强效抑制 5 – HT 再摄取，对各种类型抑郁症均有效。抗胆碱、心脏毒性、体重增加等不良反应较少。

四、其他抗抑郁药

1. 曲唑酮（trazodone）

用于抑郁症治疗，因有镇静作用，故适合夜间用药。

2. 米安舍林（mianserin）

四环类抗抑郁药，能增加突触前膜 NA 释放。

3. 米氮平（mirtazapine）

选择性突触前膜 α_2 受体阻断药，增加 NA 释放。不良反应有嗜睡和食欲增加。

例题

1. 下列对氯丙嗪叙述错误的是

A. 对刺激前庭引起的呕吐有效　　　　B. 可使正常人体温下降

C. 可加强苯二氮草类药物等催眠作用　D. 可阻断脑内多巴胺受体

E. 可抑制促皮质激素的分泌

参考答案： A

解析： 氯丙嗪的中枢作用包括抗精神病作用、镇吐作用、对体温调节的作用。氯丙嗪对多种原因引起的呕吐均有疗效，但是对前庭功能障碍引起的呕吐无效，故 A 是错误的。氯丙嗪抑制体温调节中枢，使体温调节失灵，加用物理降温措施可使体温降到正常以下。氯丙嗪与其他中枢抑制药存在协同作用。其抗精神病作用机制是阻断中枢多巴胺受体。氯丙嗪也可阻断结节－漏斗通路的多巴胺受体，抑制促皮质激素的分泌。

2. 下列对氯丙嗪的描述不正确的是

A. 安定、镇静　　　　　　B. 体温麻醉　　　　　　　　C. 冬眠合剂

D. 晕动病所致呕吐　　　　E. 小剂量可以镇吐

参考答案： D

解析： 氯丙嗪的临床应用主要为精神分裂症、呕吐和顽固性呃逆（但对晕动病所致呕吐无效）、低温麻醉与人工冬眠，因此选择正确答案为 D。

3. 下列哪种药物最适宜用于处理氯丙嗪引起的低血压

A. 肾上腺素　　　　　　　B. 多巴胺　　　　　　　　　C. 麻黄碱

D. 去甲肾上腺素　　　　　E. 异丙肾上腺素

参考答案： D

解析： 氯丙嗪因其 α 受体阻断作用引起低血压，因存在肾上腺素升压作用的翻转，此时不能用肾上腺素而只能使用去甲肾上腺素升压，因此选择正确答案为 D。

4. 氯丙嗪不具有的不良反应是

A. 血压升高　　　　　　　B. 口干、便秘、视力模糊　　C. 肝损害

D. 锥体外系反应　　　　　E. 皮疹、粒细胞减少

参考答案： A

解析： 氯丙嗪不良反应包括：常见不良反应（中枢抑制、M 受体阻断、α 受体阻断）；锥体外系反应（帕金森病、静坐不能、急性肌张力障碍、迟发性运动障碍）；内分泌系统反应（催乳素分泌增加，糖皮质激素等减少）；精神异常；过敏反应（肝损、皮疹、粒细胞减少等）；诱发惊厥与癫痫等；急性中毒时主要引起心血管反应（血压下降、心律失常），因此选择正确答案为 A。

5. 碳酸锂较严重的中毒反应的主要表现为

A. 肝脏损害　　　　　　　B. 肾功能下降　　　　　　　C. 中枢神经症状

D. 血压下降　　　　　　　E. 心律失常

参考答案： C

解析：碳酸锂安全范围窄，不良反应多，轻度中毒症状主要表现为胃肠道反应、震颤；严重中毒症状主要为中枢神经症状（精神紊乱、反射亢进、惊厥等），严重者可致昏迷死亡，因此选择正确答案为 C。

6. 常用的抗抑郁药氟西汀的作用机制是

A. NA 再摄取抑制剂

B. 选择性单胺氧化酶抑制剂

C. 选择性 5 – HT 再摄取抑制剂

D. 5 – HT 和去甲肾上腺素再摄取双重抑制剂

E. 选择性 DA 再摄取抑制剂

参考答案：C

解析：氟西汀通过选择性抑制 5 – HT 再摄取而发挥抗抑郁作用，因此选择正确答案为 C。

7. 与氯丙嗪抗精神病作用机制有关的 DA 神经通路有

A. 中脑 – 边缘叶通路　　　　B. 黑质 – 纹状体通路

C. 结节 – 漏斗通路　　　　　D. 中脑 – 皮质通路

E. 脑干网状结构上行激活系统

参考答案：AD

解析：氯丙嗪抗精神病的作用机制主要是阻断中脑 – 边缘叶及中脑 – 皮质通路中的 D_2 受体，因此选择正确答案 AD。

8. 氯丙嗪对体温调节的影响，其特点为

A. 抑制下丘脑体温调节中枢，使体温调节失灵

B. 可用于高热惊厥和人工冬眠

C. 能使正常及发热体温均降到正常以下

D. 环境温度越低，降温作用越强

E. 对体温的影响，与环境温度无关

参考答案：ABCD

解析：氯丙嗪通过抑制下丘脑体温调节中枢，使体温调节失灵，机体体温随环境温度的改变而升降，可用于低温麻醉与人工冬眠，有利于机体度过危险的缺氧缺能阶段，为进行其他有效的对因治疗争取时间，如高热惊厥、严重创伤、感染性休克等，因此选择正确答案为 ABCD。

9. 中枢抗胆碱药可缓解长期应用氯丙嗪出现的

A. 帕金森病　　　　　B. 迟发性运动障碍　　　　　C. 静坐不能

D. 面容呆板　　　　　E. 急性肌张力障碍

参考答案：ACDE

解析：中枢抗胆碱药可缓解长期应用氯丙嗪出现的锥体外系反应（帕金森病、静坐不能、急性肌张力障碍），但对迟发性运动障碍无效，因此选择正确答案 ACDE。

（许　逸　范　益）

第十九章　镇　痛　药

<table>
<tr><td>重点</td><td>疼痛类型及与疾病诊断的关系；内源性阿片肽与镇痛机制；阿片受体的分布与功能；镇痛药分类及常用镇痛作用的机制、特点、临床应用和不良反应；阿片受体部分激动药主要类型及作用特点；阿片受体拮抗药的应用</td></tr>
<tr><td>难点</td><td>吗啡的药理作用、作用机制、临床应用、不良反应、中毒症状与解救；喷他佐辛、美沙酮、纳洛酮的作用特点与应用；可待因作用特点与应用</td></tr>
<tr><td>考点</td><td>吗啡药理作用（中枢神经系统：镇痛、镇静、抑制呼吸、镇咳、缩瞳等；兴奋内脏平滑肌；抑制血管平滑肌而扩血管降血压）、作用机制、临床应用（镇痛、缓解心源性哮喘、止泻）、主要不良反应（耐受性、成瘾、戒断症状）；哌替啶的作用特点（与吗啡相似而较弱）、应用（吗啡代用品、冬眠合剂）与不良反应</td></tr>
</table>

第一节　疼痛及阿片受体

根据部位，疼痛分为神经痛、躯体痛、内脏痛。躯体痛又分为锐痛（急性痛）和钝痛（慢性痛）。

病理生理意义：是机体的保护性反应，但也可带给患者极大痛苦以及紧张等情绪反应。

疼痛机制：谷氨酸（快递质）及神经肽类（P物质，慢递质）释放进入突触间隙，传递痛觉信号。

广义镇痛药可分为麻醉性和非麻醉性镇痛药。

麻醉性镇痛药主要作用于中枢神经系统的阿片受体而镇痛，同时可缓解疼痛引起的情绪反应。具有成瘾性（依赖性）。

疼痛的部位和性质具有诊断意义，因此在诊断未明之前应慎用镇痛药。

阿片受体：包括 μ、δ、κ 受体。

吗啡等镇痛药的主要作用由 μ 受体介导，包括镇痛、镇静、呼吸抑制、成瘾性等。

第二节 吗啡及其相关阿片受体激动药

速览导引图

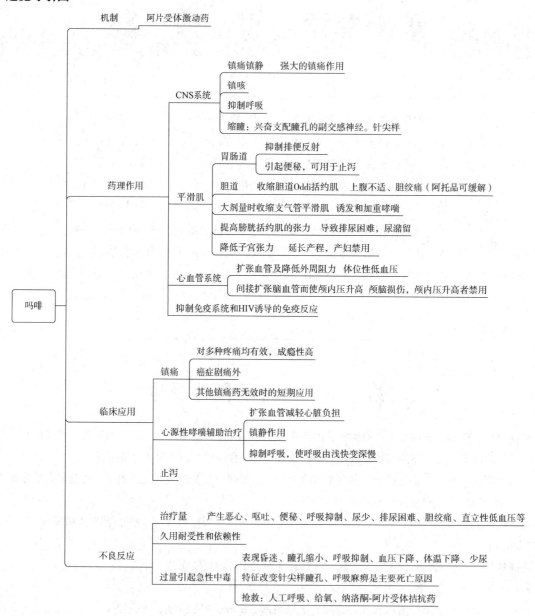

一、吗啡（morphine）

来源：从阿片中分离得到。阿片生物碱类包括：菲类（吗啡、可待因，有镇痛作用）、异喹啉类（罂粟碱，有松弛平滑肌、舒张血管的作用）。

（一）药理作用

1. 中枢神经系统

（1）镇痛作用：作用强，对各种疼痛均有效，对持续性慢性钝痛效果好于间断性锐痛。皮下注射 5 ~ 10mg 吗啡镇痛持续时间 4 ~ 6 小时。镇痛作用与脊髓胶质区、丘脑内侧、脑室及导水管周围灰质的阿片受体被激动有关。

（2）镇静、致欣快作用：改善疼痛引起的情绪反应，提高对疼痛的耐受力。给药后患者在安静环境下容易入睡，也容易被唤醒；同时，吗啡有明显的致欣快作用，对镇痛有利，但也与成瘾性有关；其作用与激动边缘系统、蓝斑核、伏隔核的阿片受体有关。

（3）抑制呼吸：吗啡抑制呼吸，使呼吸频率减慢，潮气量降低，通气量减少。呼吸抑制是吗啡急性中毒致死的主要原因。其机制是吗啡降低脑干呼吸中枢对 CO_2 张力的敏感性及抑制脑桥呼吸调节中枢。

（4）镇咳：直接抑制咳嗽中枢，产生镇咳作用。

（5）缩瞳：兴奋副交感神经，瞳孔括约肌收缩，瞳孔缩小。针尖样瞳孔是吗啡中毒的特征。缩瞳的同时，眼内压下降。

（6）其他中枢作用

①作用于体温调节中枢，改变体温调定点，治疗量时体温降低，长期大剂量应用时反而升高。

②兴奋延髓催吐化学感受区，引起恶心、呕吐。

③抑制促性腺激素释放激素和促肾上腺皮质激素释放激素的释放，使血浆黄体生成素、促卵泡生成素、促肾上腺皮质激素浓度下降。

2. 平滑肌

（1）胃肠道平滑肌：减慢胃蠕动，提高肠道平滑肌张力，提高回盲瓣及肛门括约肌张力，同时抑制排便中枢，引起便秘。

（2）胆管平滑肌：兴奋 Oddi 括约肌，胆管和胆囊内压增加，有诱发胆绞痛的可能。

（3）尿道平滑肌：提高膀胱外括约肌张力，引起尿潴留。

（4）呼吸道平滑肌：大剂量可收缩支气管，诱发加重哮喘。

（5）子宫平滑肌：降低子宫张力、收缩幅度及频率，使产程延长。

3. 心血管系统

（1）扩张血管，降低外周阻力，引起直立性低血压。

（2）对缺血心肌具有保护作用（模拟缺血预适应）。

（3）因体内 CO_2 蓄积，脑血管扩张，颅内压增高。

4. 免疫系统

抑制免疫功能。

（二）作用机制

吗啡激动阿片受体，减少神经末梢释放谷氨酸、SP 等物质，阻断痛觉的传递，发挥镇痛作用。与镇痛有关的受体主要是 μ 受体，与吗啡镇痛有关的阿片受体主要分布于脊髓胶质区、丘脑内侧、脑室及导水管周围灰质等部位。

（三）体内过程

（1）首关消除大，生物利用度低。

（2）皮下和肌内注射吸收较好。

（3）肝脏代谢：主要代谢物吗啡 -6 - 葡萄糖醛酸的生物活性比吗啡强。

（4）可通过胎盘屏障，透过血 - 脑屏障的量很少。

（四）临床应用

1. 镇痛

可用于各种原因的疼痛，因其成瘾性，一般仅短期用于其他镇痛药无效时。胆绞痛及肾绞痛患者需同时使用抗胆碱药物解除平滑肌痉挛。

2. 心源性哮喘

缓解由急性左心衰造成的呼吸困难。

（1）扩血管，降低外周阻力，减轻心脏负荷，有利于心衰肺水肿的消除。

（2）具有镇静和致欣快作用，减轻患者的情绪反应。

（3）抑制呼吸中枢对 CO_2 敏感性，缓解过浅过快的呼吸。

3. 止泻

缓解消耗性腹泻，可用阿片酊、复方樟脑酊。

（五）不良反应

（1）治疗量可引起眩晕、恶心、呕吐、呼吸抑制、直立性低血压等，甚至可能诱发胆绞痛、肾绞痛。

（2）耐受性及依赖性：长期用药可造成耐受性，需要增加剂量才能维持药效。此外，长期用药可造成依赖性，包括身体依赖性和精神依赖性，一旦停药可发生戒断症状。

（3）急性中毒：吗啡过量可造成急性中毒，典型的症状包括针尖样瞳孔、呼吸深度抑制、昏迷等，其中吗啡过量致死的主要原因是呼吸麻痹。抢救措施除了对症治疗以外，需使用阿片受体阻断药纳洛酮。

二、可待因（codeine，甲基吗啡）

作用弱于吗啡，成瘾性也弱于吗啡。没有明显镇静作用，呼吸抑制较轻。主要用于中等程度疼痛及剧烈干咳。成瘾性轻，仍属于精神药品。

三、哌替啶（pethidine，度冷丁，dolantin）

（1）镇痛作用较吗啡弱，维持时间较吗啡短（2~4 小时）。

（2）无明显中枢性镇咳作用。

（3）较少引起便秘，无明显止泻作用。

（4）不延缓产程，可用于分娩止痛（临产前 2~4 小时不宜使用）。

（5）代谢产物有中枢兴奋作用，解救中毒需合用抗惊厥药。

（6）临床可用于镇痛、心源性哮喘、麻醉前给药及人工冬眠。

（7）不良反应与吗啡类似，但较弱。

四、美沙酮（methadone）

口服给药吸收良好，作用时间长，作用强度与吗啡类似，但耐受性与成瘾性发生较慢，戒断症状轻。可用于创伤、癌症等引起的剧痛，也可用于海洛因、吗啡成瘾患者的脱毒治疗。

五、芬太尼（fentanyl）

短效镇痛药，作用时间 1~2 小时。主要用于静脉复合麻醉及麻醉辅助用药；可与氟哌利多合用产生神经阻滞镇痛；也可通过硬膜外或蛛网膜下隙给药治疗术后痛。

六、舒芬太尼（sufentanil）、阿芬太尼（alfentanil）

超短效镇痛药，作用强（舒芬太尼作用比吗啡强 1000 倍），常用于心血管手术麻醉。

七、瑞芬太尼（remifentanil）

快速短效镇痛药，主要作为麻醉辅助用药，也可用于分娩镇痛及术后镇痛。

八、二氢埃托菲（dihydroetorphine）

作用最强的镇痛药（吗啡的 6000~10000 倍），用于严重疼痛的镇痛，但依赖性强，已基本不用。

第三节　阿片受体部分激动药

1. 喷他佐辛（pentazocine，镇痛新）

激动 κ 受体，拮抗 μ 受体，作用较吗啡弱，其中呼吸抑制不随剂量增加而加重。对心血管作用与吗啡不同，可加快心率，升高血压。

成瘾性较小，属于非麻醉品，用于各种慢性疼痛，但仍有成瘾性。

2. 布托啡诺（butorphanol）

激动 κ 受体，竞争性拮抗 μ 受体，镇痛作用比吗啡强，呼吸抑制不随剂量增加加重。因其增加血管阻力，可增加心脏作功。主要用于镇痛及麻醉前用药。

3. 丁丙诺啡（buprenorphine）

激动 μ、κ 受体，拮抗 δ 受体，成瘾性小，可用于镇痛及海洛因、吗啡成瘾者的脱毒治疗。

4. 纳布啡（nalbuphine）

拮抗 μ 受体，激动 κ 受体。可用于镇痛（包括心肌梗死及心绞痛患者止痛）及麻醉前用药等。

5. 美普他酚（meptazinol）

μ 受体激动 – 拮抗药，基本没有成瘾性，主要用于中、重度疼痛治疗。

第四节　其他镇痛药

1. 曲马多（tramadol）

较弱的 μ 受体激动作用，也能抑制去甲肾上腺素（NA）和 5 – 羟色胺（5 – HT）再摄取。镇痛作用与喷他佐辛类似。可用于中度及重度疼痛，长期使用也有成瘾性。

2. 布桂嗪（bucinnazine，强痛定，fortanodyn）

可用于偏头痛、关节痛、癌痛、三叉神经痛等治疗，也有一定的成瘾性。

3. 延胡索乙素（tetrahydropalmatine）及罗通定（rotundine）

具有镇静、安定、镇痛及中枢性肌肉松弛作用。对持续性慢性钝痛效果较好，如头痛、胃肠疾病引起的疼痛等，也可用于分娩止痛。

第五节　阿片受体拮抗药

1. 纳洛酮（naloxone）

（1）阿片类药急性中毒，可作为阿片类药物过量中毒引起的呼吸抑制和昏迷的首选药物。

（2）解救阿片类药物引起的呼吸抑制及其他中枢抑制症状。

（3）阿片类药物成瘾者的鉴别诊断。

（4）急性酒精中毒、休克、脊髓损伤、脑卒中以及脑外伤等救治。

（5）研究疼痛与镇痛的工具药。

2. 纳曲酮（naltrexone）

对 κ 受体的拮抗作用比纳洛酮强，生物利用度更高。临床应用与纳洛酮相同。

例题

1. 可用于人工冬眠疗法的药物是

A. 吗啡　　　　B. 哌替啶　　　C. 喷他佐辛　　　D. 曲马多　　　E. 安那度

参考答案： B

解析： 人工冬眠的组成药物是：氯丙嗪、哌替啶、异丙嗪。

2. 某一急性药物中毒患者，表现为：昏迷、瞳孔极度缩小、呼吸深度抑制、血压下降，出现上述中毒表现的药物可能是

A. 苯巴比妥　　B. 吗啡　　　　C. 地西泮　　　D. 氯丙嗪　　　E. 苯妥英钠

参考答案： B

解析： 吗啡中毒典型的表现是呼吸深度抑制、昏迷、针尖样瞳孔，此外吗啡可引起外周血管扩张，降低血压，故选 B。

3. 吗啡作用于脑室及导水管周围灰质的阿片受体产生

A. 欣快作用　　B. 镇痛作用　　C. 缩瞳作用　　　D. 镇咳作用　　　E. 便秘作用

参考答案： B

解析： 吗啡通过激动脑室及导水管周围灰质的阿片受体产生镇痛作用，因此选择正确答案为 B。

4. 患者，男，44 岁，上腹部疼痛急诊入院，超声显示胆囊多发结石，此时患者止痛应选用

A. 可待因 + 美沙酮　　　　B. 哌替啶 + 阿托品　　　　C. 吗啡 + 纳洛酮

D. 二氢埃托啡 + 吗啡　　　E. 阿司匹林 + 哌替啶

参考答案： B

解析： 哌替啶用于内脏绞痛时须加用阿托品，因此选择正确答案为 B。

5. 哌替啶不用于产妇临产前 2 ~ 4 小时内的主要原因是

A. 延长产程　　　　　　　B. 抑制新生儿呼吸　　　　　C. 抑制产妇呼吸

D. 可致直立性低血压　　　E. 易致胎儿成瘾

参考答案： B

解析： 哌替啶可用于分娩止痛，但新生儿对哌替啶的呼吸抑制作用极为敏感，产妇临产前 2 ~ 4 小时不宜使用，因此选择正确答案为 B。

6. 骨折剧痛宜选用的止痛药是

A. 可待因　　　B. 氯丙嗪　　　C. 罗通定　　　D. 吲哚美辛　　　E. 哌替啶

参考答案： E

解析： 骨折剧痛用解热镇痛无效，宜选用哌替啶，因此选择正确答案为 E。

7. 吗啡可用于

A. 支气管哮喘　　　　　　B. 阿司匹林诱发的哮喘　　　　C. 季节性哮喘

D. 心源性哮喘　　　　　　E. 任何类型哮喘

参考答案： D

解析： 吗啡临床主要用于其他镇痛药无效时的急性锐痛、心源性哮喘、消耗性腹泻的止泻，因此选择正确答案为 D。

8. 下列哪种情况不宜用哌替啶镇痛

A. 创伤性疼痛　　B. 手术后疼痛　　C. 慢性钝痛　　　D. 内脏绞痛　　　E. 晚期癌症疼痛

参考答案： C

解析： 哌替啶镇痛较吗啡弱，同时成瘾性也较吗啡轻，现已取代吗啡用于创作、手术后及晚期癌症等多种原因引起的剧痛，但因其仍具有一定的成瘾性，故不宜用于慢性钝痛，因此选择正确答案为 C。

9. 下列关于吗啡的叙述，错误的是

A. 使胃肠道括约肌收缩　　　　　B. 引起针尖样瞳孔

C. 主要在肝脏与葡萄糖醛酸结合而失效

D. 增加胆管内压力　　　　　　　E. 松弛膀胱外括约肌，引起尿潴留

参考答案：E

解析： 吗啡提高膀胱外括约肌张力和膀胱容积，引起尿潴留，因此选择正确答案为 E。

10. 吗啡抑制呼吸的主要原因是

A. 作用于导水管周围灰质　　　　B. 作用于蓝斑核

C. 降低呼吸中枢对血液 CO_2 张力的敏感性

D. 作用于脑干极后区　　　　　　E. 作用于迷走神经背核

参考答案：C

解析： 吗啡抑制呼吸作用与降低脑干呼吸中枢对血液 CO_2 张力的敏感性，以及抑制脑桥呼吸调节中枢有关，因此选择正确答案为 C。

11. 吗啡的药理作用有

A. 镇痛　　　　B. 镇静　　　　C. 镇咳　　　　D. 止吐　　　　E. 止泻

参考答案：ABCE

解析： 吗啡可兴奋 CTZ，引起恶心呕吐，因此选择正确答案为 ABCE。

12. 吗啡的临床应用有

A. 心肌梗死引起的剧痛　　　　B. 严重创伤痛　　　　　　C. 心源性哮喘

D. 止泻　　　　　　　　　　　E. 与氯丙嗪、异丙嗪组成人工冬眠合剂

参考答案：ABCD

解析： 哌替啶与氯丙嗪、异丙嗪组成人工冬眠合剂，因此选择正确答案 ABCD。

13. 吗啡治疗心源性哮喘，是由于

A. 扩张外周血管，降低外周阻力，减轻心脏负荷

B. 镇静作用有利于消除焦虑恐惧情绪

C. 降低呼吸中枢对 CO_2 的敏感性，改善急促浅表呼吸

D. 扩张支气管平滑肌，保持呼吸道通畅

E. 加强心肌收缩力

参考答案：ABC

解析： 急性左心衰竭肺水肿（心源性哮喘）患者除选用呋塞米（利尿）、维拉帕米（扩血管）外，用吗啡的机制是：①扩血管，降低外周阻力，减轻心脏负荷；②镇静和欣快，减轻患者的情绪反应；③抑制呼吸中枢对 CO_2 敏感性，因此选择正确答案 ABC。

14. 属于吗啡禁忌证的是

A. 因心肌梗死引起的剧痛　　　　B. 急性锐痛　　　　　　C. 分娩止痛

D. 颅脑损伤　　　　　　　　　　E. 肺源性心脏病

参考答案：CDE

解析： 吗啡禁用于分娩止痛和哺乳期妇女止痛、支气管哮喘及肺源性心脏病患者、颅脑损伤所致颅内压升高患者、肝功能严重减退患者、新生儿和婴儿，因此选择正确答案 CDE。

（许　逸　范　益）

第二十章 解热镇痛抗炎药（非甾体抗炎药）

重点	解热镇痛药的共同作用及作用机制；常用解热镇痛药的类型、药理作用、临床应用及不良反应；选择性 COX－2 抑制的理论意义
难点	解热镇痛药药理作用特点及作用机制；阿司匹林的药理作用、临床应用及不良反应；对乙酰氨基酚的作用特点（解热镇痛作用较强，几乎无抗炎抗风湿作用）；吲哚美辛、布洛芬、双氯芬酸、美洛昔康和塞来昔布的作用特点、临床应用、不良反应
考点	解热镇痛药药理作用特点（降低发热者体温、中等程度镇痛、抗炎抗风湿）；作用机制（抑制环氧酶，使前列腺素合成减少）；阿司匹林药理作用（较强的解热镇痛抗炎抗风湿作用、小剂量抑制血小板聚集）、临床应用（治疗各种慢性钝痛及风湿类风湿；防治心肌缺血性疾病和脑血栓）、不良反应（胃肠道反应、凝血障碍、过敏反应、水杨酸反应、瑞夷综合征）

第一节 概　　述

解热镇痛抗炎药具有解热镇痛作用，多数药物还有抗炎抗风湿作用，又被称为非甾体类抗炎药（non－steroidal anti－inflammatory drugs，NSAIDs）。包括水杨酸类、苯胺类、吲哚类、芳基乙酸类、芳基丙酸类、烯醇酸类、吡唑酮类、烷酮类、异丁芬酸类、二芳基吡唑类、二芳基呋喃酮类等，虽然结构不同，但具有类似的药理作用、作用机制、临床应用及不良反应。

一、药理作用与机制

细胞膜磷脂在磷脂酶 A_2（PLA_2）的作用下产生花生四烯酸（AA），AA 在环氧化酶（COX）的作用下生成前列腺素（PG）系列物质及 TXA_2，PG 参与了炎症、发热、疼痛等过程。

环氧化酶有三个亚型，其中 COX－1 是结构型，在正常情况下浓度保持稳定，参与血管收缩、舒张功能调节，参与调节血小板聚集、肾功能、胃黏膜血流及黏液分泌等功能。COX－2 是诱导型，在各种损伤情况下增加，进而增加 PG 合成。

非甾体抗炎药（NSAIDs）共同作用机制：抑制环氧化酶活性，减少前列腺素的生物合成。水杨酸类、苯胺类、吲哚类、芳基乙酸类、芳基丙酸类、烯醇酸类、烷酮类、异丁芬酸类属于非选择性 COX 抑制药；二芳基吡唑类、二芳基呋喃酮类属于选择性 COX－2 抑制药。

1. 解热作用

在炎症反应中，细菌内毒素可引起多种细胞因子的释放，这些细胞因子可促进下丘脑体温调节中枢前列腺素的合成，通过 cAMP 引起体温调定点上调，体温升高。NSAIDs 抑制下丘脑体温调节中枢前列腺素的合成而发挥解热作用。NSAIDs 能使发热体温恢复到正常，对正常体温没有影响。

2. 镇痛作用

前列腺素本身就是一种致痛因子，同时前列腺素也可使痛觉感受器对缓激肽等致痛物质的敏感性增加。NSAIDs 抑制环氧化酶，减少前列腺素合成而发挥镇痛作用。NSAIDs 对炎症和组织损伤引起的疼痛如头痛、牙痛、痛经等慢性钝痛效果较好，对直接刺激神经末梢引起的锐痛无效。

3. 抗炎作用

在炎症过程中，前列腺素可致血管扩张，组织水肿，引起红、肿、热、痛等炎症表现。NSAIDs 通过抑制前列腺素合成发挥抗炎作用。

4. 其他

（1）抑制血小板聚集。

（2）抑制肿瘤的发生、发展及转移。

（3）预防和延缓阿尔茨海默病。

（4）延缓角膜老化。

二、常见不良反应

1. 胃肠道反应

常见反应包括恶心、呕吐、溃疡、出血等。原因主要是 NSAIDs 抑制 COX-1，减少前列腺素形成，从而取消了前列腺素对胃黏膜有保护作用。

2. 皮肤反应

常见皮疹、瘙痒、光敏等皮肤反应。

3. 肾损害

正常人一般很少发生肾损害，主要是易感人群会引起急性肾损害。原因主要是 NSAIDs 抑制环氧化酶，减少前列腺素形成，而前列腺素对维持肾脏血流量起着重要的作用。停用 NSAIDs 后肾损害会恢复。

4. 肝损害

可引起氨基转移酶升高，甚至肝细胞变性坏死。

5. 心血管系统不良反应

可引起心律失常、心悸、血压升高等。与前列腺素生成减少有关。

6. 血液系统反应

可抑制血小板聚集，延长出血时间，也可引起粒细胞缺乏及再生障碍性贫血等。

7. 其他不良反应

可引起头痛、头晕、耳鸣、视力模糊、味觉异常等。

第二节 非选择性环氧酶抑制药

速览导引图

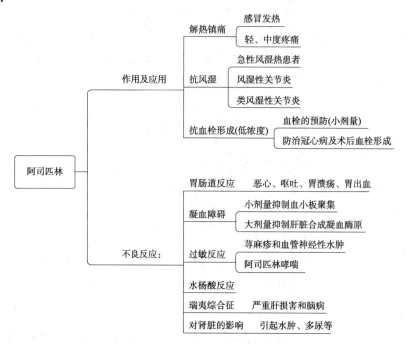

一、水杨酸类

（一）阿司匹林 （aspirin）

1. 药理作用及临床应用

（1）解热镇痛及抗风湿

阿司匹林解热镇痛作用较强，对慢性钝痛如头痛、牙痛、肌肉痛、痛经等效果较好，对感染等原因引起的发热有效。也能缓解炎症的症状，用于治疗风湿性关节炎等，并可用于急性风湿热的鉴别诊断。在抗风湿治疗时，使用剂量较大，每日 3 ~ 5g。

（2）影响血小板功能：小剂量阿司匹林抑制血小板的环氧化酶，减少 TXA_2 的生成，抑制血小板聚集，产生抗凝作用。大剂量阿司匹林抑制血管壁中环氧化酶，减少 PGI_2 生成，反而可能促进血栓形成。故使用 50 ~ 100mg 阿司匹林治疗缺血性心脏病、脑缺血或手术后的血栓形成等。

（3）儿科：用于皮肤 – 黏膜 – 淋巴结综合征（即川崎病）的治疗。

2. 体内过程

口服后大部分在小肠吸收，迅速被水解为水杨酸，分布到全身，包括脑脊液、关节腔等部位。血浆蛋白结合率高，主要在肝脏代谢，当使用剂量达 1g 以上时按零级动力学消除。代谢产物排泄的量和速度受尿液 pH 的影响很大，酸性尿液排出少，碱性尿液排出量大，故当阿司匹林过量中毒时可使用碳酸氢钠碱化尿液增加水杨酸盐的排泄。

3. 不良反应

胃肠道反应最常见。包括恶心、呕吐等，大剂量可引起溃疡、出血等。原因如下。

（1）直接刺激胃黏膜。

（2）高浓度刺激延髓催吐化学感受区。

（3）抑制胃壁组织 COX – 1，减少 PGE_2 生成，降低了其对胃黏膜的保护作用。

4. 防治措施

（1）餐后服用或使用止酸药。

（2）使用肠溶片。

（3）合用米索前列醇等。

（2）加重出血倾向

①阿司匹林抑制环氧化酶，抑制血小板合成 TXA_2，重新合成 TXA_2 需要等新的血小板合成，需要 7~8 天；同时，血管内皮环氧化酶被抑制后，PGI_2 减少，但此作用弱而短暂，故 TXA_2 与 PGI_2 的比例下降，从而抑制血小板聚集。

②大剂量阿司匹林抑制凝血酶原的形成，加重出血倾向 。

防止措施包括：

①维生素 K 预防凝血酶原的减少。

②严重肝病、有出血倾向疾病、孕妇等禁用。

③手术前 1 周停止使用阿司匹林。

（3）水杨酸反应：阿司匹林过量时，发生水杨酸中毒反应，症状包括恶心、呕吐、耳鸣、头痛、视力听力减退，严重的会有高热、过度呼吸、酸碱平衡失调等。一旦发生，立即停药，同时使用碳酸氢钠碱化尿液促进水杨酸排泄。

（4）过敏反应：除荨麻疹、血管神经性水肿等外还可能引起阿司匹林哮喘。其原因是阿司匹林抑制环氧化酶，减少前列腺素生成，花生四烯酸通过脂氧化酶代谢成为白三烯，使内源性支气管收缩物质占优势，引起支气管痉挛，诱发哮喘发作。可使用糖皮质激素及抗组胺药治疗，使用肾上腺素疗效差。

（5）瑞夷综合征：对儿童病毒感染如流感、麻疹等引起的发热使用阿司匹林退热时，可能发生严重的急性肝脂肪变性 – 脑病综合征，故儿童感染病毒发热不使用阿司匹林，可使用对乙酰氨基酚。

（6）对肾脏的影响：阿司匹林对肾功能正常的人没有明显影响。但对有肾脏基础病变的患者，可引起水肿等症状。原因可能是阿司匹林抑制环氧化酶，减少前列腺素形成，影响了肾脏血流量。

（二）双水杨酯 （salsalate）

非乙酰化水杨酸，与阿司匹林作用类似，但没有抑制血小板聚集的作用。用于各种中等疼痛如头痛、牙痛等治疗，也用于各种炎症治疗。对胃肠道刺激比阿司匹林小。

二、苯胺类

对乙酰氨基酚（acetaminophen，扑热息痛，paracetamol）

（1）抑制中枢神经系统前列腺素合成，产生解热镇痛作用。

（2）对外周前列腺素无明显作用，无明显抗炎作用。

（3）短期使用不良反应少，但过量时可引起肝、肾毒性。

三、吲哚类

吲哚美辛（indomethacin，消炎痛）

（1）最强的 PG 合成酶抑制药之一，作用强大而不良反应明显。吲哚美辛可抑制环氧化酶，减少前列腺素形成，也能抑制磷脂酶 A_2 和磷脂酶 C，发挥强大的解热镇痛抗炎作用。

（2）主要用于其他药物疗效不好或不耐受的患者，如风湿性关节炎、强直性脊柱炎、癌性发热等。

（3）不良反应

①胃肠道反应：恶心、呕吐、溃疡等。

②中枢神经系统反应：头痛、眩晕等。

③造血系统：粒细胞减少、再生障碍性贫血等。

④过敏反应：皮疹、血管神经性水肿等，也可引起阿司匹林哮喘。

四、芳基乙酸类

双氯芬酸 （diclofenac）

强效，不良反应轻，可用于各种炎症、手术及创伤后疼痛等。

五、芳基丙酸类

布洛芬（ibuprofen）、萘普生（naproxen）、非诺洛芬（fenoprofen）、酮洛芬（ketoprofen）、氟比洛芬（flubiprofen）等。

解热镇痛抗炎作用强，主要用于类风湿性关节炎、骨关节炎、急性肌腱炎、痛经等。不良反应少，其中胃肠道反应最常见。

六、烯醇酸类

1. 吡罗昔康（piroxicam）

主要用于风湿性、类风湿性关节炎、急性痛风、肩周炎、痛经等。可减轻炎症反应及对软骨的破坏，因其抑制软骨中黏多糖酶及胶原酶活性。吡罗昔康不宜长期使用，否则可引起溃疡、出血等。

2. 美洛昔康（meloxicam）

对 COX-2 的作用强于对 COX-1 的作用，临床应用于吡罗昔康类似，过量使用可引起消化道溃疡等。

3. 氯诺昔康（lornoxicam，劳诺昔康）

对 COX-2 选择性高，解热作用弱，镇痛、抗炎作用强，可用于强直性脊柱炎、术后疼痛的缓解等。

七、吡唑酮类

保泰松（phenylbutazone）、羟基保泰松（oxyphenbutazone）

解热作用弱，抗炎作用强，不良反应较多。可用于强直性脊柱炎、风湿性关节炎等。目前使用较少。

八、烷酮类

萘丁美酮（nabumetone）

强效，不良反应较轻，可用于类风湿性关节炎。

九、异丁芬酸类

舒林酸（sulindac）

解热镇痛抗炎作用强于阿司匹林，胃肠道不良反应发生率较低。

第三节　选择性环氧酶-2抑制药

塞来昔布（celecoxib）、罗非昔布（rofecoxib）、尼美舒利（nimesulide）

特点：具有解热镇痛抗炎作用，用于痛经、术后疼痛、风湿性关节炎等的治疗，在减少胃肠道等不良反应的同时，可能带来心血管系统的不良反应。其中，罗非昔布已退市。

例题

1. 解热镇痛药的解热作用机制是

A. 抑制中枢 PG 合成　　　　　　　B. 抑制外周 PG 合成　　　　　　　C. 抑制中枢 PG 降解

D. 抑制外周 PG 降解　　　　　　　E. 增加中枢 PG 释放

参考答案：A

解析： 发热是下丘脑体温调节中枢的 PG 合成与释放增加引起的，解热镇痛药通过抑制环氧化酶减少中枢 PG 合成，使体温调定点恢复正常。

2. 布洛芬主要用于

A. 冠心病　　　　　　　　　　　　B. 心源性哮喘　　　　　　　　　　C. 风湿性关节炎

D. 人工冬眠　　　　　　　　　　　E. 镇静催眠

参考答案：C

解析： 布洛芬主要用于风湿性关节炎、骨关节炎、强直性关节炎、急性肌腱炎、滑液囊炎、痛经等，因此选择正确答案为 C。

3. 阿司匹林的不良反应不包括

A. 凝血障碍　　B. 水钠潴留　　C. 变态反应　　D. 水杨酸反应　　E. 瑞夷综合征

参考答案：B

解析： 阿司匹林不良反应包括胃肠道反应、加重出血倾向、水杨酸反应、过敏反应（阿司匹林哮喘）、瑞夷综合征、对肾脏的影响（肾小管功能受损等），因此选择正确答案为 B。

4. 阿司匹林引起严重水杨酸反应的急救措施是

A. 静脉滴注碳酸氢钠溶液　　　　　B. 静脉滴注氯化铵溶液

C. 静脉注射尼可刹米　　　　　　　D. 静脉注射苯巴比妥　　　　　　　E. 吸氧

参考答案：A

解析： 水杨酸反应是由于阿司匹林用药剂量过大（5g/d）时产生的不良反应，由于阿司匹林属于弱酸性药物，故急救措施宜静脉滴注碳酸氢钠溶液以碱化尿液，加速水杨酸盐排泄，因此选择正确答案为 A。

5. 下列药物中，小儿退热应选用

A. 阿司匹林　　　　　　　　　　　B. 吲哚美辛　　　　　　　　　　　C. 对乙酰氨基酚

D. 萘普生　　　　　　　　　　　　E. 吡罗昔康

参考答案：C

解析： 对乙酰氨基酚与阿司匹林比较，主要优点是无明显胃刺激作用，短期使用不良反应轻，宜用于小儿退热，因此选择正确答案为 C。

6. 有关阿司匹林解热作用的描述，不正确的是

A. 直接作用于体温调节中枢

B. 通过抑制 PG 的合成而发挥解热作用

C. 对直接注射 PG 引起的发热有效

D. 降低发热者的体温

E. 不能降低正常者的体温

参考答案：C

解析： 阿司匹林通过抑制 COX，减少下丘脑 PG 生成，使体温调定点恢复正常，故其可降低发热者的体温，但不能降低正常者的体温，因此选择正确答案为 C。

7. 阿司匹林防止血栓形成的机制是

A. 抑制环氧酶，减少前列腺素生成，抗血小板聚集及抗血栓形成

B. 抑制环氧酶，减少血栓素 A_2 生成，抗血小板聚集及抗血栓形成

C. 抑制环氧酶，增加前列腺素生成，抗血小板聚集及抗血栓形成

D. 激活环氧酶，增加血栓素 A_2 生成，抗血小板聚集及抗血栓形成

E. 激活环氧酶，减少血栓素 A_2 生成，抗血小板聚集及抗血栓形成

参考答案：B

解析：低浓度阿司匹林抑制血小板 COX，减少血小板中 TXA_2 的生成，抑制血小板聚集，抗血栓形成，因此选择正确答案为 B。

8. 解热镇痛药的抗炎作用特点叙述正确的是

A. 抑制炎症反应时 PG 的合成

B. 能缓解炎症引起的临床症状

C. 不能完全阻止炎症并发症的发生

D. 可彻底阻止炎症的发展

E. 以上都正确

参考答案：ABC

解析：在炎症过程中，PG 可致血管扩张，组织水肿，与缓激肽等协同致炎；而血管内皮细胞黏附分子、细胞间黏附分子等是炎症反应初期的关键性因素；NSAIDs 通过抑制 COX 而减少 PG 合成，抑制黏附分子的活性表达而发挥抗炎作用，可缓解炎症引起的临床症状，但不能完全阻止炎症并发症的发生，因此选择正确答案为 ABC。

9. 解热镇痛药的解热特点是

A. 降低发热患者体温

B. 解热作用部位在下丘脑

C. 使患者体温随环境而变化

D. 对正常体温无影响

E. 降低正常人及发热患者体温

参考答案：ABD

解析：阿司匹林通过抑制 COX，减少下丘脑 PG 生成，使体温调定点恢复正常，故其可降低发热者的体温，但不能降低正常者的体温，因此选择正确答案 ABD。

10. 阿司匹林引起胃出血和诱发胃溃疡的原因是

A. 凝血障碍   B. 变态反应   C. 局部刺激

D. 抑制 PG 合成   E. 水杨酸反应

参考答案：CD

解析：阿司匹林为弱酸性药物，可直接刺激胃黏膜，同时其通过抑制 COX - 1，减少胃壁组织生成 PG，降低对胃黏膜的保护作用，故大剂量阿司匹林可引起胃出血和诱发胃溃疡，因此选择正确答案为 CD。

（顾 军 范 益）

第二十一章　离子通道概论及钙通道阻滞药

重点	离子通道的分类；钙通道阻滞药的定义、分类、特点、药理作用和临床应用
难点	钙通道阻滞药的药理作用、作用特点和临床应用
考点	钙通道阻滞药的药理作用、临床应用

第一节　离子通道概论

离子通道：细胞膜中的跨膜蛋白质分子，在脂质双分子层膜上构成对某些离子具有高度选择性的亲水性孔道；其功能是细胞生物电活动的基础。离子通道的特性包括：离子选择性、门控特性。离子通道有激活态、失活态及静息态三种状态，当离子通道处于失活态时，不仅通道处于关闭状态，而且通道对外来刺激不起反应，与不应期的形成有关。

1. 离子通道按激活方式分类

(1) 电压门控离子通道：膜电压变化激活的离子通道，与膜电位和电位变化的时间有关（按通过的离子命名）。

(2) 化学门控离子通道（配体门控离子通道）：由递质与通道蛋白质分子上的结合位点相结合而开启（按递质或受体命名）。

(3) 机械门控离子通道：感受细胞膜表面应力变化，实现胞外机械信号向胞内转导的通道。按通透性分为离子选择性和非离子选择性通道；按功能分为张力激活性和张力失活性离子通道。

离子通道根据离子选择性的不同分类如下。

(1) 钠通道：选择性允许钠离子跨膜通过的离子通道，属于电压门控型离子通道，对维持细胞膜兴奋性及传导性有重要作用。

(2) 钙通道：正常情况下是细胞外钙离子内流的主要途径，有电压门控钙通道和受体激活钙通道两种类型。对动作电位平台期的形成、肌肉收缩、激素分泌等发挥重要的调节作用。

(3) 钾通道：选择性允许钾离子跨膜通道离子通道。类型多，分布广。在细胞静息电位的形成、细胞兴奋性、平滑肌舒缩活动中发挥重要的调节作用。

(4) 氯通道：是氯离子跨膜转运的重要途径。在兴奋性细胞对稳定膜电位、抑制动作电位的产生发挥重要作用。

2. 离子通道的生理功能

(1) 决定细胞的兴奋性、不应性、传导性。

(2) 介导兴奋 – 收缩偶联和兴奋 – 分泌偶联（与钙离子功能有关）。

(3) 调节血管平滑肌的舒缩活动。

（4）参与细胞跨膜信号转导。

（5）维持细胞正常形态和功能的完整性。

第二节　作用于离子通道的药物

一、作用于钠通道的药物

钠通道阻滞药

（1）局部麻醉药。

（2）抗癫痫药。

（3）Ⅰ类抗心律失常药。

二、作用于钾通道的药物

（一）钾通道阻滞药（PCBs）

（1）选择性PCBs：生物毒素。

（2）非选择性PCBs：四乙基铵等。

（3）磺酰脲类降糖药：氯磺丙脲等。

（4）新Ⅲ类抗心律失常药：索他洛尔等。

（二）钾通道开放药（PCOs）的临床应用

钾通道开放，钾离子外流增加，使电压依赖性钙通道不易开放，细胞内钙离子减少，产生扩血管及抑制心脏等作用。

（1）高血压。

（2）心绞痛和心肌梗死。

（3）心肌保护作用。

（4）充血性心力衰竭。

第三节　钙通道阻滞药（钙拮抗药）

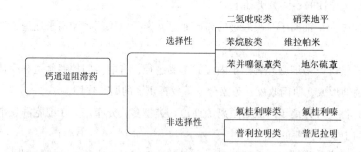

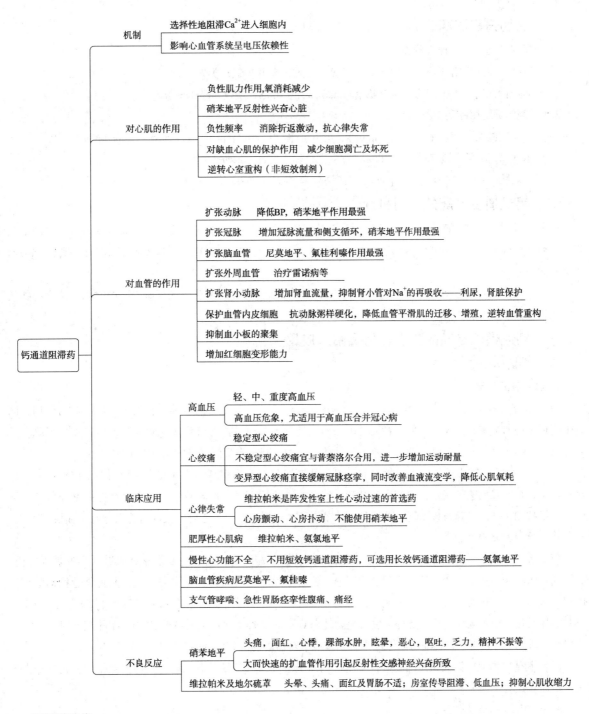

钙通道分类：

（1）电压门控离子通道（L、N、T、P、Q、R亚型）。

（2）受体调控性钙通道。

电压门控钙通道特征：

（1）电压依赖性，其开放和关闭受膜电位变化的调节。

（2）激活速度缓慢，失活速度慢于激活。

（3）对离子的选择性较低。

一、钙通道阻滞药分类

1. 根据对钙通道的选择性分类

（1）选择性钙通道阻滞药：苯烷胺类、二氢吡啶类、苯并噻氮䓬类等。

（2）非选择性钙通道阻滞药：氟桂嗪（flunarizine）、普尼拉明（prenylamine）等。

2. L－型钙通道阻滞药分类

（1）二氢吡啶类：硝苯地平（nifedipine）、尼群地平（nitrendipine）、尼莫地平（nimodipine）等。

（2）苯并噻氮䓬类：地尔硫䓬（diltiazem）、克仑硫䓬（clentiazem）等。

（3）苯烷胺类：维拉帕米（verapamil）、加洛帕米（gallopamil）等。

二、钙通道阻滞药的作用机制

（1）维拉帕米和地尔硫䓬从细胞膜内侧阻滞钙通道，易与激活状态或失活状态的通道相结合。与激活状态的钙通道结合后促使通道向失活状态转化，与失活状态钙通道结合后阻止其向激活开放状态转化。此类药物具有频率依赖性

（2）二氢吡啶类药物如硝苯地平与失活状态的通道相结合，延长失活后恢复所需要的时间。此类药物具有电压依赖性。

三、钙通道阻滞药的药理作用及临床应用

（一）药理作用

1. 对心肌的作用

（1）负性肌力作用：钙通道阻滞药减少细胞内钙离子含量，降低心肌收缩力，表现为负性肌力作用，同时也降低了心肌耗氧量。但是，由于钙通道阻滞药尤其是硝苯地平扩血管作用比较明显，引起血压下降，反射性兴奋交感神经，心肌收缩力加强，抵消负性肌力作用，甚至表现为轻度的正性肌力作用。

（2）负性频率和负性传导作用：钙通道阻滞药阻断窦房结和房室结细胞0相和4相钙离子内流，使0相除极和4相自发除极速度减慢，引起窦房结和房室结的自律性下降，传导减慢，表现为负性频率和负性传导作用。维拉帕米和地尔硫䓬该作用比较明显，硝苯地平由于反射性兴奋心脏，反而可能引起心率加快。

2. 对平滑肌的作用

（1）血管平滑肌：血管平滑肌肌浆网不发达，血管收缩需要的钙离子主要依靠钙通道从胞外进入胞内，故钙通道阻滞药对血管平滑肌舒张作用非常明显。钙通道阻滞药对动脉舒张作用明显，尤其是冠状动脉更为敏感，包括大的输送血管及小的阻力血管都有明显舒张作用。能透过血－脑屏障的尼莫地平等药物对脑血管舒张作用明显，增加脑血流量。此外，钙通道阻滞药对外周血管也有明显舒张作用。当动脉痉挛时，该类药物作用更加明显。在L－型钙通道阻滞药中，硝苯地平对血管的舒张尤其明显。

（2）其他平滑肌：钙通道阻滞药降低细胞内钙离子浓度，对各种平滑肌都能发挥松弛作用，尤其对支气管平滑肌作用更加明显。

3. 抗动脉粥样硬化作用

（1）减轻钙离子超载所致动脉壁损害。

（2）抑制平滑肌增殖和动脉基质蛋白质合成，增加血管壁顺应性。

（3）抑制脂质过氧化，保护内皮细胞。

（4）硝苯地平可降低细胞内胆固醇水平。

4. 对红细胞和血小板结构和功能的影响

（1）对红细胞的影响：减轻钙超负荷对红细胞的损伤（钙超载激活磷脂酶，使膜磷脂降解，破坏细胞膜结构）。

（2）抑制血小板聚集。

5. 对肾脏功能的影响

扩张肾血管，增加肾血流量，同时具有排钠利尿的作用，对肾功能具有保护作用，也对心功能不全的治疗有作用。

（二）临床应用

1. 高血压

属于一线抗高血压药，尤其二氢吡啶类药物作用更加明显。可以单独使用，也可以与其他降压药联合用药。对伴有冠心病的高血压患者，优先考虑硝苯地平，对伴有心动过速的高血压患者可选择使用维拉帕米，对伴有脑血管疾病的高血压患者可选择使用尼莫地平或氟桂嗪。

2. 心绞痛

钙通道阻滞药对稳定型心绞痛都有疗效，对冠状动脉痉挛引起的变异型心绞痛硝苯地平效果最好，对不稳定型心绞痛宜使用维拉帕米和地尔硫䓬，若使用硝苯地平可与 β 受体阻断药合用。

3. 心律失常

维拉帕米和地尔硫䓬对室上性心动过速及触发活动所致心律失常效果较好，维拉帕米是治疗阵发性室上性心动过速的首选药物，因硝苯地平反射性兴奋心脏，不用于心律失常的治疗。

4. 脑血管疾病

可选择能透过血–脑屏障的尼莫地平及氟桂嗪等。

5. 其他

可用于外周血管痉挛性疾病、支气管哮喘、预防动脉粥样硬化、偏头痛等。

（三）不良反应

主要与血管扩张作用、心脏抑制等作用有关。包括低血压、颜面潮红、头痛、恶心、便秘及严重的心功能抑制等。

例题

1. 对脑血管具有较强扩张作用的钙拮抗药是

A. 维拉帕米　　　　B. 硝苯地平　　　　C. 尼莫地平　　　　D. 地尔硫䓬　　　　E. 加洛帕米

参考答案： C

解析： 钙通道阻滞药中，易通过血–脑屏障的主要有尼莫地平、氟桂嗪等。

2. 宜选用尼莫地平或氟桂嗪治疗的疾病是

A. 变异型心绞痛

B. 稳定型心绞痛

C. 不稳定型心绞痛

D. 蛛网膜下隙出血引起的脑血管痉挛

E. 并发心源性哮喘的高血压危象

参考答案： D

解析： 尼莫地平、氟桂嗪可选择性舒张脑血管，能增加脑血流量，预防由蛛网膜下隙出血引起的脑血管痉挛及脑栓塞，因此选择正确答案为 D。

3. 钙通道阻滞药对血管平滑肌的作用错误的是

A. 血管平滑肌对钙通道阻滞药很敏感，因为血管平滑肌收缩时所需的 Ca^{2+} 主要来自细胞外

B. 不同的血管平滑肌对钙通道阻滞药的敏感性不同是因为平滑肌细胞膜的通道受体分布不同

C. 钙通道阻滞药能明显舒张动脉血管和静脉血管，因而降低心脏的前后负荷

D. 对痉挛性收缩的血管扩张作用更强，是因为钙通道阻滞药对钙通道的抑制作用有电压依赖性

E. 钙通道阻滞药降低血压可降低重要器官的灌注压，但并不降低其血流量，是因为舒张这些部位的动脉和侧支循环

参考答案：C

解析：钙通道阻滞药通过舒张动脉血管而降低心脏后负荷，通过舒张静脉血管降低心脏前负荷，因此选择正确答案为 C。

4. 下列关于钙通道阻滞药治疗心绞痛的叙述中，正确的是

A. 维拉帕米、硝苯地平和地尔硫草对变异型心绞痛都有良好效果

B. 心绞痛合并严重心衰时宜用维拉帕米

C. 不稳定型心绞痛用硝苯地平疗效较好

D. 与硝苯地平相比，维拉帕米易引起反射性心率加快

E. 钙通道阻滞药对各型心绞痛疗效一致

参考答案：A

解析：钙通道阻滞药可明显扩张冠脉，尤其是痉挛性收缩状态的冠脉，变异型心绞痛是其最佳适应证，因此选择正确答案为 A。

5. 关于硝苯地平的药理作用描述错误的是

A. 对血管作用比对心脏作用强

B. 可明显扩张冠状动脉

C. 静脉给药时可引起反射性交感神经兴奋

D. 对心脏的直接作用是兴奋心脏

E. 扩张动脉作用比扩张静脉作用强

参考答案：D

解析：硝苯地平对心脏的直接作用是负性肌力作用、负性频率和负性传导作用，但其降压作用使交感神经活性反射性增强而部分抵消此负性作用，在整体情况下表现为轻微正性肌力作用，因此选择正确答案为 D。

6. 钙通道阻滞药的药理作用包括

A. 松弛支气管平滑肌

B. 减少组胺释放和白三烯 D_4 的合成

C. 增加支气管黏液分泌

D. 松弛胃肠道平滑肌

E. 松弛输尿管及子宫平滑肌

参考答案：ABDE

解析：钙通道阻滞药无增加支气管黏液分泌作用，因此选择正确答案为 ABDE。

7. 维拉帕米对心脏作用是

A. 降低窦房结的自律性

B. 抑制心肌收缩力

C. 减慢房室传导，延长 ERP

D. 减少或取消后除极引起的触发活动

E. 使心电图 P－R 间期延长

参考答案： ABCDE

解析： 维拉帕米对心脏有负性抑制作用，可抑制心肌收缩力，降低窦房结的自律性，减慢房室传导，延长 ERP，使心电图 P－R 间期延长，减少或取消后除极引起的触发活动，因此选择正确答案 ABCDE。

8. 治疗变异型心绞痛可选用的药物有

 A. 硝酸甘油   B. β 受体阻断药   C. 硝苯地平   D. 维拉帕米   E. 地尔硫䓬

参考答案： ACDE

解析： β 受体阻断药不宜用于变异型心绞痛，因其 β 受体被阻断，α 受体相对占优势，易致冠脉收缩，因此选择正确答案为 ACDE。

9. 地尔硫䓬的临床应用为

 A. 心律失常   B. 雷诺病   C. 高血压   D. 肥厚型心肌病 E. 心绞痛

参考答案： ABCE

解析： 地尔硫䓬的临床用于心律失常、雷诺病、高血压、心绞痛，一般不用于肥厚型心肌病，因此选择正确答案 ABCE。

10. 选择性扩张脑血管的药物是

 A. 硝苯地平   B. 尼莫地平   C. 维拉帕米   D. 地尔硫䓬 E. 氟桂利嗪

参考答案： BE

解析： 尼莫地平、氟桂嗪可选择性舒张脑血管，能增加脑血流量，预防由蛛网膜下隙出血引起的脑血管痉挛及脑栓塞，因此选择正确答案 BE。

（李　萍　孙秀兰）

第二十二章 抗心律失常药

重点	心律失常的电生理基础；心律失常发生的电生理学机制；抗心律失常药的基本电生理作用、药物分类及其代表药各自的作用机制、临床应用和不良反应
难点	抗心律失常药物分类及其代表药的作用特点；奎尼丁、利多卡因、苯妥英钠、普萘洛尔抗心律失常的作用机制、临床应用及不良反应
考点	抗心律失常药物分类；奎尼丁、利多卡因、苯妥英钠、普萘洛尔等抗心律失常药的临床应用

速览导引图

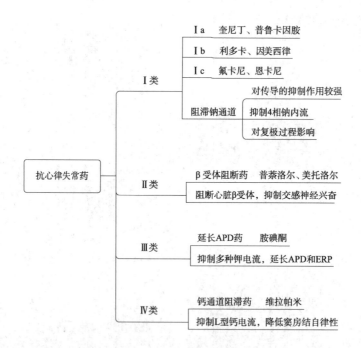

第一节　心律失常的电生理学基础

心律失常（arrhythmia）：心律失常指的是心动节律和频率的异常。发生心律失常时，心脏泵血功能产生障碍，影响全身器官的血液供应。尤其当发生心室颤动等严重的心律失常时，会危及患者的生命。针对心律失常的治疗方式有两种，分别是药物治疗和非药物治疗。非药物治疗包括安装起搏器、射频消融、手术等方式，但药物治疗仍然是主要的治疗方式。

一、正常心脏电生理特性

心脏正常的激动顺序是：窦房结、心房、房室结、房室束、浦肯野纤维、心室。

（一）　心肌细胞按动作电位特征分类

1. 快反应细胞、

心房肌细胞、心室肌细胞和希 – 浦细胞。快反应细胞的动作电位 0 相除极由钠离子电流介导，除极速度快，幅度大，兴奋传导速度快，复极过程缓慢，动作电位时程长。产生的是快反应电活动。

2. 慢反应细胞

窦房结细胞和房室结细胞。慢反应细胞的动作电位 0 相除极由钙离子电流介导，除极速度慢，幅度小，兴奋传导速度慢，复极过程缓慢，产生的是慢反应电活动。在心肌病变，有缺血缺氧等情况存在时，快反应细胞也可表现出慢性电活动。

（二）　心肌细胞按自律性分类

1. 非自律细胞（工作细胞）

心房肌细胞和心室肌细胞，这些细胞具有稳定的静息电位，主要发挥收缩功能。在正常情况下没有自律性，但心脏发生缺血、缺氧等情况时，没有自律性的细胞可能表现出异常自律性。

2. 自律细胞

窦房结细胞、房室结细胞和希 – 浦细胞，这些细胞多数没有稳定的静息电位，可以自动产生节律性兴奋。在正常情况下，由窦房结细胞的节律决定心脏的频率。

二、心肌细胞膜电位

（一）　静息电位

处于极化状态。心房肌、心室肌细胞的静息电位稳定，在 $-80 \sim -90$ mV 左右。在静息状态下，细胞膜对钾离子有较高的通透性，且胞内钾离子浓度远高于胞外，故钾离子外流是形成内负外正静息电位的重要成因。自律细胞在 3 期复极末期达到最大复极电位后，4 期膜电位并不稳定在这个水平，立即开始自动去极化。在自律细胞经常使用最大复极电位值代表静息电位值。

（二）　动作电位

包括除极和复极，多数由 5 个时相组成。

0 相：除极相。心房肌、心室肌、浦肯野纤维细胞的 0 相主要由钠离子内流形成，去极化的速度非常快，时间短暂。窦房结、房室结的自律细胞 0 相除极主要由钙离子内流形成，去极化的速度比较慢。

1 相：快速复极初期。窦房结自律细胞没有明显的 1 相，心房肌、心室肌等的细胞在此时有大量的钾离子外流，是形成快速复极初期的重要原因。

2 相：平台期：窦房结自律细胞没有明显的 2 相，其他细胞在此时膜电位几乎停滞在同一水平，故称为平台期。此时，进入细胞内的主要是钙离子，也有部分钠离子，出细胞的主要是钾离子。在平台期早期，钙离子内流和钾离子外流处于平衡状态，膜电位可保持在零电位上下。随后，钙通道逐渐失活，钾离子外流增加，过渡为平台期晚期。

3 相：快速复极末期。在此阶段，离子流主要是外流的钾离子。

4 相：静息期：自律细胞与非自律细胞不同。如心室肌细胞动作电位 4 期保持稳定水平，但离子流并没有停止。此时，钠泵进行钠钾交换将钠离子外运，钾离子内运。同时，钠钙交换也增强，将 3 个钠离子转入细胞内，1 个钙离子转出胞外。这些交换可维持细胞内外离子的正常浓度梯度。自律细胞的 4 期发生自动去极化，从而影响心肌细胞的自律性。

三、动作电位时程（APD）和有效不应期（ERP）

1. 动作电位时程

反映 0~3 相的时间。

2. 有效不应期

心肌细胞在发生一次兴奋后，从 0 期去极化到复极 3 相膜电位达到 $-55mV$ 的时间内，无论给予心肌细胞多强的刺激，都不会发生去极化反应，称为绝对不应期。从复极到 $-55mV$ 至复极到 $-60mV$ 的这一段时间内，给予阈上刺激可引起局部反应，称为局部反应期。绝对不应期和局部反应期合称有效不应期。这一时间反映快钠通道恢复有效开放所需的最短时间，其时间长短一般与动作电位时程的长短变化相应。一个动作电位时程中，有效不应期数值越大，就意味着心肌不起反应的时间越长，不容易发生快速型心律失常。若药物引起 ERP/APD 比值增大，可产生抗心律失常的作用。

二、心律失常的发生机制

冲动形成异常和冲动传导异常是造成心律失常的重要机制。

（一）冲动形成障碍

1. 自律性增高

自律细胞 4 相自发除极速率加快或最大舒张电位减小都会使冲动形成增多，引起快速型心律失常，如交感神经活性增高、低钾血症等情况。此外，自律和非自律细胞膜电位减小到 $-60mV$ 或更小时，就引起 4 相自发除极而发放冲动，及异常自律性，如缺血缺氧等情况。

2. 后除极与触发活动

（1）后除极：后除极指的是心肌细胞在一个动作电位中，继 0 相除极后所发生的除极。其特征是频率较快，振幅较小，呈振荡性波动，膜电位不稳定，容易引起异常冲动发放。根据发生时间的不同，分为早后除极和迟后除极。

（2）早后除极：发生在完全复极之前的 2 或 3 相中，原因主要由钙内流增多引起（动作电位时程过度延长时容易发生，如胺碘酮等药物和胞外低钾等）。

（3）迟后除极：发生在完全复极之后的 4 相中，是细胞内钙过多诱发钠短暂内流增多引起（如强心苷中毒、心肌缺血、细胞外高钙等）。由于细胞内钙超载，激活钠-钙交换机制，每次交换泵入 3 个 Na^+，泵出 1 个 Ca^{2+}，产生内向电流，引起膜去极化，当膜电位达到钠通道激活需要的电位时，产生新的动作电位。

（二）冲动传导障碍

1. 单纯性传导障碍

包括传导减慢、传导阻滞等。

2. 折返激动

折返激动指的是冲动经传导通路折回原处而反复运行的现象。可引起已兴奋过的心肌再次兴奋，是造成快速型心律失常的重要原因。产生折返激动的原因主要是单向传导阻滞，如果邻近细胞有效不应期长短不一也会引起折返。在心房内发生的折返可引起心房扑动或心房颤动，在房室结或房室之间发生的折返可引起阵发性室上性心动过速，在心室内发生折返可引起心室扑动或心室颤动。预激综合征是心脏存在房室连接旁路，在心房、房室结和心室之间形成折返激动，引起快速型心律失常（图 22-1）。

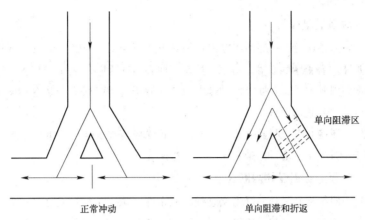

正常冲动　　　　　　　　单向阻滞和折返

图 22-1　单纯性传导阻滞和折返激动

第二节　抗心律失常药的基本作用机制和分类

一、抗心律失常药的基本作用机制

1. 降低自律性

（1）药物抑制快反应细胞 4 相钠内流或抑制慢反应细胞 4 相钙内流可引起自律性降低，如 β 受体阻断药可引起动作电位 4 相斜率下降，使自律性下降。

（2）药物促进钾外流而增大最大复极电位，使其远离阈电位，也可降低自律性。如腺苷类药物，激活乙酰胆碱敏感性钾通道，促进钾离子外流，静息电位绝对值变大，降低自律性。

（3）提高阈电位，钠通道阻滞药可引起快反应细胞动作电位发生的阈值提高，降低自律性。

（4）延长动作电位时程，钾通道阻滞药阻止钾离子外流，延长复极过程，使动作电位时程延长。

2. 减少后除极与触发活动

（1）早后除极的发生与钙内流增多有关，因此使用钙通道阻滞药可发挥治疗作用。此外，缩短动作电位时程的药物也能减少发生在完全复极之前的早后除极。

（2）迟后除极的发生与钙过多和短暂的钠内流有关，因此使用钙通道阻滞药和钠通道阻滞药都能发挥作用。

3. 改变膜反应性从而改变传导性

（1）增强膜反应性，改善传导，可取消单向传导阻滞，使折返激动停止。如某些促进钾离子外流增加最大复极电位的药物可发挥该作用。

（2）降低膜反应性，减慢传导，使单向传导阻滞发展成为双向传导阻滞，也可使折返激动停止。某些抑制钠离子内流的药物可发挥如上作用。

4. 改变有效不应期及动作电位时程而减少折返

（1）延长有效不应期和动作电位时程，但延长有效不应期更加显著。如奎尼丁类药物阻断钠通道，使钠通道恢复重新开放需要的时间延长，即造成有效不应期延长，属于绝对延长有效不应期。

（2）缩短有效不应期和动作电位时程，但缩短动作电位时程更显著。如利多卡因类药物有此作用，属于相对延长有效不应期。

（3）促使邻近细胞有效不应期的不均一趋向均一。多种抗心律失常药物可以使临近细胞的有效不应期趋向均一，有利于取消折返激动。

二、抗心律失常药分类

（一） Ⅰ类——钠通道阻滞药

（1） Ⅰa类：适度阻滞钠通道，引起动作电位 0 相除极速率降低，对钾通道及钙通道也有不同程度抑制作用。代表药物有奎尼丁、普鲁卡因胺等，对室上性及室性心动过速均有效果，属于广谱抗心律失常药。

（2） Ⅰb类：轻度阻滞钠通道，轻度降低动作电位 0 相除极速率。代表药物有利多卡因、苯妥英钠、美西律等，主要用于室性心动过速的治疗。

（3） Ⅰc类：明显阻滞钠通道，明显降低动作电位 0 相除极速率及幅度，减慢传导。代表药物有普罗帕酮、氟卡尼等，可用于治疗室上性心动过速和室性心动过速。

（二） Ⅱ类——β 肾上腺素受体阻断药

β 受体阻断药阻断心肌细胞 β 受体，降低交感神经兴奋性，减慢 4 相自发除极速率，使自律性下降。同时，减慢动作电位 0 相除极速率，使传导减慢。代表药物有普萘洛尔、阿替洛尔、艾司洛尔等，主要用于室上性心动过速，对某些原因引起的室性心动过速也有疗效。

（三） Ⅲ类——延长动作电位时程药

阻断钾通道，减慢复极过程，使动作电位时程和有效不应期延长，对钠通道和钙通道也有阻断作用。代表药物有胺碘酮、索他洛尔等。属于广谱抗心律失常药。

（四） Ⅳ类——钙通道阻滞药

阻断 L–型钙通道，使窦房结和房室结细胞的 4 相自发除极和 0 相除极速率减慢，从而降低窦房结自律性，减慢房室结传导。代表药物有维拉帕米和地尔硫䓬等（硝苯地平等药物因为扩张血管降低血压作用明显，引起反射性心脏兴奋，可抵消其对心脏的抑制，故不能用于心动过速的治疗）。钙通道阻滞药主要用于室上性心动过速的治疗。

（五） 其他类

如腺苷。主要用于室上性心动过速的治疗。

第三节　常用抗心律失常药

一、Ⅰ类　钠通道阻滞药

（一） Ⅰa类 （适度阻滞钠通道）

1. 奎尼丁 （quinidine）

（1） 药理作用

①降低自律性、减慢传导、延长动作电位时程和有效不应期。奎尼丁阻滞钠通道，延长钠通道恢复活性需要的时间，降低除极化组织和异位起搏点的兴奋性，减慢其传导，延长除极化组织的不应期。此外，奎尼丁对钾通道有阻滞作用，引起心房肌、心室肌、浦肯野纤维细胞的动作电位时程延长，增加 ERP/APD 的比值。但该作用也有可能引起早后除极的发生。

②负性肌力作用。奎尼丁阻滞 Ca^{2+} 内流，降低细胞内 Ca^{2+} 浓度，抑制心肌收缩力。

③对自主神经系统的影响：奎尼丁具有抗胆碱作用及 α 受体阻断作用，与其副作用的产生关系密切。

（2） 临床应用：奎尼丁属于广谱抗心律失常药，可用于房性、室性及房室结性心动过速的预防和治疗，对心房纤颤和心房扑动也能发挥治疗作用。

（3） 不良反应

①胃肠道反应：近半数患者使用奎尼丁后可发生腹泻，是最常见的胃肠道反应。腹泻引起低钾血症的发生，可诱发或加重奎尼丁造成的心律失常，如尖端扭转型心动过速。

②金鸡纳反应：血浆奎尼丁浓度过高引起的中毒症状。有胃肠道反应、中枢神经系统反应等。如恶心、呕吐、腹泻、头痛、头晕、视力模糊、耳鸣等，停药后一般能恢复（抗疟药奎宁过量也可发生此反应）。

③过敏反应。

④心脏毒性：较严重。奎尼丁阻断 α 受体，扩张血管，引起血压下降，阻断钙通道，降低心肌收缩。此外，中毒浓度的奎尼丁可引起房室和室内传导阻滞，少数患者可发生尖端扭转性心动过速。由于奎尼丁具有抗胆碱作用，引起窦房结自律性增加，房室结传导加快，在治疗心房颤动或心房扑动时加快心室率，可能造成严重的心室颤动。因此，治疗前应先使用减慢房室传导，降低心室率的药物（如钙通道阻滞药、β 受体阻断药、强心苷类药物地高辛等）。

2. 普鲁卡因胺（procainamide）

（1）药理作用：普鲁卡因胺对心脏电生理的作用与奎尼丁类似，与开放状态的钠通道结合，延长其恢复活性需要的时间，降低心肌细胞自律性，减慢传导，延长大部分心脏组织的动作电位时程和有效不应期。但是普鲁卡因胺没有明显的抗胆碱作用和 α 受体阻断作用。

（2）体内过程：普鲁卡因胺口服、注射给药均易吸收。在肝脏代谢，代谢产物为 N - 乙酰普鲁卡因胺，仍然具有抗心律失常的药理活性。但其对钠通道基本没有阻滞作用，主要通过阻断钾通道延长动作电位时程。

（3）临床应用：普鲁卡因胺属于广谱抗心律失常药，对房性和室性心动过速都有治疗作用。静脉给药可缓解室上性和室性心动过速的急性发作。

（4）不良反应：有胃肠道反应、过敏反应等，也可造成传导减慢及尖端扭转型心律失常，长期使用有少数患者可能发生红斑狼疮综合征。

（二）Ⅰb类（轻度阻滞钠通道）

1. 利多卡因（lidocaine）

（1）药理作用：利多卡因选择性阻滞钠通道，但主要阻滞激活状态和失活状态的钠通道，若钠通道恢复至静息状态，阻滞作用即迅速解除。因此，利多卡因对除极化组织作用较强（如缺血、强心苷中毒等）。由于心房肌细胞动作电位时程短，钠通道失活态持续时间也短，利多卡因对其作用较弱。

利多卡因抑制动作电位 2 相的 Na^+ 内流，对浦肯野纤维和心室肌的动作电位时程可产生缩短作用，但有效不应期缩短更加明显，ERP/APD 比值仍然增加（相对延长有效不应期）。同时，动作电位 4 相去极化速率减慢，阈电位提高，降低浦肯野纤维自律性。利多卡因对正常心肌细胞的传导性影响较小。

（2）体内过程：利多卡因首关消除明显，只能注射给药。

（3）临床应用：主要用于治疗室性心律失常，尤其对急性心梗、强心苷中毒等造成的室性心动过速疗效明显。此外，利多卡因具有局麻作用，有全能麻醉药之称。

（4）不良反应：给药过快可引起头晕、嗜睡、激动不安等，剂量过大可引起心脏抑制，发生房室传导阻滞、低血压等。利多卡因中毒的早期信号是眼球震颤。

2. 苯妥英钠（phenytoin sodium）

（1）药理作用：苯妥英钠与利多卡因的作用相似，抑制失活状态的钠通道，降低浦肯野纤维的自律性。在强心苷中毒时，苯妥英钠与强心苷竞争 Na^+，K^+ - ATP 酶，解除强心苷对其的过度抑制，减少强心苷造成的迟后除极。

（2）体内过程：个体差异大，口服吸收慢而不规则，安全范围小。用药量过大时按零级动力学消除。

（3）临床应用：主要用于治疗各种原因引起的室性心律失常，特别是强心苷中毒所致室性心动过速。

（4）**不良反应**：常发生中枢不良反应，头晕、震颤、共济失调等，严重者造成呼吸抑制、心律减慢。

3. 美西律（mexiletine）

美西律的作用与利多卡因类似，可口服给药，生物利用度高。主要用于治疗室性心动过速，尤其是心梗后急性室性心动过速。不良反应有消化道反应、中枢反应（复视、共济失调、震颤等）及心脏抑制等。

（三）Ⅰc类（明显阻滞钠通道）

普罗帕酮（propafenone）

普罗帕酮明显阻滞开放状态和失活状态的钠通道，减慢心房肌、心室肌及浦肯野纤维的传导速度。普罗帕酮还可抑制钾通道，延长心肌细胞动作电位时程和有效不应期，增加 ERP/APD 比值；此外，还具有较弱的β肾上腺素受体阻断作用。可用于各种类型心律失常的治疗，属于广谱抗心律失常药。但其不良反应比较严重，可引起心脏抑制、支气管痉挛等。

二、Ⅱ类 β肾上腺素受体阻断药

1. 普萘洛尔（propranolol）

（1）**药理作用**：普萘洛尔非选择性阻断β受体，降低窦房结细胞、心房肌细胞、浦肯野纤维的自律性，减少迟后除极，减慢房室结传导速度，延长有效不应期。在交感神经张力高时（运动或情绪激动等）作用更加明显。

（2）**临床应用**：主要用于室上性心律失常的治疗，在交感神经兴奋性高、甲亢、嗜铬细胞瘤等引起的心动过速效果明显。对心梗患者，可减少其心律失常的发生，也可缩小梗死范围，降低病死率。此外，对运动或情绪波动等原因引起的室性心动过速、肥厚型心肌病引起的心律失常也有作用。

（3）**不良反应**：普萘洛尔可引起心脏抑制、支气管哮喘发作、抑郁、糖代谢、脂代谢异常等。使用时不可突然停药，否则可能发生反跳现象。

2. 阿替洛尔（atenolol）

长效 β_1 受体阻断药，与普萘洛尔作用类似，但对心脏的选择性强。主要用于治疗室上性心律失常，也可治疗室性心动过速。

3. 艾司洛尔（esmolol）

短效 β_1 受体阻断药，心脏选择性比较强，降低窦房结和房室结细胞的自律性、传导性，主要用于治疗室上性心动过速。

三、Ⅲ类 延长动作电位时程药

1. 胺碘酮（amiodarone）

（1）**药理作用**：胺碘酮对钠通道、钾通道、钙通道等均有阻断作用，因此对心脏各部位都能发挥重要的作用。

①降低窦房结和浦肯野纤维的自律性。

②减慢浦肯野纤维和房室结的传导速度。

③延长心肌细胞动作电位时程和有效不应期，增加 ERP/APD 比值。

④胺碘酮还有α、β受体阻断作用，可扩张冠状动脉，增加冠状动脉血流量，降低心肌耗氧量。

（2）**临床应用**：胺碘酮属于广谱抗心律失常药，对各种原因引起的室上性、室性心动过速均有作用。

（3）**不良反应**：①心律失常：窦性心动过缓、房室传导阻滞等，也可引起尖端扭转型室性心动过速。因其具有翻转使用依赖性（心率快时胺碘酮延长动作电位时程的作用不明显，心率慢时反而明显延长动作电位时程）。

②角膜褐色微粒沉着，停药后可消失，对视力没有影响。

③抑制外周 T_4 向 T_3 转化，引起甲状腺功能异常。

④少数患者可能发生间质性肺炎和肺纤维化。

⑤肝坏死。

2. 决奈达隆（dronedarone）

结构与胺碘酮类似，但不含碘，主要用于心房颤动和心房扑动的治疗，以维持窦性节律。

3. 索他洛尔（sotalol）

属于非选择性 β 肾上腺素受体阻断药，可降低自律性，减慢房室结传导。也可阻断钾通道，延长心房、心室、浦肯野纤维的动作电位时程和有效不应期。口服易吸收，在体内不被代谢，属于广谱抗心律失常药。

4. 多非利特（dofetilide）

属于特异性钾通道阻滞药，主要不良反应是间断扭转型室性心动过速。

四、Ⅳ类 钙通道阻滞药

维拉帕米（verapamil）

（1）药理作用：维拉帕米对激活状态和失活状态的钙通道均有阻滞作用。降低窦房结细胞自律性，减慢房室结细胞传导速度，延长窦房结和房室结细胞的动作电位时程和有效不应期。在心肌缺血时，也能降低心房、心室、浦肯野纤维的异常自律性，减少后除极。

（2）临床应用：主要用于治疗室上性心动过速，是阵发性室上性心动过速的首选药。

不良反应较少，可引起血压下降、腹泻、便秘等反应。

五、其他类

腺苷（adenosine）

激活窦房结、心房、房室结的乙酰胆碱敏感性钾通道，促进钾离子外流，缩短动作电位时程，增加最大舒张电位，降低自律性。主要用于迅速终止折返性室上性心律失常。给药速度过快可引起心脏停搏。

例题

1. 下列药物中对房颤无治疗作用的是

A. 强心苷   B. 奎尼丁   C. 利多卡因   D. 维拉帕米   E. 普萘洛尔

参考答案：C

解析： 奎尼丁属于广谱抗心律失常药；普萘洛尔对室上性心动过速作用明显，对室性心律失常也有作用；维拉帕米阻断钙通道，对室上性心动过速疗效好；强心苷减慢房室结传导，对房颤、房扑有疗效；利多卡因主要作用于心室，对房颤没有效果。

2. 男58岁，患高血压性心脏病数年，有时因激动或过劳而发生心绞痛，最初经休息后尚可自行缓解，几天之后心绞痛加重并有心律失常，此时合理的治疗方案是

A. 硝酸甘油 + 硝酸异山梨醇   B. 普萘洛尔 + 维拉帕米

C. 地尔硫草 + 普萘洛尔   D. 硝酸甘油 + 普萘洛尔

E. 地尔硫草 + 维拉帕米

参考答案：D

解析： 对心绞痛并有心律失常患者宜用硝酸甘油 + 普萘洛尔，因此选择正确答案为 D。

3. 以奎尼丁为代表的Ⅰa类药的电生理是

A. 明显抑制 0 相上升最大速率，明显抑制传导，APD 延长

B. 适度抑制 0 相上升最大速率，适度抑制传导，APD 延长

C. 轻度抑制 0 相上升最大速率，轻度抑制传导，APD 不变

D. 适度抑制 0 相上升最大速率，严重抑制传导，APD 缩短

E. 轻度抑制 0 相上升最大速率，轻度抑制传导，APD 缩短

参考答案： B

解析： 奎尼丁属于Ⅰa类（适度钠通道阻滞药），可适度抑制 0 相上升最大速率，适度抑制传导，延长 APD，因此选择正确答案为 B。

4. 可引起肺纤维化的药物是

A. 奎尼丁   B. 普鲁卡因胺   C. 利多卡因   D. 胺碘酮   E. 维拉帕米

参考答案： D

解析： 长期应用胺碘酮易致肺纤维化，因此选择正确答案为 D。

5. 下列何药有抗胆碱和抗迷走作用，引起窦性心率加快

A. 苯妥英钠   B. 美西律   C. 利多卡因   D. 奎尼丁   E. 维拉帕米

参考答案： D

解析： 奎尼丁具有明显的抗胆碱作用和拮抗外周血管 α 受体作用，因此选择正确答案为 D。

6. 不用于治疗心房纤颤的药物是

A. 地高辛   B. 利多卡因   C. 奎尼丁   D. 胺碘酮   E. 普罗帕酮

参考答案： B

解析： 利多卡因对室性心律失常的具有相应较高的选择性作用，但对心房纤颤等室上性心律失常无明显疗效，因此选择正确答案为 B。

7. 在控制与心肌梗死有关的心律失常时，首选药是

A. 利多卡因静脉推注并连续滴注

B. 溴苄铵口服   C. 奎尼丁静注

D. 普萘洛尔口服   E. 维拉帕米静注

参考答案： A

解析： 利多卡因静脉推注并连续滴注对除极化（如缺血区）心肌作用强，对缺血或强心苷中毒所致除极化型心律失常有较强的抑制作用，因此选择正确答案为 A。

8. 抗心律失常药的主要作用机制是

A. 降低自律性   B. 减少后除极及触发活动

C. 改变膜反应性而改变传导速度   D. 改变 ERP 及 APD 而减少折返

E. 均作用细胞膜受体而改变离子通道的开放

参考答案： ABCD

解析： 并非所有抗心律失常药均作用细胞膜受体而改变离子通道的开放（如 β 受体阻断药），因此选择正确答案为 ABCD。

9. 奎尼丁的药理作用包括

A. 阻滞钠通道，减慢传导速度

B. 延长钠通道失活后恢复开放所需时间，延长 ERP 及 APD

C. 阻断 α 受体

D. 抗胆碱作用

E. 对钾通道及钙通道也有不同程度的抑制作用

参考答案： ABCDE

解析： 普鲁卡因胺对心脏电生理的作用与奎尼丁类似，对钾通道及钙通道也有不同程度的抑制作用，与开放状态的钠通道结合，可延长其恢复活性需要的时间，降低心肌细胞自律性，减慢传导，同时延长大部分心脏组织的动作电位时程和有效不应期，其抗胆碱作用和 α 受体阻断作用弱于奎尼丁，因此选择正确答案为 ABCDE。

10. 利多卡因的作用特点包括

A. 具有局部麻醉作用   B. 能抑制心肌细胞 Na^+ 内流

C. 对心室肌除极化组织作用强   D. 可治疗心房纤颤

E. 可口服给药

参考答案： ABC

解析： 利多卡因对室性心律失常的具有相应较高的选择性作用，但对心房纤颤等室上性心律失常无明显疗效，同时利多卡因首关消除明显，生物利用度低，只能肠道外用药，因此选择正确答案为 ABC。

11. 普萘洛尔抗心律失常作用机制包括

A. 阻断心脏 β 受体   B. 降低窦房结、浦肯野纤维自律性

C. 减少儿茶酚胺所致的迟后除极   D. 减慢房室结传导，延长其有效不应期

E. 增强肾上腺素对心脏 β 受体的激动作用

参考答案： ABCD

解析： 普萘洛尔作为 β 受体阻断药，可拮抗肾上腺素对心脏 β 受体的激动作用，因此选择正确答案为 ABCD。

12. 关于胺碘酮的叙述正确的是

A. 是 $t_{1/2}$ 最长的抗心律失常药   B. 治疗量不影响心率

C. 对室性心律失常无效   D. 延长动作电位时程

E. 抑制钠钾钙等多种离子通道

参考答案： ADE

解析： 胺碘酮属于延长动作电位时程类抗心律失常药，可抑制钠钾钙等多种离子通道，同时是 $t_{1/2}$ 最长的抗心律失常药，因此选择正确答案为 ADE。

13. 胺碘酮的不良反应有

A. 引起甲状腺功能亢进症   B. 在角膜发生褐色微粒沉着

C. 肺纤维化   D. 房室传导阻滞

E. 高血压

参考答案： ABCD

解析： 胺碘酮的不良反应包括引起心律失常包括窦性心动过缓、房室传导阻滞等，也可引起尖端扭转型室性心动过速。具有翻转使用依赖性（心率快时胺碘酮延长动作电位时程的作用不明显，心率慢时反而明显延长动作电位时程），可诱发甲状腺功能亢进症、角膜褐色微粒沉着、肺纤维化、肝坏死等，因此选择正确答案为 ABCD。

（许 逸 孙秀兰）

第二十三章　肾素－血管紧张素系统药理

第一节　肾素－血管紧张素系统

肾素－血管紧张素系统是重要的体液调节系统，在体内广泛分布于心肌、血管平滑肌、脑、肾等器官和组织中，对心血管系统的功能、电解质和体液平衡及调节血压都发挥重要作用，对某些心血管疾病的发生发展也有重要的影响。

1. 肾素

肾素是由肾脏球旁细胞分泌的蛋白酶。肾脏球旁细胞合成前肾素原，降解修饰后形成肾素原，再经过酶水解成肾素；肾素与肾素原同储存于球旁细胞或释放进入血液，肾素主要底物为血管紧张素原。

肾素合成与释放的调控因素包括：

（1）交感神经张力：交感神经兴奋，释放儿茶酚胺类递质，激动球旁细胞上的 β_1 受体，增加肾素释放。

（2）肾内压力感受器：肾内压力降低时，肾内压力感受器激活，增加肾素释放。

（3）致密斑机制：当远曲小管中钠离子浓度下降时，激活致密斑机制，增加肾素分泌。

（4）化学与药物因素：前列腺素、NO、缓激肽等促进肾素释放，血管紧张素酶抑制剂可促进肾素释放。

（5）细胞内 cAMP 机制：细胞内 cAMP 浓度升高时，增加肾素分泌。

2. 血管紧张素转化酶（ACE）

血管紧张素转化酶，也称为激肽酶Ⅱ。血管紧张素转化酶对底物的选择性不高，能把血管紧张素Ⅰ转化为血管紧张素Ⅱ，也能使缓激肽、内啡肽、P 物质等降解失活。血管紧张素转化酶在体内有两种存在形式：细胞型和血浆型。

（1）细胞型：存在于细胞膜表面，对血压调节起重要作用。

（2）血浆型：存在于体液中，可溶。

3. 血管紧张素及其受体

血管紧张素Ⅱ（AngⅡ）是肾素血管紧张素系统主要的活性肽，受体有Ⅰ（AT₁）和Ⅱ（AT₂）两种亚型。

AT$_1$受体广泛分布于心血管、肾、肺等器官和组织，当AT$_1$受体被激活时，对心脏产生正性肌力作用，同时血管收缩，血压升高。与升压有关的机制包括：

（1）激动血管平滑肌的AT$_1$受体，收缩血管。

（2）兴奋肾上腺髓质的AT$_1$受体，增加儿茶酚胺释放。

（3）激活肾上腺皮质的AT$_1$/AT$_2$受体，增加醛固酮释放，引起水钠潴留，增加血容量。

（4）作用于交感神经末梢突触前膜AT$_1$受体，增加去甲肾上腺素释放。

AT$_2$受体能激活缓激肽B$_2$受体和NO合酶，使NO合成增加，扩张血管，降低血压，也能对抗AT$_1$受体导致的心血管增殖和重构作用（图23-1）。

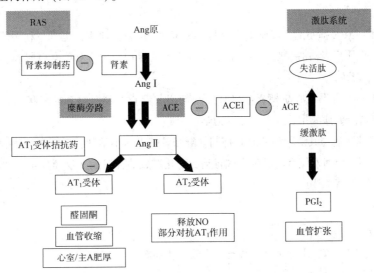

图23-1　血管紧张素及其受体

第二节　血管紧张素转化酶抑制药

一、化学结构与分类

1. ACE 抑制药的化学结构和构效关系

ACE抑制药与ACE活性中心的Zn^{2+}结合使之失活。现有的ACE抑制药与Zn^{2+}结合的基团有：

（1）含有巯基（—SH）：如卡托普利。

（2）含有羧基（—COOH）：如依那普利、贝那普利、赖诺普利等。

（3）含有膦酸基（POO—）：如福辛普利。

含有羧基的ACE抑制药与Zn^{2+}结合更加牢固，作用更强，持续时间更久。

2. 活性药与前药

依那普利和福辛普利需要在体内分别被转化为依那普利酸和福辛普利酸，才可与Zn^{2+}结合发挥作用。故依那普利和福辛普利为前药，依那普利酸和福辛普利酸为活性药。

二、药理作用与应用

1. 基本药理作用

（1）阻止血管紧张素Ⅱ的生成及其作用：ACE抑制剂阻止AngⅡ生成，抑制其收缩血管、兴奋心脏、增加醛固酮释放、升高血压、促进心肌与血管肥厚和重构等作用。有利于治疗高血压、心力衰竭的治疗和逆转心血管重构。

（2）保存缓激肽活性：ACE 抑制剂抑制缓激肽的降解，增加体内缓激肽的含量。缓激肽激活缓激肽 B_2 受体，增加 NO 和 PGI_2 的生成。NO 和 PGI_2 可扩张血管、降低血压、抑制血小板聚集，并可逆转心血管的肥厚与重构。

（3）保护血管内皮细胞：ACE 抑制剂能逆转高血压、心力衰竭、高脂血症等引起的内皮细胞功能损伤。

（4）抗心肌缺血与心肌保护作用：ACE 抑制剂能减轻心肌缺血再灌注损伤，减轻自由基对心肌的损伤。

（5）增敏胰岛素受体：卡托普利等 ACE 抑制剂能增加糖尿病、高血压患者对胰岛素的敏感性，此作用可能与缓激肽有关。

2. 临床应用

（1）治疗高血压：ACE 抑制剂是高血压治疗的一线药物，可单独使用，也可与利尿药等联合用药增强疗效。ACE 抑制剂对高血压患者的心、脑、肾等器官发挥重要的保护作用，对伴有糖尿病、肾病和心力衰竭的高血压患者可作为首选药物。

（2）治疗充血性心力衰竭与心肌梗死：ACE 抑制剂能改善心力衰竭患者的症状，降低死亡率，延长寿命。对心梗并发心衰可降低病死率，改善血流动力学。

（3）治疗糖尿病性肾病与其他肾病：ACE 抑制剂舒张肾脏出球小动脉，对糖尿病肾病、肾小球病变、间质性肾炎等有治疗作用，但对双侧肾动脉阻塞或肾动脉硬化造成的肾脏病变反而加重肾功能损伤（ACE 抑制剂舒张出球小动脉，降低肾灌注压）。

三、不良反应

1. 常见不良反应

消化道反应恶心、腹泻等；中枢神经系统反应头晕、头痛等。

2. 首剂低血压

口服吸收快、生物利用度高的 ACE 抑制剂如卡托普利等可发生首剂低血压。口服吸收慢、生物利用度低的 ACE 抑制剂如赖诺普利则不易发生。

3. 咳嗽

无痰干咳是 ACE 抑制剂比较常见的不良反应，偶尔可发生支气管痉挛性呼吸困难。色甘酸二钠吸入给药可缓解以上症状。其发生原因可能是 ACE 抑制剂抑制 ACE，使缓激肽、前列腺素、P 物质等在肺内蓄积，从而引起呼吸道症状的发生。依那普利和赖诺普利咳嗽的发生率高于卡托普利，福辛普利咳嗽的发生率比较低。

4. 高钾血症

ACE 抑制剂减少 Ang Ⅱ 生成，进而减少醛固酮的分泌，从而引起血钾升高。

5. 低血糖

ACE 抑制剂尤其是卡托普利增强对胰岛素的敏感性，引起血糖降低。

6. 肾功能损伤

对肾动脉阻塞或肾动脉硬化造成的双侧肾血管病患者，ACE 抑制剂可能造成肾功能损伤加重，血浆肌酐浓度升高，严重者可产生氮质血症。停药后多可恢复，偶有发展为持续性肾衰竭者。其原因主要是：对双侧肾血管病患者，Ang Ⅱ 收缩出球小动脉，维持肾灌注压，发挥代偿作用。而 ACE 抑制剂引起出球小动脉扩张，取消了对肾脏灌注压的代偿作用，损伤肾功能。

7. 妊娠与哺乳

ACE 抑制剂有引起胎儿畸形甚至死胎的风险，脂溶性高的福辛普利和雷米普利可通过乳汁分泌，故孕妇和哺乳期妇女禁用。

8. 血管神经性水肿

可发生在嘴唇、口腔、面部等部位，严重者可发生喉头水肿。其发生与缓激肽的降解减少有关。

9. 含—SH 化学结构的 ACE 抑制剂

如卡托普利可产生味觉障碍、皮疹、粒细胞缺乏等反应。

四、常用 ACE 抑制药的特点

（一）卡托普利（captopril）

1. 药理作用

（1）对心血管作用：抑制 ACE，降压快。卡托普利含有—SH 基团，有清除自由基的作用，可防治与自由基有关的心血管损伤。

（2）对肾脏作用：扩张肾脏血管，改善肾脏血流动力学。

2. 体内过程

口服吸收良好，食物对其吸收有影响，宜在餐前 1 小时使用。体内分布广泛，半衰期 2 小时。约半数药物以原型从肾脏排泄。

3. 临床应用

（1）高血压：可单独使用，也可与其他降压药联合使用。

（2）充血性心力衰竭：能改善心力衰竭患者的症状，延长寿命，降低病死率。

（3）心肌梗死：保护缺血的心肌细胞，减轻缺血再灌注损伤。

（4）糖尿病性肾病：卡托普利是 FDA 唯一批准用于糖尿病肾病治疗的 ACE 抑制剂。

4. 不良反应

（1）长期用药时频繁干咳。

（2）与—SH 有关的皮疹、瘙痒、味觉缺失（青霉胺样反应）。

（3）血管神经性水肿。

（4）中性粒细胞减少：多发生与用药时间长，剂量大，肾功能障碍的患者。

（5）禁忌证：双侧肾动脉狭窄、孕妇。

（二）依那普利（enalapril）

（1）依那普利降低血压时心率、心排血量无明显改变；肾血管阻力降低，肾小球滤过率无明显影响；长期应用可逆转左室肥厚，改善大动脉顺应性。对血糖和脂质代谢影响小。

（2）起效较慢，药效维持时间较长，每日给药一次即可。

（3）可用于高血压及慢性心功能不全患者的治疗。

（4）不良反应有干咳、血管神经性水肿、高钾血症等。

（三）赖诺普利（lisinopril）

赖诺普利与 ACE 结合牢固，作用持久，每日用药一次即可。药物以原型从肾脏排泄。可用于治疗高血压、心力衰竭。不良反应与其他 ACE 抑制剂类似。

（四）贝那普利（benazepril）

贝那普利是前药，需水解为贝那普利酸起效。作用强，药效持续时间长，可用于高血压、心力衰竭的治疗，对肾功能不全、肾小球肾病、糖尿病肾病、间质性肾炎也有治疗作用。

（五）福辛普利（fosinopril）

福辛普利是前药，需转化为福辛普利酸才能起效。脂溶性高，对心、脑 ACE 抑制作用强而持久，对肾脏

ACE 抑制作用弱而短暂。可通过肝肾双通道排泄。可用于高血压、心力衰竭的治疗。

第三节 AT$_1$受体阻断药

一、基本药理作用与应用

（1）AT$_1$受体阻断药作用于细胞膜 AT$_1$受体，阻断 AngⅡ经 AT$_1$受体介导的各种效应，如血管收缩、醛固酮释放等。从而对高血压、心力衰竭发挥治疗作用，也能防治心血管重构。

（2）AT$_1$受体被阻断后，反馈性增加血浆肾素浓度，导致 AngⅡ升高。但因 AT$_1$受体被阻滞，增加的 AngⅡ通过激活 AT$_2$受体发挥作用。激动 AT$_2$受体可使缓激肽–NO 途径激活，产生舒张血管、降低血压、抑制心血管重构的作用。均对高血压和心力衰竭的治疗有利。

二、常用 AT$_1$受体拮抗药

（一）氯沙坦（losartan）

1. 药理作用

氯沙坦能阻断 AngⅡ的作用，引起血管扩张。对肾血管也有扩张作用，使肾脏入球小动脉和出球小动脉舒张，改善肾脏血流动力学。氯沙坦有促进尿酸排泄的作用，长期用药能抑制心血管重构与肥厚。

2. 临床应用

主要用于高血压的治疗，可单独用药，也可与利尿药等药物合用。

3. 不良反应

较少，干咳发生率很低，对血脂、血糖没有明显影响，不引起直立性低血压。可引起眩晕和高钾血症等。孕妇、哺乳期妇女及肾动脉狭窄患者禁用。

（二）缬沙坦（valsartan）

阻断 AT$_1$受体，扩血管，长期用药能逆转左室肥厚及血管壁增厚。可用于高血压的治疗，不良反应少。

（三）厄贝沙坦（irbesartan）

强效、长效的 AT$_1$受体拮抗药。可降低血压，改善肾功能，用于高血压的治疗，对高血压合并糖尿病性肾病患者可减轻肾损害。

（四）坎地沙坦（candesartan）

强效、长效、选择性高的 AT$_1$受体阻断药。主要用于高血压的治疗，也能逆转心室肥厚，保护肾功能。

例题

1. ACEI 的不良反应不包括

A. 咳嗽　　　　　　　　　B. 低血糖　　　　　　　　　C. 低钾血症

D. 首剂低血压　　　　　　E. 血管神经性水肿

参考答案：C

解析：ACEI 抑制血管紧张素转化酶，减少血管紧张素Ⅱ的生成，进而减少醛固酮的量，排钾减少，产生高钾血症，因而不会造成低钾血症。

2. 血管紧张素转换酶抑制剂不良反应发生率较高的是

A. 肝炎　　　　B. 刺激性干咳　　　　C. 粒细胞缺乏症　　　　D. 低钾血症　　　　E. 味觉缺失

参考答案：B

解析：ACE 抑制剂发生率较高的不良反应是刺激性干咳，此不良反应也是被迫停药的主要原因，因此选择正确答案为 B。

3. 血管紧张素转化酶抑制剂（ACEI）类和血管紧张素 II 受体拮抗药（ARB）都具有的作用是

A. 拮抗 AT_2 受体   B. 保存缓激肽活性

C. 抑制血管紧张素转化酶   D. 拮抗 AT_1 受体

E. 减少醛固酮的生成

参考答案：E

解析：ACEI 类和 ARB 通过抑制肾素 – 血管紧张素系统，都可减少醛固酮的生成，因此选择正确答案为 E。

4. ACEI 的不良反应包括

A. 首剂低血压   B. 咳嗽   C. 畸胎

D. 血管神经性水肿   E. 皮疹、白细胞缺乏

参考答案：ABCDE

解析：ACEI 的不良反应包括首剂低血压、咳嗽、高钾血症、低血糖、肾功能损伤、对妊娠与哺乳的影响、血管神经性水肿、含—SH 化学结构的 ACEI 如卡托普利引起的味觉障碍等，因此选择正确答案为 ABC-DE。

（李　萍　孙秀兰）

第二十四章 利尿药和脱水药

第一节 利 尿 药

重点	利尿药的分类、各类利尿药的药理作用、作用部位、作用机制、临床应用、不良反应
难点	各类利尿药的作用机制、不良反应
考点	利尿药的药理作用、作用机制、临床应用、不良反应

速览导引图

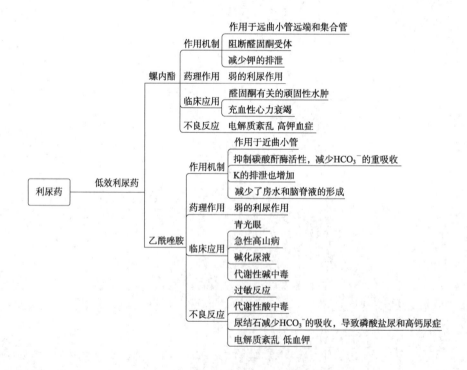

一、定义

利尿药是一类作用于肾脏，增加水和各种电解质排泄，使尿量增加的药物。

二、分类

（一）　按作用强度分类

1. 高效利尿药

呋塞米、依他尼酸、布美他尼等，作用于髓袢升支粗段，也称为袢利尿药。

2. 中效利尿药

噻嗪类或类噻嗪类，如氢氯噻嗪，作用于远曲小管近端。

3. 低效利尿药

螺内酯、氨苯蝶啶等，作用于远曲小管远端和集合管。

（二）　按药物结构、作用部位、对钾离子排泄的影响分类

1. 碳酸酐酶抑制剂

乙酰唑胺等，作用于近曲小管。

2. 袢利尿剂

呋塞米等，作用于髓袢升支粗段。

3. 噻嗪类和类噻嗪类

氢氯噻嗪等，作用于远曲小管近端。

4. 保钾利尿药

螺内酯、氨苯蝶啶等，作用于远曲小管远端和集合管，减少钾排泄。

三、利尿药作用的生理学基础

尿液的形成包括三个过程：肾小球滤过、肾小管和集合管的重吸收、肾小管和集合管的分泌。目前，利尿药主要通过作用在肾小管的不同环节发挥作用。

（一）　肾小球滤过

血液中的成分除了大分子的蛋白质和血细胞外，都可以通过肾小球滤过形成原尿。原尿量每日约180L，但排出的终尿约 1~2L，约99%的原尿在肾小管被重新吸收。原尿量的多少取决于肾血流量及有效滤过压。因为存在球–管平衡机制，故增加肾血流量和肾小球滤过率的药物如强心苷、氨茶碱等利尿作用很弱。肾小球不是利尿药的主要作用部位。

（二）　肾小管重吸收

1. 近曲小管

原尿中各种溶质如葡萄糖、氨基酸、$NaHCO_3$、NaCl 等都可在近曲小管被重新吸收。其中，与利尿药关系密切的是 $NaHCO_3$ 和 NaCl 的重吸收。原尿中约85%的 $NaHCO_3$、40% NaCl 和60%的水在此段被重吸收。碳酸酐酶抑制剂是作用在近曲小管的利尿药。

在近曲小管管腔侧存在 $Na^+ - H^+$ 交换子，使管腔内的 Na^+ 进入细胞，H^+ 进入管腔。进入细胞的 Na^+ 通过基侧质膜的 Na^+，$K^+ - ATP$ 酶泵出，进入间质。分泌入管腔的 H^+ 和管腔内的 HCO_3^- 结合形成 H_2CO_3，H_2CO_3 分解为 CO_2 和 H_2O（脱水）后迅速进入细胞。在细胞内再反应生成 H_2CO_3（水化）。H_2CO_3 在细胞内分解后形成的 H^+ 进行 $Na^+ - H^+$ 交换，HCO_3^- 经转运子转运通过基侧膜入血。在脱水和水化过程中，都需要碳酸酐酶的催化。因此，碳酸酐酶抑制剂可影响 $NaHCO_3$ 的重吸收从而发挥利尿作用。

2. 髓袢降支细段

降支细段只吸收水，不吸收电解质。此段与利尿药的作用没有明显关系。

3. 髓袢升支粗段髓质部和皮质部

此段只吸收电解质而不吸收水。原尿中约35%的 Na^+ 在此段被重新吸收。与 NaCl 吸收密切相关的机制是

$Na^+ - K^+ - 2Cl^-$ 共转运子。管腔内的 Na^+ 进入细胞后通过基侧质膜的 Na^+，$K^+ - ATP$ 酶转运到细胞间质。在细胞内蓄积的 K^+ 通过扩散返回管腔，形成管腔内的正电位，从而驱动 Mg^{2+} 和 Ca^{2+} 的重吸收。髓袢升支粗段髓质部和皮质部对尿液的浓缩和稀释功能有重要影响。

（1）肾脏对尿液的稀释功能：当原尿流经髓袢升支粗段髓质部和皮质部时，由于此段对水不通透，随着 NaCl 等的再吸收原尿渗透压逐渐降低，形成肾脏对尿液的稀释功能。

（2）肾脏对尿液的浓缩功能：转运到髓质间液中的 NaCl 在逆流倍增机制作用下，与尿素一起共同形成髓质高渗区。当尿液流经集合管时，在抗血管升压激素（ADH）的调节下，大量的水被重吸收，形成肾脏对尿液的浓缩功能。

袢利尿药抑制 $Na^+ - K^+ - 2Cl^-$ 共转运子，破坏肾脏对尿液的稀释和浓缩功能，排出大量接近等渗的尿液，发挥强大的利尿作用。

4. 远曲小管

远曲小管吸收原尿中约 10% 的 Na^+，该作用主要通过 $Na^+ - Cl^-$ 共同转运子进行。此段对水也不通透，因此随着 NaCl 的吸收，尿液进一步稀释。噻嗪类利尿药作用于此环节发挥利尿作用。此外，Ca^{2+} 通过顶质膜上的钙通道和基侧质膜上的 $Na^+ - Ca^{2+}$ 交换子被重吸收，甲状旁腺激素（PTH）对这个过程有调节作用。

5. 集合管

集合管重新吸收原尿中 2～5% 的 NaCl。其充吸收方式除 $Na^+ - H^+$ 交换外，同时也有 $Na^+ - K^+$ 交换过程。其中 $Na^+ - K^+$ 交换与醛固酮关系密切。醛固酮可通过对基因转录的影响，增加顶质膜钠通道和钾通道的活性，也能增加 Na^+，$K^+ - ATP$ 酶活性，促进 Na^+ 的重吸收和 K^+ 的排泄。螺内酯及氨苯蝶啶等药物作用在集合管，可以抑制 $Na^+ - K^+$ 交换，从而发挥保钾的利尿作用。

四、常用利尿药

（一）高效利尿药（袢利尿药）

代表药物：呋塞米（furosemide，速尿）、布美他尼（bumetanide）、依他尼酸（ethacrynic acid，利尿酸）、托拉塞米。

1. 药理作用及作用机制

（1）利尿作用：抑制髓袢升支粗段管腔膜一侧的 $Na^+ - K^+ - 2Cl^-$ 共同转运体，影响肾脏对尿液的稀释功能和浓缩功能，排出大量接近等渗的尿液，增加 NaCl 的排泄。与此同时，K^+ 的重吸收减少使 K^+ 再循环产生的管腔正电位下降，Ca^{2+}、Mg^{2+} 吸收的驱动力下降，重吸收减少，排泄也显著增加。此外，由于大剂量呋塞米抑制近曲小管的碳酸酐酶，HCO_3^- 的排泄也增加。

（2）影响血流动力学：高效利尿药促进肾脏前列腺素的合成，产生扩张血管的作用。呋塞米通过扩张血管，增加静脉血容量，降低左室充盈压，减轻心力衰竭患者的肺水肿症状；同时，呋塞米扩张肾血管，可增加肾脏血流量。

2. 体内过程

吸收快，起效快，作用时间 2～3 小时，主要通过肾脏近曲小管有机酸分泌机制排泄，部分以原型从肾脏排泄。其中，与其他通过有机酸分泌机制进行排泄的药物会形成竞争现象，使排泄减少，如吲哚美辛。

3. 临床应用

（1）急性肺水肿和脑水肿：呋塞米静脉注射给呀可迅速扩张容量血管，减少回心血量，在利尿作用产生之前就能缓解肺水肿。同时，强大的利尿作用血液浓缩，增高血浆渗透压，帮助消除脑水肿。

（2）严重的心、肝、肾性水肿等：袢利尿药作用强，主要用于其他利尿药无效的严重水肿。

（3）急、慢性肾衰竭：呋塞米增加尿量，可冲洗肾小管，同时，具有扩张肾血管的作用，可增加肾脏血流量和肾小球滤过率，有利于保护肾功能。

（4）高钙血症：袢利尿药减少钙的重吸收，使血钙降低。

（5）加速毒物的排泄：肾脏是主要的排泄器官，使用袢利尿药配合输液使尿量增加，从而增加经肾脏排泄的药物的排泄量。

4. 不良反应

（1）水、电解质紊乱：低血容量、低钾血症、低氯碱血症、低钠血症、低镁血症等。低氯碱血症的发生是因为袢利尿药增加水盐排泄，从而使集合管 K^+、H^+ 分泌增加。低钾血症容易诱发心律失常，对肝硬化患者可诱发肝性脑病，需及时处理。如低钾血症和低镁血症同时存在，应注意及时纠正低镁血症。因 Na^+，K^+ – ATP 酶的激活需要 Mg^{2+}。

（2）耳毒性：有剂量依赖性，依他尼酸发生率最高，布美他尼的耳毒性最小。可表现为耳鸣、听力减退、暂时性耳聋，依他尼酸甚至可能引起永久性耳聋。应避免与其他有耳毒性的药物同时使用，如氨基糖苷类抗生素。

（3）高尿酸血症：高效利尿药通过近曲小管有机酸分泌机制排泄，与尿酸排泄形成竞争，同时，因其强大的利尿作用，血容量降低，近曲小管对尿酸的重新吸收增加。

（4）其他：高血糖、高脂血症、过敏反应、胃肠道反应，其中呋塞米、布美他尼、托拉塞米有磺胺结构，与磺胺类药物可发生交叉过敏反应。

（二）中效利尿药（噻嗪类及类噻嗪类）

1. 常用药物

（1）噻嗪类：氢氯噻嗪（hydrochlorothiazide）、氯噻嗪（chlorothiazide）等。

（2）类噻嗪类：吲达帕胺（indapamide）、氯噻酮（chlortalidone）、美托拉宗（metolazone）、喹乙宗（quinithazone）等。

2. 药理作用及作用机制

（1）利尿作用：抑制远曲小管近端的 Na^+ – Cl^- 共同转运体，影响肾脏对尿液的稀释功能，增加 NaCl 的排泄，产生中等程度的利尿作用。此外，噻嗪类促进远曲小管由 PTH 调节的 Ca^{2+} 的重吸收，减少 Ca^{2+} 的排泄。噻嗪类药物抑制近曲小管的碳酸酐酶，HCO_3^- 的排泄也有所增加。

（2）抗利尿作用：噻嗪类减少尿崩症患者的尿量。

（3）抗高血压作用：早期通过降低血容量降压，长期用药通过扩张血管降压。

3. 体内过程

噻嗪类通过肾小管有机酸分泌机制排泄，与尿酸排泄形成竞争。

4. 临床应用

（1）水肿：各种原因引起的轻度到中度水肿。

（2）高血压：是高血压治疗的一线药物，可以单独使用，也可以与其他药物联合使用。

（3）其他：尿崩症（肾性尿崩症、加压素无效的垂体性尿崩症）、高尿钙伴有肾结石（在 PTH 的调节下，增加钙的重吸收）等。

5. 不良反应

（1）电解质紊乱：低钾血症、低血钠、低镁血症、代谢性碱血症、高钙血症等。

（2）高尿酸血症：可能诱发痛风发作。

（3）高血糖、高脂血症：噻嗪类利尿药可引起代谢改变，故糖尿病、高脂血症患者应慎用。

（4）过敏反应：与磺胺类存在交叉过敏反应，发生皮疹、血小板减少、溶血性贫血等。

（三） 低效利尿药

1. 代表药物

醛固酮受体阻断药：螺内酯（spironolactone）、依普利酮（eplerenone）、坎利酮（canrenone）、坎利酸钾（potassium canrenoate）等。

肾小管上皮细胞 Na^+ 通道抑制药：氨苯蝶啶（triamterene）、阿米洛利（amiloride）。

这两类药物都属于保钾利尿药。

2. 醛固酮受体阻断药

3. 螺内酯

（1）**药理作用及作用机制**：螺内酯结构类似于醛固酮，作用于远曲小管远端和集合管，阻断醛固酮受体，拮抗醛固酮的作用，抑制钠钾交换，使钾的排泄减少，产生弱的利尿作用。

（2）**体内过程**：起效慢，作用持久，只在体内有醛固酮存在时发挥作用。

（3）**临床应用**

①与醛固酮有关的顽固性水肿：如肝硬化、肾病综合征患者的水肿治疗。

②充血性心力衰竭：既可利尿消除水肿，也能抑制心肌纤维化。

（4）**不良反应**

①电解质紊乱：高钾血症。

②其他：头痛；精神紊乱；性激素样副作用，如妇女多毛症、男性乳房女性化等。

3. 依普利酮

醛固酮受体阻断药，对醛固酮受体有高度的选择性，对其他甾体类激素受体亲和力低。口服易吸收，不受食物的影响，副作用小。主要用于高血压、心力衰竭的治疗。

4. 肾小管上皮细胞钠离子通道抑制药

5. 氨苯蝶啶、阿米洛利

（1）**药理作用及作用机制**：氨苯蝶啶和阿米洛利作用于远曲小管远端和集合管，阻滞管腔钠通道，减少钠的重吸收。由于钠的重吸收减少，管腔负电位降低，驱动钾分泌的动力下降，起到保钾、利尿作用，但利尿作用弱。阿米洛利高浓度时阻滞 $Na^+ - H^+$ 交换和 $Na^+ - Ca^{2+}$ 反向转运子，抑制 H^+ 和 Ca^{2+} 的排泄。

（2）**临床应用**：与排钾利尿药合用治疗顽固性水肿。

（3）**不良反应**

①电解质紊乱：高钾血症。

②其他：嗜睡、消化道症状等。

（四） 碳酸酐酶抑制剂

1. 乙酰唑胺（acetazolamide, 醋唑磺胺, diamox）

（1）**药理作用及作用机制**：乙酰唑胺作用于近曲小管，抑制碳酸酐酶活性，减少 HCO_3^- 的重吸收，产生弱的利尿作用，对 K^+ 的排泄也增加。此外，乙酰唑胺还抑制其他部位的 HCO_3^- 的转运，包括睫状体向房水分泌 HCO_3^- 和脉络丛向脑脊液分泌 HCO_3^-，从而减少了房水和脑脊液的形成。

（2）**临床应用**：乙酰唑胺作用较弱，很少作为利尿药使用。

①青光眼：房水形成减少，眼内压下降，用于各种类型的青光眼治疗。

②急性高山病：乙酰唑胺减少脑脊液产生，降低脑组织 pH，减轻症状。如在登山前 24 小时口服乙酰唑胺可以预防高山病的发作。

③碱化尿液：乙酰唑胺增加 HCO_3^- 排泄，起到碱化尿液的作用。

④代谢性碱中毒。

⑤其他：如癫痫的辅助治疗、伴有低钾血症的周期性瘫痪、高磷酸盐血症等。

（3）不良反应

①过敏反应：与磺胺类药物有交叉过敏反应。

②代谢性酸中毒：长期用药使 HCO_3^- 排泄增加，引起高氯性酸中毒。

③尿结石：减少 HCO_3^- 的吸收，导致磷酸盐尿和高钙尿症。

④电解质紊乱：低钾血症。

⑤其他：嗜睡、感觉异常等。

2. 利尿药对电解质排泄的影响

（1）对 Na^+、Cl^- 排泄的影响：现有的利尿药大都通过促进 Na^+、Cl^- 排泄而发挥利尿作用，用药后 Na^+ 和 Cl^- 的排泄都是增加的，其排泄量的多少与利尿效应一致。

（2）对 K^+ 的排泄，除保钾利尿药外，其他利尿药都能促进钾排泄。

①高效、中效利尿药不抑制远曲小管的 $Na^+ - K^+$ 交换，而且由于它们在远曲小管以上各段减少了 Na^+ 的再吸收，使到达远曲小管的尿液中含有较多的 Na^+，导致 $Na^+ - K^+$ 交换有所增加。

②由于利尿药降低血容量而激活肾压力感受器及肾交感神经，促进肾素的释放，从而使醛固酮分泌增加，因而进一步促进 $Na^+ - K^+$ 交换而导致 K^+ 外排增多。

（3）对 HCO_3^- 排泄的影响：排 HCO_3^- 最多的利尿药为乙酰唑胺，袢利尿药和噻嗪类利尿药也可使 HCO_3^- 的排泄略有增加。

第二节　脱　水　药

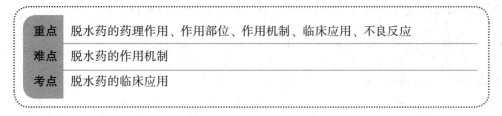

重点	脱水药的药理作用、作用部位、作用机制、临床应用、不良反应
难点	脱水药的作用机制
考点	脱水药的临床应用

速览导引图

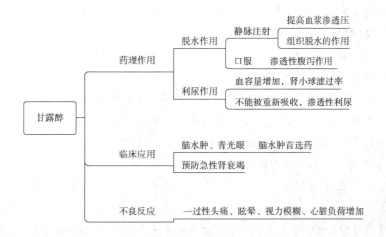

代表药物：甘露醇、山梨醇、高渗葡萄糖、尿素等。脱水药一般具备的特点如下。

（1）静脉注射后不易通过毛细血管进入组织。

（2）易经肾小球滤过。

（3）不易被肾小管再吸收。

（4）在体内不被代谢。

以上脱水药中甘露醇作用最好。

一、甘露醇（mannitol）

1. 药理作用及作用机制

（1）脱水作用：甘露醇静脉注射后提高血浆渗透压，组织间液向血液转移，产生组织脱水的作用。甘露醇口服有渗透性腹泻作用。

（2）利尿作用：组织间液向血液转移后，血容量增加，肾小球滤过率增加；同时，甘露醇可以被肾小球滤过，不能被肾小管重新吸收，产生利尿作用，也称为渗透性利尿药。

2. 临床应用

（1）脑水肿、青光眼：甘露醇是治疗脑水肿，降低颅内压的首选药物。

（2）预防急性肾衰竭。

（3）渗透性腹泻作用可用于胃肠道消除毒性物质。

3. 不良反应

一过性头痛、眩晕、视力模糊、心脏负荷增加等。

二、山梨醇（sorbitol）

甘露醇的同分异构体，在体内可转化为果糖，故作用弱。

三、高渗葡萄糖（hypertonic glucose）

易进入组织及被代谢，作用弱，持续时间短，与甘露醇合用治疗脑水肿和急性肺水肿。

例题

1. 氢氯噻嗪的不良反应不包括

A. 低钾血症　　　　B. 低钙血症　　　　C. 低镁血症　　　　D. 高血糖　　　　E. 高脂血症

参考答案：B

解析：氢氯噻嗪促进远曲小管由 PTH 调节的 Ca^{2+} 的重吸收，减少 Ca^{2+} 的排泄，不会发生低钙血症。

2. 下列哪些药物可治疗青光眼

A. 甘露醇　　　　B. 山梨醇　　　　C. 乙酰唑胺　　　　D. 匹鲁卡品　　　　E. 毒扁豆碱

参考答案：ABCDE

解析：甘露醇、山梨醇通过提高血浆渗透压，产生组织脱水作用而降低眼内压；乙酰唑胺通过抑制眼睫状体上皮细胞的碳酸酐酶，可减少房水的产生，使眼内压下降；匹鲁卡品通过激动 M 胆碱受体而降低眼内压；毒扁豆碱通过抑制胆碱酯酶而降低眼内压。因此选择正确答案为 ABCDE。

3. 抑制远曲小管近端 Na^+–Cl^- 交换体的药物是

A. 螺内酯　　　　B. 氨苯蝶啶　　　　C. 乙酰唑胺　　　　D. 依他尼酸　　　　E. 氢氯噻嗪

参考答案：E

解析：氢氯噻嗪通过抑制远曲小管的 Na^+–Cl^- 共同转运子，同时对碳酸酐酶也有一定的抑制作用，减少远曲小管及集合管对 NaCl 的重吸收，从而发挥中等程度的利尿作用，因此选择正确答案为 E。

4. 氨苯蝶啶的利尿作用机制是

A. 抑制 $K^+ - Na^+ - 2Cl^-$ 共同转运系统

B. 抑制 $Na^+ - Cl^-$ 转运系统

C. 拮抗醛固酮

D. 抑制碳酸酐酶

E. 抑制远曲小管及集合管对 NaCl 的重吸收

参考答案：E

解析：氨苯蝶啶作用于远曲小管及集合管，通过阻滞 Na^+ 通道而减少 NaCl 的重吸收，从而发挥较弱的利尿作用，因此选择正确答案：E。

5. 下列关于甘露醇的叙述不正确的是

A. 临床须静脉给药　　　　　　　　　B. 体内不被代谢

C. 不易通过毛细血管　　　　　　　　D. 能提高血浆渗透压

E. 易被肾小管重吸收

参考答案：E

解析：甘露醇具备如下特点：静脉注射后不易通过毛细血管进入组织，体内不被代谢；易经肾小球滤过；不易被肾小管重吸收；通过提高血浆渗透压而发挥利尿作用，因此选择正确答案为 E。

6. 下列哪一组用药是不合理的

A. 氢氯噻嗪 + 螺内酯　　　　　　　　B. 呋塞米 + 氯化钾

C. 氢氯噻嗪 + 氯化钾　　　　　　　　D. 呋塞米 + 氢氯噻嗪

E. 呋塞米 + 氨苯蝶啶

参考答案：D

解析：呋塞米（高效利尿药）与氢氯噻嗪（中效利尿药）合用没有必要，且可引起严重的不良反应，不符合合理用药原则，因此选择正确答案为 D。

7. 呋塞米没有的不良反应是

A. 低氯性碱中毒　　　　　　B. 低钾血症　　　　　　C. 低钠血症

D. 低镁血症　　　　　　　　E. 血尿酸浓度降低

参考答案：E

解析：呋塞米的不良反应包括水与电解质紊乱（低血容量、低钠血症、低钾血症、低氯碱血症、低镁血症）、耳毒性（不宜与其他具有耳毒性的药物合用）、高尿酸血症、高血糖、高脂血症、消化道症状、粒细胞减少、过敏反应等，因此选择正确答案为 E。

8. 呋塞米的临床应用包括

A. 严重、顽固性水肿　　　　　　　　B. 急性肺水肿、脑水肿

C. 防治肾功能不全（少尿期）　　　　D. 加速毒物排泄

E. 高钙血症

参考答案：ABCDE

解析：呋塞米的临床应用包括急性肺水肿或脑水肿、其他严重水肿、急慢性肾衰竭、高钙血症、加速某些毒物的排泄，因此选择正确答案 ABCDE。

9. 呋塞米治疗急性肺水肿有利因素是

A. 减少血容量　　　　　　　　B. 促进前列腺素的合成　　　　　　C. 降低肺压

D. 拮抗醛固酮   E. 抑制碳酸酐酶

参考答案：ABC

解析： 静注呋塞米可通过促进前列腺素的合成，迅速扩张容量血管，降低肺毛细血管通透性，使回心血量减少，在利尿作用前即可缓解急性肺水肿，是治疗急性肺水肿的迅速有效的治疗手段之一，因此选择正确答案为 ABC。

10. 螺内酯的主要不良反应

A. 高钾血症   B. 性激素样的作用   C. 低钾血症

D. 妇女多毛症   E. 高血镁

参考答案：ABD

解析： 螺内酯的主要不良反应包括高钾血症、性激素样副作用（男性乳房女性化、妇女多毛症等），因此选择正确答案为 ABD。

11. 螺内酯的特点是

A. 增加 Na^+、Cl^- 排泄，K^+ 排泄少，当体内醛固酮增多时，能减弱或抵消该药的作用

B. 排 Na^+、Cl^- 增加，排 K^+ 少，当切除肾上腺或体内醛固酮有变化，不影响利尿作用

C. 显著排 Na^+、Cl^-、K^+，作用于髓袢升枝粗段

D. 作用于远曲小管使 Na^+、Cl^-、K^+ 排出增加

E. 利尿作用弱，起效慢而维时久

参考答案：AE

解析： 螺内酯通过竞争醛固酮作用，增加 Na^+、Cl^- 排泄，减少 K^+ 排泄，利尿作用弱且起效缓慢而持久，利尿作用与体内的醛固酮浓度有关，当体内存在醛固酮时才能发挥作用，因此选择正确答案为 AE。

12. 甘露醇的临床应用有

A. 脑水肿   B. 预防急性肾衰竭

C. 慢性心功能不全   D. 青光眼

E. 轻度高血压

参考答案：ABD

解析： 甘露醇主要用于脑水肿、青光眼（甘露醇是治疗脑水肿，降低颅内压的首选药物）；预防急性肾衰竭；渗透性腹泻作用可用于胃肠道消除毒性物质，因此选择正确答案为 ABD。

13. 下列哪些药物可治疗青光眼

A. 甘露醇   B. 山梨醇   C. 乙酰唑胺   D. 匹鲁卡品   E. 毒扁豆碱

参考答案：ABCDE

解析： 甘露醇、山梨醇通过提高血浆渗透压，产生组织脱水作用而降低眼内压；乙酰唑胺通过抑制眼睫状体上皮细胞的碳酸酐酶，可减少房水的产生，使眼内压下降；匹鲁卡品通过激动 M 胆碱受体而降低眼内压；毒扁豆碱通过抑制胆碱酯酶而降低眼内压；因此选择正确答案：ABCDE。

（李　萍　孙秀兰）

第二十五章　抗高血压药

<table>
<tr><td>重点</td><td>抗高血压药物的分类；一线抗高血压药物（利尿药、血管紧张素 I 转化酶抑制药及血管紧张素 II 受体阻断药、β 受体阻断药、钙通道阻滞药）的药理作用、作用机制、临床应用和不良反应；二线抗高血压药可乐定、哌唑嗪、硝普钠、二氮嗪等的抗高血压作用机制、临床应用和应用注意；合理应用抗高血压药的注意事项</td></tr>
<tr><td>难点</td><td>抗高血压药物的分类；一线抗高血压药物（利尿药、血管紧张素 I 转化酶抑制药及血管紧张素 II 受体阻断药、β 受体阻断药、钙通道阻滞药）的药理作用、作用机制、临床应用和不良反应；二线抗高血压药可乐定、哌唑嗪、硝普钠的抗高血压作用机制、临床应用</td></tr>
<tr><td>考点</td><td>利尿药、血管紧张素 I 转化酶抑制药及血管紧张素 II 受体阻断药、β 受体阻断药、钙拮抗药抗高血压的作用特点、临床应用</td></tr>
</table>

高血压：正常血压值应低于 140/90mmHg，血压高于上述值即为高血压。

高血压绝大多数是原发性高血压，发病机制不明，如果血压控制不好容易发生心脑血管意外、肾功能异常等并发症，致死致残率较高；少数有病因可查的高血压为继发性高血压，如妊娠高血压等。

形成动脉血压形成的基本因素包括以下几种。

（1）心排血量：受心功能、血容量、回心血量的影响。

（2）外周血管阻力：受小动脉紧张度的影响。

（3）足够的血液充盈（循环血量）。

抗高血压药：能降低血压，用于治疗高血压的药物称为抗高血压药。抗高血压药用药目的主要是：降低血压，改善症状；减少脑血管意外、心力衰竭、肾衰竭等严重并发症的发生；降低死亡率。

第一节　抗高血压药物的分类

1. 利尿药

如噻嗪类利尿药氢氯噻嗪等。

2. 交感神经抑制药

（1）中枢性降压药：如可乐定等。

（2）神经节阻断药：如樟磺咪芬等。

（3）去甲肾上腺素能神经末梢阻滞药：如利舍平、胍乙啶等。

（4）肾上腺素受体阻断药：如普萘洛尔、阿替洛尔等。

3. 肾素－血管紧张素系统抑制药

（1）血管紧张素转化酶抑制药：如卡托普利、依那普利等。

（2）血管紧张素 Ⅱ 受体阻断药：如氯沙坦等。

（3）肾素抑制药：如雷米克林等。

4. 钙通道阻滞药

如硝苯地平、尼群地平等。

5. 血管扩张药

如肼屈嗪、硝普钠等。

其中，利尿药、血管紧张素 Ⅰ 转化酶抑制药、血管紧张素 Ⅱ 受体拮抗药、β 受体阻断药、钙通道阻滞药可作为第一线抗高血压药。

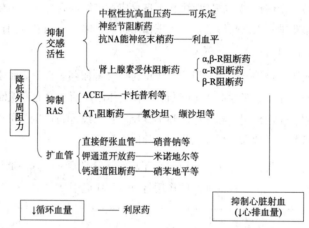

第二节　常用抗高血压药物

一、利尿药

（一）降压机制

（1）初期降压机制是排钠利尿，造成体内钠水负平衡，使细胞外液和血容量减少，导致心排血量降低，血压下降。

（2）长期应用利尿药，血容量与心排血量逐渐恢复正常时，血压仍有持续性降低，机制可能为

①平滑肌细胞内钠浓度降低导致钙浓度降低，血管舒张。

②降低血管平滑肌对缩血管物质的反应性。

③诱导血管壁产生扩血管物质，如激肽、PG 等。

（二）临床应用

基础降压药，降低高血压并发症的发病率和死亡率。可单用也可与其他药物联合应用治疗各类高血压。使用氢氯噻嗪剂量不宜超过 25mg，如超过 25mg 仍然不能有效地发挥作用，需与其他类型抗高血压药合用或更换其他降压药。

（三）不良反应

电解质紊乱（可与保钾利尿药、血管紧张素转化酶抑制剂联合应用）、影响脂质代谢和糖代谢。其中，

吲达帕胺（indapamide）对脂代谢影响小，不引起血脂升高，伴有高脂血症的高血压患者可使用吲达帕胺。

二、钙通道阻滞药

钙通道阻滞药阻断钙通道，减少钙离子进入血管平滑肌细胞，降低钙离子浓度，松弛血管平滑肌，降低血压。L型钙通道阻滞药中，二氢吡啶类对血管作用比较明显，非二氢吡啶类药物对心脏和血管都有作用。

优点：降压时不降低重要器官血流量，不引起脂质代谢和葡萄糖耐受性的改变。

缺点：二氢吡啶类药物如硝苯地平可引起交感神经活性反射性增强。

（一）硝苯地平（nifedipine）

1. 药理作用

阻断细胞膜L型钙通道，减少钙离子从胞外进入胞内，降低细胞内钙离子浓度，扩张血管，尤其是小动脉扩张，降低外周阻力，使血压下降。但由于血管扩张作用明显，可反射性兴奋交感神经，导致心率加快。

2. 临床应用

可用于各型高血压的治疗。对高血压伴有心绞痛、肾脏疾病、哮喘、高脂血症、糖尿病等也适用。可使用缓释片减少反射性交感神经兴奋。

（二）尼群地平（nitrendipine）

血管松弛作用强，降压温和持久，可用于各型高血压的治疗。

（三）拉西地平（lacidipine）

对血管选择性高，起效慢，持续时间长。不易引起反射性心脏兴奋，用于各型高血压的治疗。也有抗动脉粥样硬化作用。

（四）氨氯地平（amlodipine）

降压作用平缓，作用于硝苯地平类似，持续时间长，每日用药一次即可。

三、β受体阻断药

药理作用机制：β受体阻断药的降压作用大多与β受体阻断有关。

（1）心脏：阻断心肌细胞β受体，心肌收缩力减弱，心率减慢，心排血量降低。

（2）肾脏：阻断肾小球球旁细胞β受体，减少肾素分泌，抑制肾素－血管紧张素系统对血压的调节作用。

（3）交感神经末梢突触前膜：抑制正反馈，减少去甲肾上腺素分泌。

（4）中枢（下丘脑、延髓）：阻断β受体，兴奋性神经元活动减弱，外周交感神经张力降低，血管扩张，血管阻力降低。

（5）改变压力感受器的敏感性。

（6）增加前列环素的合成。

1. 普萘洛尔（propranolol）

临床应用：用于各型高血压，可单独使用，也可与其他降压药联合使用。对心排血量及肾素活性偏高的高血压患者疗效较好，对伴有心绞痛、脑血管病变、偏头痛、焦虑症的高血压患者也有显著效果。

2. 阿替洛尔（atenolol）

选择性β_1受体阻断药，对心脏选择性高，对支气管平滑肌β_2受体影响小。用于各型高血压，每日用药1次。

3. 拉贝洛尔（labetalol）

α、β受体阻断药，可用于各型高血压、高血压急症、妊娠高血压、嗜铬细胞瘤等。

4. 卡维地洛（carvedilol）

α、β 受体阻断药，对脂代谢没有不良影响。用于轻度、中度高血压或伴有糖尿病、肾功能不全的高血压患者。

四、血管紧张素 I 转化酶抑制药

1. 药理作用

（1）抑制 ACE，使 Ang II 减少，扩张血管。

（2）抑制缓激肽降解，增加缓激肽含量。

（3）降低交感神经活性。

（4）抑制心肌及血管重构。

（5）降低体内醛固酮含量。

2. 临床应用

各型高血压，对伴有心功能不全、缺血性心脏病、糖尿病、左心室肥厚的高血压患者可用作首选。

3. 卡托普利（captopril）

用于各型高血压的治疗。可单独使用，也可与利尿药等合用。对伴有糖尿病及胰岛素抵抗、心力衰竭、急性心肌梗死、左心室肥厚的高血压患者疗效明显，停药无反跳现象。

4. 依那普利（enalapril）

作用时间长，药效强。每日用药 1 次即可。用于高血压的治疗，无青霉胺样反应，咳嗽较明显。

五、AT$_1$ 受体阻断药

药理作用与机制

（1）拮抗 Ang II 通过 AT$_1$ 受体介导的作用，扩张血管；间接激动 AT$_2$ 受体，也引起血管扩张。

（2）抑制心肌、血管重构。

（3）降低醛固酮含量。

氯沙坦（losartan）

可用于各型高血压，也可与利尿药合用。

第三节　其他经典抗高血压药物

一、中枢性降压药

（一）可乐定（clonidine）

1. 药理作用

可乐定降压作用中等偏强，对胃肠运动及分泌有抑制作用。其降压机制如下。

（1）兴奋延髓背侧孤束核突触后膜的 α$_2$ 受体，抑制交感神经中枢的传出冲动，扩张外周血管，降低血压。

（2）作用于延髓嘴端腹外侧区的咪唑林受体，降低交感神经张力，外周血管阻力降低，产生降压作用。

此外，大剂量可乐定也可兴奋外周血管平滑肌上的 α 受体，收缩血管。因此大剂量使用可乐定可能引起血压先升后降。

2. 体内过程

口服易吸收，能透过血 – 脑屏障。

3. 临床应用

可用于中度高血压，也可与利尿药合用用于重度高血压，还可用于偏头痛、镇痛药成瘾者戒毒、青光眼等的治疗。

4. 不良反应

不良反应有口干、便秘、血管神经性水肿、心动过缓、食欲不振等，对中枢有抑制作用，对从事高空作业等人群不宜使用。突然停药可发生反跳现象。

（二）莫索尼定（moxonidine）

对咪唑林受体选择性高于可乐定，不良反应相对较少。用于轻、中度高血压。

二、血管平滑肌扩张药

优点：直接扩张血管，降低血压。

缺点：扩张动脉、扩张静脉均可反射性引起交感神经兴奋，出现心率加快，心肌收缩力加强，心排血量增加的作用，可部分抵消降压作用，且加重心脏负担，有心悸、诱发心绞痛等不良反应。此外，血压下降后反射性增加醛固酮分泌，引起水钠潴留。故一般不单独用于高血压治疗。

硝普钠（sodium nitroprusside）

1. 药理作用

硝普钠为 NO 供体，促进 NO 合成，激活鸟苷酸环化酶，促进 cGMP 的形成，产生血管扩张作用。对小动脉、小静脉都有扩张作用。但不降低冠脉血流、肾血流及肾小球滤过率。

2. 体内过程

口服不吸收，需静脉给药，起效快，作用时间短。

3. 临床应用

因作用时间短，作用强，可用于高血压急症、手术麻醉时控制性低血压、高血压合并心衰、嗜铬细胞瘤发作引起的血压升高等情况。

4. 不良反应

有恶心、呕吐、烦躁不安、头痛、皮疹等反应。其代谢产物中有氰化物和硫氰化物，过量使用可引起中毒。

三、神经节阻断药

樟磺咪芬（trimethaphan camsylate）

优点：降压效果明显。

缺点：对交感神经节、副交感神经节均有阻断作用，不良反应严重。

偶可用于高血压危象、主动脉夹层动脉瘤等。

四、α_1 受体阻断药

哌唑嗪（prazosin）

阻断 α_1 受体，扩张动脉及静脉，降低血压，不易引起反射性心脏兴奋。对代谢没有不良影响，对血脂代谢有利。典型的不良反应有首剂现象（首剂低血压）。

五、去甲肾上腺素能神经末梢阻滞药

利舍平、胍乙啶

不良反应多，使用较少。

六、钾通道开放药

米诺地尔 （minoxidil）

此类药物引起钾通道开放，钾离子外流增加，使电压依赖性钙通道不易开放，细胞内钙离子减少，产生扩血管及抑制心脏等作用，从而降低血压。但易引起反射性心脏兴奋、醛固酮释放增加。

七、其他

前列环素合成促进药：沙克太宁（cicletanine，西氯他宁）等。

肾素抑制剂：雷米克林（remikiren）、依那克林（enalkiren）等。

5-HT 受体阻断药：酮色林（ketanserin）等。

内皮素受体阻断药：波生坦（bosentan）等。

第四节　高血压药物治疗的新概念

1. 高血压药物治疗新概念

（1）有效治疗与终身治疗：将血压控制在 138/83mmHg。

（2）保护靶器官：血管紧张素转化酶抑制剂、钙通道阻滞药等对心、脑、肾等靶器官有保护作用。

（3）平稳降压。

（4）联合用药：提高疗效，减少不良反应。

2. 抗高血压药的合理应用

（1）根据高血压轻重选药。

（2）根据病情选用

①高血压合并心功能不全或支气管哮喘：可使用利尿药、ACEI、哌唑嗪等，合并支气管哮喘避免使用 β 受体阻断药。

②高血压合并肾功能不良：可使用 ACEI、钙通道阻滞药等。

③高血压合并心动过速、年龄在 50 岁以下：可使用 β 受体阻断药。

④高血压合并消化性溃疡：可使用可乐定（抑制胃肠分泌及运动）。

⑤高血压伴潜在性糖尿病或痛风：可使用 ACEI、α_1 受体阻滞药、钙通道阻滞药等，避免使用噻嗪类利尿药。

⑥高血压危象及脑病：可使用硝普钠、二氮嗪（钾通道开放药）、高效利尿药等。

⑦心排血量及肾素活性偏高的高血压：可选用 β 受体阻断药如普萘洛尔。

⑧高血压伴有糖尿病、左心室肥厚、左心功能障碍、急性心肌梗死：可首选 ACEI。

例题

1. 女性，50 岁，高血压病 5 年，空腹血糖 7.0mmol/L，尿蛋白（＋＋＋）。该患者首选的降压药物是

A. 利尿药　　　　　　　　　　　　　　B. β 受体阻断药

C. 钙通道阻滞剂　　　　　　　　　　　D. α 受体阻滞药

E. 血管紧张素转化酶抑制剂

参考答案：E

解析：血管紧张素转化酶抑制剂可作为高血压的首选治疗药物。降压时不伴有心率加快，没有耐受性，不影响脂质和糖代谢，可逆转心血管重构，对肾功能有保护作用。适用于高血压合并糖尿病及肾病的患者。

2. 可乐定的降压作用机制是

A. 阻止 DA 和 NA 进入囊泡，使 NA 的合成，储存减少

B. 阻断中枢神经系统、心脏、肾脏、外周突触前膜的 β 受体

C. 兴奋中枢的咪唑林受体和 α_2 受体

D. 选择性阻断 α_1 受体

E. 扩张小动脉，降低后负荷

参考答案： C

解析： 可乐定通过兴奋中枢的咪唑林受体和 α_2 受体而发挥降压作用，因此选择正确答案为 C。

3. 高血压伴甲状腺功能亢进症者宜选用

A. 硝苯地平　　　B. 普萘洛尔　　　C. 利血平　　　D. 氢氯噻嗪　　　E. 尼莫地平

参考答案： B

解析： 普萘洛尔降压的同时可抑制甲亢症状，因此选择正确答案为 B。

4. 硝苯地平松弛血管平滑肌的作用机制是

A. NO 供体，在细胞内释放 NO　　　　　　B. 激动中枢 α_2 受体

C. 阻断 α_1 受体　　　　　　D. 促进 K^+ 外流，使平滑肌细胞超级化

E. 拮抗 L 型钙通道

参考答案： E

解析： 硝苯地平通过拮抗 L 型钙通道，降低血管平滑肌血管内钙离子浓度，从而产生松弛血管作用，因此选择正确答案为 E。

5. 肾性高血压宜选用

A. 可乐定　　　B. 硝苯地平　　　C. 美托洛尔　　　D. 哌唑嗪　　　E. 卡托普利

参考答案： E

解析： 肾血管性高血压因患者肾素水平高，卡托普利等 ACEI 特别有效，因此选择正确答案为 E。

6. 患者，男性，51 岁。体检诊断为高血压，并伴有左心室肥厚，最宜服用的降压药物是

A. 钙通道阻滞药　　　　　　B. 利尿药

C. 神经节阻断药　　　　　　D. 中枢性降压药

E. 血管紧张素转换酶抑制剂

参考答案： E

解析： ACEI 是伴有糖尿病、肾病、左心室肥厚、左心功能障碍及急性心肌梗死的高血压患者的首选药物，因此选择正确答案为 E。

7. 下列哪种药物可加重糖尿病患者由胰岛素引起的低血糖反应

A. 肼屈嗪　　　B. 哌唑嗪　　　C. 普萘洛尔　　　D. 硝苯地平　　　E. 米诺地尔

参考答案： C

解析： 普萘洛尔可加强降血糖药的降血糖作用，并掩盖低血糖症状，因此选择正确答案为 C。

8. 长期使用利尿药的降压机制主要是

A. 排 Na^+ 利尿，降低血容量　　　B. 降低血浆肾素活性

C. 增加血浆肾素活性　　　　　　D. 减少小动脉壁细胞内 Na^+

E. 抑制醛固酮分泌

参考答案： D

解析： 利尿药初期降压机制是排钠利尿，造成体内钠水负平衡，使细胞外液和血容量减少，导致心排血

量降低，血压下降；长期降压机制可能为：①平滑肌细胞内钠浓度降低导致钙浓度降低，血管舒张；②降低血管平滑肌对缩血管物质的反应性；③诱导血管壁产生扩血管物质，如激肽、PG 等，因此选择正确答案为 D。

9. 利尿药的降压机制有

A. 排钠利尿，减少细胞外液和血容量

B. 动脉壁细胞内 Na^+ 含量降低，使细胞内 Ca^{2+} 含量减少

C. 使平滑肌对收缩血管物质的反应性降低

D. 诱导动脉产生扩血管物质

E. 增加尿酸及血浆肾素活性

参考答案：ABCD

解析： 利尿药初期降压机制是排钠利尿，造成体内钠水负平衡，使细胞外液和血容量减少，导致心排血量降低，血压下降；长期降压机制可能为：①平滑肌细胞内钠浓度降低导致钙浓度降低，血管舒张；②降低血管平滑肌对缩血管物质的反应性；③诱导血管壁产生扩血管物质，如激肽、PG 等，因此选择正确答案 ABCD。

10. 关于吲达帕胺的叙述正确的是

A. 具有利尿、扩血管作用　　　　B. 能激活 ATP 敏感性钾通道

C. 有钙通道阻滞作用　　　　　　D. 不引起血脂异常

E. 可引起血糖及尿酸升高

参考答案：ACDE

解析： 吲达帕胺作为噻嗪类利尿药，与氢氯噻嗪比较的优点是不引起血脂异常，也可引起血糖及尿酸升高，同时具有一定的钙通道阻滞作用，无激活 ATP 敏感性钾通道作用，因此选择正确答案为 ACDE。

11. 可引起心悸而诱发心绞痛的药物有

A. 肼屈嗪　　　B. 硝苯地平　　　C. 维拉帕米　　　D. 利血平　　　E. 卡托普利

参考答案：AB

解析： 肼屈嗪及硝苯地平可强烈舒张血管，引起反射性交感神经兴奋，引起心悸而诱发心绞痛，因此选择正确答案为 AB。

12. 普萘洛尔降压的可能机制是

A. 使心收缩力减弱，心排血量减少

B. 抑制肾素分泌，使血管阻力下降

C. 具有中枢降压作用

D. 阻断支气管 β_2 受体，降低呼吸频率

E. 内在拟交感活性，兴奋外周 β 受体

参考答案：ABC

解析： 普萘洛尔降压机制包括：①心脏。阻断心肌细胞 β 受体，心肌收缩力减弱，心率减慢，心排血量降低。②肾脏。阻断肾小球球旁细胞 β 受体，减少肾素分泌，抑制肾素 – 血管紧张素系统对血压的调节作用。③交感神经末梢突触前膜。抑制正反馈，减少去甲肾上腺素分泌。④中枢（下丘脑、延髓）。阻断 β 受体，兴奋性神经元活动减弱，外周交感神经张力降低，血管扩张，血管阻力降低。⑤改变压力感受器的敏感性。⑥增加前列环素的合成。因此选择正确答案为 ABC。

（许　逸　孙秀兰）

第二十六章 治疗心力衰竭的药物

重点	治疗 CHF 的药物类型；治疗 CHF 一线用药（ACEI、利尿药、强心苷）的药理作用、作用机制、临床应用及不良反应；其他治疗 CHF 药物的机制、作用特点及临床应用
难点	治疗 CHF 的药物类型；ACEI 治疗 CHF 的作用机制和特点；β 受体阻断药治疗 CHF 的机制及注意事项；强心苷的体内过程、药理作用、作用机制、不良反应、临床应用和用法；其他治疗 CHF 药物的机制及作用特点
考点	ACEI 治疗 CHF 的作用机制和特点；强心苷的药理作用、作用机制、不良反应和临床应用

第一节 CHF 的病理生理学及治疗 CHF 药物的分类

心力衰竭（HF）：由各种心脏疾病导致心功能不全的临床综合征。多数情况下，心肌收缩力下降，心排血量减少，不能满足机体代谢的需要，导致动脉系统供血的不足，同时静脉系统（体循环、肺循环）淤血的症状。少数情况如原发性肥厚型心肌病，心肌收缩力基本能够维持正常心排血量，但由于左心室充盈压异常增高，引起肺静脉回流受阻，肺循环淤血，称为舒张性心力衰竭。

由于心力衰竭通常伴有体循环、肺循环的被动性充血，又被称为充血性心力衰竭（CHF）。

一、CHF 时心肌功能及结构变化

1. 心肌功能变化

心力衰竭患者表现有左心、右心或全心功能障碍。多数患者心肌收缩力减弱，少数患者出现舒张功能障碍。

2. 心脏结构变化

心力衰竭发生过程中，心肌长期超负荷，可引起心肌细胞凋亡、心肌细胞外基质堆积、心肌组织纤维化和心肌肥厚重构等变化。

二、CHF 时神经内分泌变化

1. 交感神经系统激活

交感神经激活在心力衰竭早期有一定代偿作用，但过度的交感神经激活可增加心脏负担，诱发心律失常甚至猝死。

2. 肾素 – 血管紧张素 – 醛固酮系统激活

早期肾素 – 血管紧张素 – 醛固酮系统的激活有一定的代偿作用，但长期过度激活该系统可加重心力衰竭，引起心血管肥厚和重构。

3. 精氨酸加压素增多

导致血管收缩，心脏负担增加。

4. 内皮素增多

引起血管收缩、心肌收缩力增加、心室重构等作用。

5. 心房利钠肽、脑利钠肽、肾上腺髓质激素等分泌增多

可扩张血管，减少水钠潴留，对心衰产生有益的影响。

三、CHF 时心肌肾上腺素 β 受体信号转导的变化

（1）β_1 受体下调：心力衰竭时，交感神经激活，β_1 受体密度下降，数目减少，可减轻去甲肾上腺素对心肌的损伤。

（2）β_1 受体与兴奋性 Gs 蛋白脱偶联或减敏：可引起心肌收缩功能障碍。

（3）G 蛋白偶联受体激酶活性增加。

四、治疗心力衰竭药物的分类

1. 肾素－血管紧张素－醛固酮系统抑制药

（1）血管紧张素 I 转化酶抑制药：卡托普利等。

（2）血管紧张素 II 受体阻断药：氯沙坦等。

（3）醛固酮拮抗药：螺内酯等。

2. 利尿药

呋塞米、氢氯噻嗪等。

3. β受体阻断药

卡维地洛、美托洛尔等。

4. 正性肌力药

（1）强心苷类：地高辛等。

（2）非苷类正性肌力药：维司力农、米力农、多巴胺、多巴酚丁胺等。

5. 扩血管药

硝普钠、肼屈嗪、哌唑嗪等。

6. 钙增敏药及钙通道阻滞药

匹莫苯、氨氯地平等。

第二节　肾素－血管紧张素－醛固酮系统抑制药

一、血管紧张素转化酶抑制药

卡托普利（captopril）、依那普利（enalapril）、雷米普利（ramipril）、福辛普利（fosinopril）等。

（一）治疗心力衰竭的作用机制

1. 降低外周血管阻力，降低后负荷

（1）ACE 抑制剂抑制血管紧张素转化酶，减少 Ang II 的生成，使其对血管收缩的作用减弱。

（2）ACE 抑制剂减少缓激肽的降解，增加缓激肽含量，从而促进 NO 和 PGI_2 形成，扩张血管，降低心脏后负荷。

2. 减少醛固酮生成

醛固酮引起水钠潴留，ACE 抑制剂减少其生成，减轻心脏前负荷。

3. 抑制心肌及血管重构

减少 Ang II 和醛固酮的生成，取消其对心血管重构的不利影响，从而逆转心血管重构，改善心脏功能。

4. 对血流动力学的影响

ACE 抑制剂扩张血管，降低血管阻力，增加心排血量，降低左室充盈压，降低室壁张力。扩张肾血管，

增加肾血流量。

5. 降低交感神经活性

ACE 抑制剂减少 Ang Ⅱ 生成，可减少 AT_1 受体介导的去甲肾上腺素的释放，恢复下调的 β 受体数量。

（二）　临床应用

ACE 抑制剂是治疗心力衰竭的一线用药，可消除或缓解 CHF 症状，防止和逆转心肌肥厚，降低病死率，提高生活质量。

二、AT_1 受体阻断药

氯沙坦（losartan）、缬沙坦（valsartan）等。

AT_1 受体阻断药阻断 Ang Ⅱ 的作用，对血管紧张素途径和非血管紧张素途径产生的 Ang Ⅱ 都能发挥作用。

三、抗醛固酮药

螺内酯　（spironolacton）

心力衰竭时，血浆中醛固酮浓度明显升高。醛固酮引起保钠排钾、水钠潴留；有明显的促进生长的作用，可引起心血管重构；醛固酮还阻止心肌摄取去甲肾上腺素，游离去甲肾上腺素浓度升高易诱发心律失常和冠状动脉痉挛，增加猝死的风险。

螺内酯是醛固酮受体阻断药，可对抗醛固酮在心衰时的不利影响。

第三节　利　尿　药

利尿药缓解心力衰竭的症状，属于一线用药。利尿药促进水和电解质排泄，减少血容量，降低心脏前、后负荷；缓解静脉淤血，减轻肺水肿和外周水肿的症状。对心力衰竭伴有水肿或有明显淤血者效果明显。

注意事项如下。

1. 用药选择

轻度心力衰竭可单独使用噻嗪类利尿药；中度和重度心力衰竭或单独使用噻嗪类疗效不明显的可使用袢利尿药或噻嗪类利尿药和保钾利尿药合用；对严重的心力衰竭、慢性心力衰竭急性发作、急性肺水肿或全身水肿的患者可使用呋塞米静脉注射给药；保钾利尿药与其他利尿药合用提高疗效，减少钾的丢失。

2. 使用剂量

利尿药剂量不宜过大，否则会造成有效循环血容量不足，反而加重心力衰竭。

3. 电解质平衡

各型利尿药都会引起电解质紊乱，高效和中效利尿药易发生低钾血症，可诱发心律失常的发生。应用时建议与保钾利尿药合用或补钾。

第四节　β 受体阻断药

β 受体阻断药可与其他药物如 ACE 抑制剂联合使用，是治疗心力衰竭的常规用药。卡维地洛（carvedilol）、美托洛尔（metoprolol）等。

一、治疗心力衰竭的作用机制

1. 拮抗交感活性

心力衰竭时，交感神经系统和肾素 – 血管紧张素 – 醛固酮系统被激活，引起心力衰竭的恶性循环。

（1）β 受体阻断药减少肾素释放，抑制肾素 – 血管紧张素 – 醛固酮系统的作用，减轻 AngⅡ 对心脏的损伤。

（2）拮抗过量的儿茶酚胺类物质对心脏的毒性作用。

（3）改善心肌重构。

（4）下调的 β 受体数量恢复，恢复其正常功能。

2. 抗心律失常

3. 抗心肌缺血作用

对降低心力衰竭病死率和猝死的发生有重要意义。

二、临床应用

主要用于扩张型心肌病及缺血性心力衰竭，宜从小剂量开始，与强心苷合用，需长期应用。可减轻症状，改善心功能，降低心律失常的发生率，减少猝死的风险。

注意事项

（1）选择正确的适应证：对扩张型心肌病 CHF 疗效好。

（2）长期使用：发挥作用需 3 个月。

（3）从小剂量开始：起始剂量过大会抑制心脏，加重病情。

（4）与其他治疗心力衰竭的药物合用。

第五节　正性肌力药

一、强心苷类

速览导引图

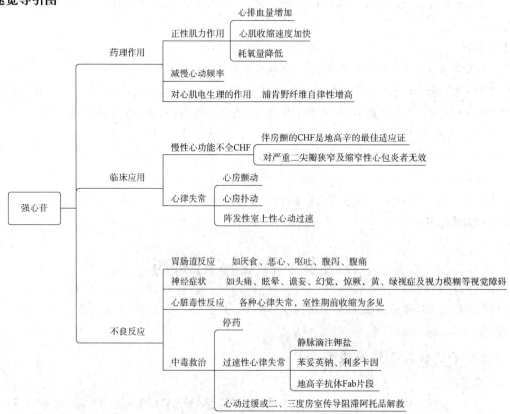

强心苷类（洋地黄类）来源于植物紫花洋地黄和毛花洋地黄。该类药物有地高辛（digoxin）、洋地黄毒苷（digitoxin）、毛花苷 C（cedilanid）、毒毛花苷（strophanthin K）K 等。其中，地高辛比较常用。其结构包含两个部分：苷元和糖。苷元由一个甾核和一个不饱和的内酯环组成。糖能增加苷元的水溶性，苷元是发挥正性肌力作用必需的结构。

药理作用及机制如下（图 26 - 1）。

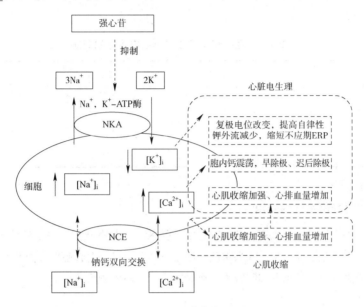

图 26 - 1　强心苷的作用机制

（一）对心脏的作用

1. 加强心肌收缩力（正性肌力作用）

强心苷对心脏选择性高，加强衰竭心脏的收缩力，增加心排血量，改善动脉系统供血不足及静脉系统淤血的症状。强心苷类的正性肌力作用特点如下。

（1）加快心肌纤维缩短速率，使心肌收缩敏捷，相对延长舒张期。

（2）降低衰竭心脏的心肌耗氧量：使用强心苷后，增加心排血量，心室内残血量减少，缩小心室容积，降低室壁张力，从而降低心肌耗氧量。此外，强心苷还可减慢心率，也能降低心肌耗氧量，但对正常心脏，强心苷对心率和室壁张力的影响不大，反而因加强心肌收缩力使耗氧量增加。

（3）增加心衰患者的心排血量：对 CHF 患者，强心苷增加心肌收缩力，减低代偿性增高的交感神经张力，使外周阻力下降，从而增加心排血量。但对正常人，强心苷引起血管收缩，心排血量增加不明显。

正性肌力的作用机制：强心苷与心肌细胞膜上强心苷受体（Na^+，K^+ – ATP 酶）结合，抑制其活性，使钠钾交换减少，细胞内钠离子浓度升高，钾离子浓度下降。增加的钠离子通过 Na^+ – Ca^{2+} 双向交换机制，使 Na^+ 内流减少，Ca^{2+} 外流减少（或 Na^+ 外流增加，Ca^{2+} 内流增加），从而引起心肌细胞内 Ca^{2+} 浓度增加。Ca^{2+} 是兴奋收缩偶联的关键位置，使心肌收缩力加强。

2. 减慢心率作用（负性频率作用）

治疗量的强心苷对正常心率影响小，对心功能不全伴有心率加快的患者，可显著减慢其心率。心力衰竭时由于交感神经系统和肾素 – 血管紧张素 – 醛固酮系统激活，引起心率加快。使用强心苷后心肌收缩力加强，心排血量增加，可以反射性兴奋迷走神经，抑制交感神经活性，从而减慢心率。此外，强心苷还可增加心肌对迷走神经的敏感性。

3. 对传导组织和心肌电生理的影响

（1）强心苷兴奋迷走神经，抑制 Ca^{2+} 内流，降低窦房结和房室结细胞的自律性及传导性；同时，促进钾离子外流，使心房最大复极电位加大，缩短心房有效不应期，心房传导速度加快（表26-1）。

（2）大剂量的强心苷过度抑制 Na^+，K^+ - ATP 酶，细胞内钾离子浓度下降，钾离子外流减少，最大舒张电位减小，缩短与阈电位之间的距离，自律性增加。同时，钾外流减少也缩短了有效不应期。该作用对浦肯野纤维的影响明显（表26-1）。

表26-1　强心苷类药物对心肌电生理的影响

电生理特性	窦房结	心房	房室结	浦肯野纤维
自律性	↓		↓	↑
传导性	↓	↑	↓	↓
有效不应期		↓	↑	↓

（二）对神经和内分泌系统的作用

中毒量的强心苷有如下影响：①兴奋延髓催吐化学感受区，引起呕吐。②兴奋交感神经中枢，交感神经冲动发放增加，易造成快速型心律失常。③兴奋脑干副交感神经中枢，引起心率减慢及房室结传导减慢。

强心苷降低心衰患者的肾素活性，抑制肾素 - 血管紧张素 - 醛固酮系统。

（三）利尿作用

（1）改善心功能，增加肾血流量，增加肾小球滤过率。

（2）直接抑制肾小管 Na^+，K^+ - ATP 酶，肾小管对钠离子重吸收减少，钠和水排泄增加。

（四）对血管的作用

强心苷对血管的直接作用是收缩，增加外周阻力。但在心力衰竭的患者，由于强心苷反射性兴奋迷走神经，抑制交感神经，此效应超过直接缩血管的作用，外周阻力下降，心排血量增加。

1. 体内过程

（1）洋地黄毒苷脂溶性高，口服易吸收，存在肝 - 肠循环，作用时间长，属于长效强心苷类药物。

（2）地高辛，可口服用药，生物利用度个体差异大，更换厂家或更换批号应注意剂量的调整，属于中效强心苷类。

（3）毛花苷C及毒毛花苷K水溶性高，需静脉用药，起效快，作用时间短，多数以原型从肾脏排泄。属于短效强心苷类。

2. 临床应用

（1）心力衰竭

对原因不同的心力衰竭疗效存在比较大的差异。

①对心力衰竭伴有心房纤颤、心房扑动的心室率快者疗效最好。

②对有风湿性心脏病（高度二尖瓣狭窄的病例除外）、瓣膜病、高血压、冠状动脉粥样硬化性心脏病、先天性心脏病等引起的心力衰竭疗效较好。

③对肺源性心脏病、严重心肌损伤或活动性心肌炎引起的心力衰竭，因缺氧，能量产生障碍，细胞缺钾，强心苷疗效差，易中毒。

④对甲亢、严重贫血等诱发的心力衰竭，强心苷疗效较差。

⑤对伴有机械性阻塞的心力衰竭（如缩窄性心包炎）几乎无效。

⑥对扩张型心肌病、舒张性心力衰竭不宜使用强心苷，可使用 ACE 抑制剂或 β 受体阻断药。

（2）治疗某些心律失常

①心房纤颤：强心苷兴奋迷走神经，减慢房室结传导，降低心室率，增加心排血量，改善症状。但对多数患者不能终止心房纤颤。

②心房扑动：强心苷兴奋迷走神经，缩短心房有效不应期，是心房扑动变为心房纤颤，再增加房室结隐匿性传导减慢心室率。部分病例在转变为心房纤颤后停用强心苷可以恢复窦性节律。

③阵发性室上性心动过速：强心苷兴奋迷走神经，降低心房兴奋性，减慢房室结传导，终止阵发性室上性心动过速的发作。

3. 不良反应及防治

（1）强心苷的不良反应

①心脏毒性：出现各种类型的心律失常，是最危险的不良反应。强心苷对心肌电生理影响复杂（如前述），其心脏毒性主要表现为：a. 窦性心动过缓；b. 房室传导阻滞；c. 快速型室性心律失常，如室性期前收缩、二联律、三联律、室性心动过速，甚至发生心室纤颤。

②胃肠道反应：是早期中毒的症状。表现为厌食、恶心、呕吐、腹泻等。与强心苷兴奋延髓催吐化学感受区有关。剧烈的呕吐可造成钾离子大量丢失，加重强心苷毒性反应。

③中枢神经系统反应：头痛、失眠、头晕、疲乏及视觉障碍（黄视、绿视等）等，视觉障碍是强心苷中毒的先兆，可作为停药的指征。

（2）强心苷中毒的预防

①警惕中毒的先兆和停药指征：如窦性心动过缓、频发室早、视觉障碍、胃肠道反应等。

②检测强心苷的血药浓度。

③纠正强心苷中毒的诱因：如电解质紊乱（低钾血症、低镁血症等）、慢性阻塞性肺部疾病、急性心肌梗死等。

（3）强心苷中毒的治疗

对强心苷中毒引起的窦性心动过缓和房室传导阻滞不宜补钾，主要使用阿托品治疗。

对快速型室性心律失常措施如下。

①停药：包括停止使用强心苷及排钾利尿药等。

②补钾：钾离子能与强心苷竞争心肌细胞膜上的 Na^+、K^+ - ATP 酶，减少强心苷与酶进一步结合，但是对已经结合的酶不能置换出来。因此，预防低钾血症更加重要。

③苯妥英钠：苯妥英钠与强心苷竞争 Na^+、K^+ - ATP 酶，恢复 Na^+、K^+ - ATP 酶的活性，还有抗室性心律失常作用。利多卡因也可治疗强心苷引起的室性心动过速和心室纤颤。

④对危及生命的强心苷中毒可使用地高辛抗体。

二、非苷类正性肌力药

（一）儿茶酚胺类

用于强心苷反应不佳或有禁忌证存在的患者，尤其是伴心率减慢或传导阻滞的患者。

1. 多巴胺（dopamine）

多巴胺小剂量激动多巴胺受体，扩张肾血管、肠系膜血管及冠状血管增加肾脏血流量；增加剂量激动 β 受体，增加去甲肾上腺素释放，心肌收缩力加强（但心力衰竭患者 β 受体下调）；大剂量激动 α 受体，血管收缩，增加心脏后负荷。多巴胺可用于急性心力衰竭。

2. 多巴酚丁胺（dobutamine）

选择性激动心脏 β_1 受体，增强心肌收缩性，增加心排血量。

3. 异布帕明（ibopamine）

作用与多巴胺类似。

（二）磷酸二酯酶抑制药

该类药物抑制磷酸二酯酶，增加心肌细胞内 cAMP 的含量，心肌细胞内钙浓度升高。有正性肌力和扩血管的双重作用。属于正性扩血管药。主要药物有米力农（milrinone，甲氰吡酮）、氨力农（amrinone，氨吡酮）、维司力农（vesnarinone）、匹莫苯（pimobendan）等。

第六节 扩 血 管 药

作用机制：①扩张静脉，减少静脉回心血量，降低心脏前负荷，缓解肺部淤血症状。②扩张小动脉，外周阻力下降，降低心脏的后负荷，缓解组织缺血症状。

1. 硝酸酯类

硝酸甘油（nitroglycerin）、硝酸异山梨酯（isosorbide dinitrate）

主要是扩张静脉，缓解肺淤血症状。此外，扩张冠状动脉，增加心脏供血供氧，对缺血性心肌病患者提高心室的收缩和舒张功能，解除心衰症状。

2. 肼屈嗪（hydralazine）

主要扩张小动脉，降低心脏后负荷，增加心排血量。

3. 硝普钠（nitroprusside sodium）

扩张小动脉和小静脉，降低心脏前、后负荷。

4. 哌唑嗪（prazosin）

扩张小动脉和小静脉，降低心脏前、后负荷，心排血量增加。

第七节 钙增敏药及钙通道阻滞药

一、钙增敏药

匹莫苯（pimobendan）、左西孟旦（levosimendan）等。

药理作用：增加肌丝对 Ca^{2+} 的反应，改变钙结合信息传递的机制，促进肌动蛋白－肌球蛋白之间的反应，同时兼具正性肌力作用和血管扩张作用，抑制 PDE－Ⅲ作用，是目前药物开发的新方向。

二、钙通道阻滞药

机制：扩张血管，减轻心脏负荷；抗心肌缺血；改善舒张期功能障碍。但短效药物维拉帕米（verapamil）、地尔硫䓬（diltazem）、硝苯地平（nifedipine）等可加重心力衰竭症状。因此，应选用长效药物氨氯地平（amlodipine）、非洛地平（felodipine）等，适用于继发于冠心病、高血压以及舒张功能障碍的心力衰竭患者。

例题

1. 强心苷治疗心房纤颤的机制主要是

A. 缩短心房有效不应期　　　　　　　　B. 减慢房室结传导

C. 抑制窦房结　　　　　　　　　　　　D. 直接抑制心房纤颤

E. 延长心房不应期

参考答案：E

解析：强心苷可引起迷走神经兴奋，抑制钙离子内流，减慢房室结传导，从而治疗心房纤颤。

2. 患者，女性，54 岁，糖尿病史 10 余年，左心室肥厚伴血压高（150/110mmHg），首选药物为

A. 氢氯噻嗪　　　B. 硝苯地平　　　C. 依那普利　　　D. 普萘洛尔　　　E. 吲达帕胺

参考答案：C

解析：依那普利作为经典的 ACEI，对伴有左心室肥厚、高血压或舒张性 CHF 疗效较佳，因此选择正确答案为 C。

3. 血管扩张药治疗心衰的药理学基础是

A. 改善冠脉血流　　　　　　　　　　　B. 降低心排血量

C. 扩张动静脉，降低心脏前后负荷　　　D. 降低血压

E. 增加心肌收缩力

参考答案：C

解析：血管扩张药通过扩张动静脉，降低心脏前后负荷，从而治疗 CHF，因此选择正确答案为 C。

4. 中毒量强心苷抑制 Na^+，K^+ – ATP 酶使心肌细胞内

A. K^+ 增多，Na^+ 减少　　　　　　　B. Na^+ 增多，Ca^{2+} 减少

C. Ca^{2+} 增多，K^+ 减少　　　　　　D. Ca^{2+} 增多，Na^+ 减少

E. K^+ 增多，Ca^{2+} 减少

参考答案：D

解析：强心苷通过抑制心肌细胞膜 Na^+，K^+ – ATP 酶，引起心肌细胞内 Ca^{2+}、K^+ 增多，Na^+ 减少，从而导致心律失常，因此选择正确答案为 D。

5. 血管紧张素 I 转化酶抑制药广泛用于心力衰竭，其作用不包括

A. 防止和逆转心肌重构肥厚　　　　　　B. 使心肌耗氧量减少

C. 扩张血管，降低心脏负荷　　　　　　D. 扩张冠状动脉，提高心肌供氧量

E. 增加交感神经的活性

参考答案：E

解析：ACEI 可抑制交感神经的活性，因此选择正确答案为 E。

6. 对地高辛过量中毒，引起的心动过速，哪一项是不应采取的措施

A. 用呋塞米加速排出　　　　　　　　B. 停药　　　　　　　　C. 给氯化钾

D. 给苯妥英钠　　　　　　　　　　　E. 给地高辛的特异性抗体

参考答案：A

解析：对强心苷过量中毒引起的心动过速等快速型心律失常，宜停药或给予氯化钾治疗，不能控制症状者可用苯妥英钠或利多卡因，症状严重甚至危及生命者可用地高辛的特异性抗体，而不宜使用呋塞米（可加重心律失常症状），因此选择正确答案为 A。

7. 氨氯地平治疗心力衰竭的药理学基础是

A. 正性肌力作用　　　　　　　　　　B. 增强自律性作用

C. 负性频率作用　　　　　　　　　　D. 缩短有效不应期

E. 扩张小动脉，减轻心脏后负荷，改善左室功能

参考答案：E

解析： 氨氯地平作为长效钙通道阻滞药，主要通过扩张小动脉，减轻心脏后负荷，改善左室功能，其最佳适应证是继发于冠心病、高血压病以及舒张功能障碍的 CHF，因此选择正确答案为 E。

8. 下列哪一项不属于强心苷的作用机制

A. 抑制 Na^+，K^+ – ATP 酶

B. 使细胞内 Na^+ 量增多，K^+ 量减少

C. 使细胞外 Na^+ 量增多，K^+ 量减少

D. 使细胞内 Ca^{2+} 量增加

E. 促使肌浆网释放出 Ca^{2+}

参考答案：C

解析： 强心苷通过抑制 Na^+，K^+ – ATP 酶，使细胞内 Na^+ 量增多，K^+ 量减少，同时促使肌浆网释放出 Ca^{2+}，使心肌细胞内 Ca^{2+} 量增加，从而发挥正性肌力作用，因此选择正确答案为 C。

9. 强心苷主要用于治疗下列哪类充血性心力衰竭

A. 心肌缺血、高血压、瓣膜病等所引起的充血性心力衰竭

B. 肺源性心脏病、严重心肌损伤或活动性心肌炎的充血性心力衰竭

C. 继发于严重贫血、甲亢及维生素 B_1 缺乏症的充血性心力衰竭

D. 心肌外机械因素引起的充血性心力衰竭

E. 严重二尖瓣狭窄及缩窄性心包炎引起的充血性心力衰竭

参考答案：A

解析： 强心苷对继发于严重贫血、甲亢、维生素 B_1 缺乏症、肺源性心脏病、严重心肌损伤或活动性心肌炎的充血性心力衰竭患者疗效较差，对心肌外机械因素引起的、严重二尖瓣狭窄及缩窄性心包炎引起的充血性心力衰竭患者无效，因此选择正确答案为 A。

10. 治疗强心苷引起的快速型心律失常的措施是

A. 停药   B. 应用氯化钙

C. 用呋塞米加速强心苷排出   D. 给氯化钾

E. 给苯妥英钠

参考答案：ADE

解析： 治疗强心苷引起的快速型心律失常的措施包括：①停药；②补钾，钾离子能与强心苷竞争心肌细胞膜上的 Na^+，K^+ – ATP 酶，减少强心苷与酶进一步结合；③苯妥英钠，苯妥英钠与强心苷竞争 Na^+，K^+ – ATP 酶，恢复 Na^+，K^+ – ATP 酶的活性，还有抗室性心律失常作用。利多卡因也可治疗强心苷引起的室性心动过速和心室纤颤；④对危及生命的强心苷中毒可使用地高辛抗体，因此选择正确答案为 ADE。

11. 增加强心苷对心脏的毒性因素有

A. 低钾血症   B. 高钙血症   C. 心肌缺血

D. 低镁血症   E. 合用排钾利尿药

参考答案：ABCDE

解析： 低钾血症、高钙血症、低镁血症、心肌缺血、合用排钾利尿药等因素均可增加强心苷对心脏的毒性，因此选择正确答案为 ABCDE。

12. 强心苷中毒时可作为停药指征的先兆症状是

A. 窦性心动过缓   B. 色视障碍

C. 室性期前收缩   D. ECG 表现为 S – T 段下降

E. 厌食、恶心

参考答案：ABC

解析： 强心苷中毒时可作为停药指征的先兆症状是中枢神经系统反应（如色视障碍），心律失常（如室性期前收缩、窦性心动过缓），因此选择正确答案为 ABC。

13. 能扩张动静脉而治疗心衰的扩血管药是

A. 硝普钠　　　　B. 硝苯地平　　　　C. 硝酸甘油　　　　D. 肼屈嗪　　　　E. 哌唑嗪

参考答案：ACE

解析： 硝苯地平、肼屈嗪以扩张动脉为主，硝酸甘油以扩张静脉为主，大剂量扩张动脉，硝普钠、哌唑嗪同时扩张动静脉，因此选择正确答案为 ACE。

（许　逸　孙秀兰）

第二十七章 调血脂药与抗动脉粥样硬化药

重点	抗动脉粥样硬化药物的分类、主要代表药物的作用及机制、临床应用、不良反应
难点	他汀类、考来烯胺和考来替泊、普罗布考的作用及机制、临床应用、不良反应
考点	HMG-COA还原酶抑制药的作用及机制、临床应用、不良反应

速览导引图

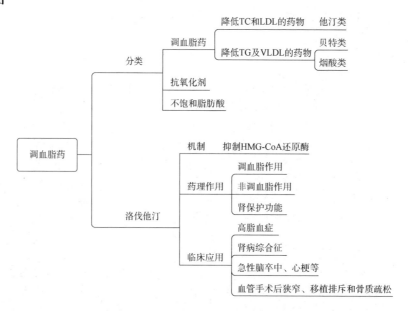

第一节 调 血 脂 药

血脂是血浆或血清中所含的脂类成分,包括胆固醇 (Ch)、三酰甘油 (TG)、磷脂、游离脂肪酸等,其中胆固醇又可分为胆固醇酯和游离胆固醇,二者相加即为总胆固醇 (TC)。血脂与载脂蛋白结合形成脂蛋白,根据其密度不同可分为:乳糜微粒 (CM)、极低密度脂蛋白 (VLDL)、低密度脂蛋白 (LDL)、高密度脂蛋白 (HDL) 及中间密度脂蛋白 (IDL)。

引起动脉粥样硬化的因素:高脂血症、HDL 降低、LP (a) 增加等。其中高脂血症在临床主要分为:I型 (CM↑、TC↑、TG↑↑↑)、IIa 型 (LDL↑、TC↑↑)、IIb 型 (VLDL 及 LDL↑、TC↑↑、TG↑↑)、III 型 (IDL↑、TC↑↑、TG↑↑)、IV型 (VLDL↑、TG↑↑)、V 型 (CM 及 VLDL↑、TC↑、TG↑↑↑),其中

Ⅱa、Ⅱb、Ⅲ、Ⅳ型易引起冠心病。

一、主要降低 TC 和 LDL 的药物

（一）他汀类

洛伐他汀（lovastatin）、辛伐他汀（simvastatin）、氟伐他汀（fluvastatin）、瑞舒伐他汀（rosuvastatin）等。

1. 药理作用

（1）调血脂作用及作用机制：对 LDL 降低作用最强，其次为 TC。

①HMG－CoA 还原酶是肝细胞合成胆固醇过程中的限速酶，他汀类药物与 HMG－CoA 还原酶化学结构相似，通过竞争性抑制作用，可减少内源性胆固醇的生成。

②通过负反馈调节使 LDL 受体增加或活性增强，血浆 LDL 降低。

（2）非调血脂作用

①改善血管内皮功能，提高血管内皮对扩血管物质的反应性。

②抑制血管平滑肌细胞增殖和迁移，促进其凋亡。

③通过抗氧化作用，使动脉粥样硬化斑块稳定和缩小。

④减轻脉粥样硬化过程的炎性反应。

⑤抑制单核－吞噬细胞的黏附和分泌。

⑥抑制血小板聚集和提高纤溶活性发挥抗血栓作用。

（3）肾保护作用。

2. 临床应用

主要用于杂合子家族性和非家族性Ⅱa、Ⅱb、Ⅲ型高脂蛋白血症及高胆固醇血症等；治疗肾病综合征；预防心血管急性事件；抑制血管形成术后再狭窄；缓解器官移植后的排斥反应；治疗骨质疏松症等。

3. 不良反应

不良反应少而轻，大剂量时偶见胃肠道反应、头痛等暂时性不良反应、肝功能损伤、横纹肌溶解（西立伐他汀、辛伐他汀）等。

4. 常用药物

（1）洛伐他汀（lovastatin）：对肝有高度选择性，疗效呈明显剂量依赖性。

（2）辛伐他汀（simvastatin）：作用强于洛伐他汀，可显著延缓动脉粥样硬化病变进展和病情恶化。

（3）普伐他汀（pravastatin）：还具有抗炎作用。

（4）氟伐他汀（fluvastatin）：可增加 NO 活性，改善血管内皮功能；降低 LP（a）水平，抑制血小板活性；改善胰岛素抵抗等多种作用。

（5）瑞舒伐他汀（rosuvastatin）：抑制 HMG－CoA 还原酶作用强于其他药物，作用维持时间长。

（二）胆汁酸结合树脂

考来烯胺（cholestyramine，消胆胺）、考来替泊（colestipol，降胆宁）等。

1. 药理作用

阴离子交换树脂，阻滞胆汁酸的肝－肠循环和反复利用，降低血浆 TC 和 LDL 水平。

（1）被结合的胆汁酸失去活性，减少食物中脂类的吸收。

（2）阻滞胆汁酸在肠道的重吸收。

（3）促进肝内胆固醇转化为胆汁酸。

（4）肝表面 LDL 受体增加或活性增强。

（5）LDL 经与受体结合进入肝细胞，血浆 TC、LDL 水平降低。

（6）与他汀类合用，有协同作用。

2. 临床应用

适用于Ⅱa、Ⅱb型及家族性杂合子高脂蛋白血症，对家族性纯合子高脂蛋白血症无效。

3. 不良反应

应用剂量大，有特殊臭味和刺激性。

（三）酰基辅酶 A 胆固醇酰基转移酶（ACAT）抑制药

甲亚油酰胺（melinamide）

作用：抑制 ACAT，减少外源性 Ch 的吸收，阻滞 Ch 在肝形成 VLDL，有利于 Ch 的逆化转运，使血浆和组织 Ch 降低。

应用：Ⅱ型高脂蛋白血症，在体内分布广泛，不良反应轻微。

二、主要降低 TG 和 VLDL 的药物

贝特类。

1. 氯贝丁酯（clofibrate，安妥明）

药理作用：

（1）调血脂作用：主要通过激活类固醇激素受体的核受体－过氧化物酶体增殖，激活受体 α（PPAR－α），调节血脂（降低血浆 TG、VLDL、TC、LDL，升高 HDL）。

（2）非调血脂作用：抗凝血、抗血栓、抗炎等。

临床应用：原发性高 TG 血症、伴有 2 型糖尿病的高脂血症。

不良反应：消化道反应、肝胆系统功能损伤等。

2. 烟酸（nicotinic acid）

（1）药理作用：维生素 B 族之一，能降低血浆 TG、VLDL，升高 HDL，且可降低 LP（a）水平，同时可通过抑制 TXA_2 的生成，增加 PGI_2 的生成，发挥抑制血小板聚集和扩张血管的作用。

（2）临床应用：广谱调血脂药，对Ⅱb 及Ⅳ型高脂血症疗效较好，常与阿司匹林合用。

3. 阿西莫司

结构类似烟酸，作用较强而持久。

第二节　抗　氧　化　剂

氧化型 LDL 可影响动脉粥样硬化病变的多个环节：①损伤血管内皮，促进单核细胞向内皮黏附并向皮下转移；②阻止进入内皮下的单核细胞所转化的巨噬细胞返回血流；③促进巨噬细胞转变为泡沫细胞；④促进内皮细胞释放血小板衍化生长因子等；⑤泡沫细胞的脂质积累形成脂质条纹和斑块；⑥被损伤的内皮细胞可导致血小板聚集和血栓形成。通过抗氧化剂防止氧自由基对脂蛋白的氧化修饰，已成为阻止动脉粥样硬化形成和发展的重要措施。

一、普罗布考（probucol，丙丁酚）

1. 药理作用

（1）抗氧化作用。

（2）调血脂作用：也可抑制 HMG－CoA 还原酶。

（3）对动脉粥样硬化病变的影响。

2. 临床应用

广谱治疗药物。

不良反应：不良反应少而轻。

二、维生素 E（vitamine E）

具有强大的抗氧化作用，可抑制血管平滑肌细胞增殖和迁移，抑制血小板黏附和聚集，减少白三烯的合成，抑制黏附分子的表达和功能等。

第三节 多烯脂肪酸类

1. Ω−3 型多烯脂肪酸

二十碳五烯酸（EPA）、二十二碳六烯酸（DHA），主要来自海洋生物，具有广泛的调血脂作用及非调血脂作用。

（1）降低 TG、VLDL 作用较强，升高 HDL。

（2）取代花生四烯酸作为三烯前列腺素和五系白三烯的前体发挥广泛的非调血脂作用。

适用于高 TG 性高脂血症，无明显不良反应，但需长期或大剂量使用。

2. Ω−6 型多烯脂肪酸

亚油酸（linoleic acid，LA）、γ−亚麻酸（γ−linolenic acid，γ−LNA）等主要来源于植物，作用较弱。

第四节 黏多糖和多糖类

低分子量肝素及类肝素抗动脉粥样硬化机制如下。

（1）降低 TC、LDL、VLDL，升高 HDL。

（2）保护动脉血管内皮细胞。

（3）抑制炎症。

（4）阻滞 VSMCs 增殖迁移。

（5）促微血管生成。

（6）抗血栓形成。

例题

1. HMG − CoA 还原酶抑制剂的药理作用是

A. 抑制体内胆固醇氧化酶　　　　　　　B. 阻断 HMG − CoA 转化为甲羟戊酸

C. 使肝脏 LDL 受体表达减弱　　　　　　D. 促进细胞分裂

E. 增强细胞免疫作用

参考答案：B

解析：他汀类药物与 HMG − CoA 化学结构相似，与 HMG − CoA 还原酶亲和力高，对该酶发生抑制作用，阻断中间产物甲羟戊酸的形成，使 Ch 合成受阻，因此选择正确答案为 B。

2. 可引起肌酸磷酸激酶升高和肌肉触痛的药物是

A. 苯氧酸类　　　　　　　　　　　　　B. 多不饱和脂肪酸类

C. 胆汁酸结合树脂　　　　　　　　　　D. HMG − CoA 还原酶抑制剂　　　　　E. 抗氧化剂

参考答案：D

解析：HMG – CoA 还原酶抑制剂（他汀类）可引起肌酸磷酸激酶升高和肌肉触痛，因此选择正确答案为 D。

3. 能明显降低血浆三酰甘油的药物是

A. 胆汁酸结合树脂　　　　　　　B. 抗氧化剂　　　　　　　　C. 多烯脂肪酸

D. 乐伐他汀　　　　　　　　　　E. 贝特类

参考答案：E

解析：贝特类主要通过降低血浆 TG、VLDL、TC、LDL 且升高 HDL，发挥调血脂作用，因此选择正确答案为 E。

4. 下列哪种药物可通过离子交换与胆汁酸结合而降低血脂

A. 考来烯胺　　　B. 烟酸　　　C. 普罗布考　　　D. 辛伐他汀　　　E. 吉非贝齐

参考答案：A

解析：考来烯胺作为胆汁酸结合树脂，可通过离子交换与胆汁酸结合，阻滞胆汁酸的肝 – 肠循环和反复利用，降低血浆 TC 和 LDL 水平，因此选择正确答案为 A。

5. 特类药物降血脂作用机制是

A. 增加脂蛋白酯酶活性，促进 TG 代谢　　　B. 明显降低血浆 VLDL、LDL、TG 含量

C. 增加 HDL 含量　　　　　　　　　　　　D. 抗血小板聚集

E. 降低血浆纤维蛋白原浓度，增加抗凝作用

参考答案：ABCD

解析：贝特类药物能激活 PPAR – α，同时增加脂蛋白酯酶活性而促进 TG 代谢，主要降低血浆 TG、VLDL、TC、LDL 且升高 HDL，产生调血脂作用；非调血脂作用有抗凝血、抗血栓和抗炎等，因此选择正确答案为 ABCD。

6. 普罗布考的药理作用包括

A. 降低低密度脂蛋白　　　　　　　B. 降低极低密度脂蛋白

C. 降低总胆固醇　　　　　　　　　D. 降低高密度脂蛋白

E. 抗氧化作用

参考答案：ACDE

解析：普罗布考在抗氧化的同时抑制 HMG – CoA 还原酶，发挥调血脂作用，可使血浆 TC、LDL、HDL 及 LP（a）水平降低，但对血浆 TG 和 VLDL 一般无影响，因此选择正确答案为 ACDE。

（顾　军　孙秀兰）

第二十八章　抗心绞痛药

重点	心绞痛发病的病理生理机制；常用抗心绞痛药物（硝酸酯类、β受体阻断药、钙通道阻滞药）的抗心绞痛作用机制、体内过程特点、临床应用和不良反应；其他抗心绞痛药物的作用特点
难点	硝酸酯类、β受体阻断药、钙通道阻滞药抗心绞痛作用机制、临床应用和不良反应
考点	硝酸酯类、β受体阻断药、钙通道阻滞药抗心绞痛作用机制

速览导引图

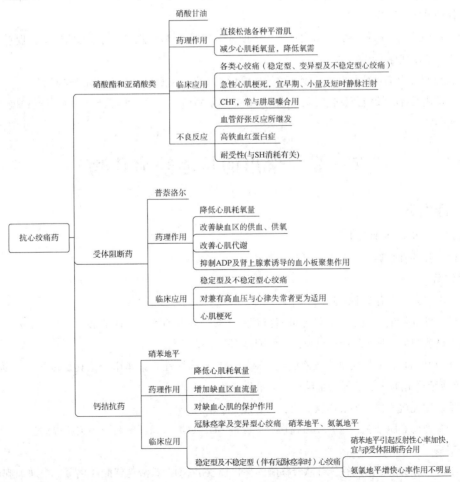

心绞痛：冠状动脉供血不足引起的心肌急剧、暂时的缺血与缺氧综合征，典型临床表现为阵发性的胸骨后压榨性疼痛并向左上肢放散。若持续发作得不到缓解可能发展为急性心肌梗死。

1. 心绞痛类型

（1）劳累型心绞痛：由体力活动、情绪激动等增加心肌耗氧量诱发，休息或服用硝酸甘油可缓解，此类心绞痛又可分为稳定型心绞痛、初发型心绞痛和恶化型心绞痛。

（2）自发型心绞痛：其特点是疼痛发生与心肌耗氧量无明显关系，疼痛程度较重，时间较长，不易被硝酸甘油缓解，此类心绞痛又可分为卧位型、变异型、中间综合征和梗死后心绞痛。

（3）混合型心绞痛：心肌需氧量增加或无明显增加时均可发生。初发型心绞痛、恶化型心绞痛和自发型心绞痛统称为不稳定型心绞痛。

2. 心绞痛病理生理基础

心肌组织氧的供需失衡。

供氧：动、静脉的氧张力差、冠状动脉的血流量。

耗氧：室壁张力、心率、收缩力

耗氧量 =（收缩压×心率×左室射血时间）或（收缩压×心率）

3. 现有抗心绞痛药物作用途径

（1）降低心肌耗氧量：扩张静脉降低前负荷、扩张动脉降低后负荷，从而降低室壁张力；抑制心肌收缩力；减慢心率。

（2）增加心肌供血、供氧：舒张冠状动脉、解除冠状动脉痉挛、促进侧支循环、促进缺血区血管生长等均可增加冠状动脉的血流量。

（3）改善心肌代谢：降低心肌细胞内钙离子浓度，保护线粒体功能，降低游离脂肪酸，促进脂代谢转化为糖代谢，纠正心肌代谢紊乱等。

（4）改善血流动力学：抑制血小板聚集、抗血栓形成，防止心肌缺血转变为心肌梗死等。

目前临床常用的抗心绞痛药物包括硝酸酯类、β受体阻断药、钙通道阻滞药、抗血小板和抗血栓形成药、其他抗心绞痛药物。

第一节　常用的抗心绞痛药物

一、硝酸酯类

硝酸甘油 （nitroglycerin）

体内过程：首过消除明显，一般采用舌下含服，也可经皮肤吸收。

1. 药理作用

基本药理作用为松弛血管平滑肌。

（1）降低心肌耗氧量：最小有效量即可明显扩张静脉，降低前负荷，使心腔容积缩小，心室内压减少；稍大剂量也可显著扩张动脉，降低后负荷，从而明显降低室壁张力。

（2）扩张冠状动脉，增加缺血区血液灌注：对冠脉具有选择性扩张作用，尤其是痉挛收缩状态的冠脉，对阻力血管的舒张作用较弱，明显增加缺血区血液供应。

（3）降低左室充盈压，增加心内膜供血，改善左室顺应性。

（4）保护缺血的心肌细胞，减轻缺血损伤：可促进 NO、PGI_2、降钙素基因相关肽等的生成和释放。

2. 作用机制

硝酸甘油在平滑肌细胞内经谷胱甘肽转移酶的催化释放出 NO，激活鸟苷酸环化酶，增加细胞内 cGMP 的含量，使细胞内钙含量降低，松弛血管平滑肌；PGI_2、降钙素基因相关肽等也与血管扩张有关；同时通过 NO 抑制血小板聚集、黏附。

3. 临床应用

（1）各型心绞痛：提前用药也可预防心绞痛发作。

（2）急性心梗：降低心肌耗氧量，增加缺血区供血，抑制血小板聚集，缩小梗死面积。

（3）心衰：硝酸甘油扩张血管，降低心脏前、后负荷。

（4）急性呼吸衰竭、肺动脉高压：扩血管，降低肺血管阻力。

4. 不良反应

（1）由血管扩张引起的反应：如面颊部皮肤潮红、搏动性头痛、眼内压升高、直立性低血压、反射性交感神经兴奋（如心率加快）等。

（2）超剂量时引起高铁血红蛋白血症，表现为呕吐、发绀等。

（3）硝酸甘油产生的耐受性可分为血管耐受（—SH 过度消耗）和非血管耐受（伪耐受），与用药剂量、频度、途径和给药剂型等均有关。

硝酸异山梨酯（isosorbide dinitrate）和单硝酸异山梨酯（isosorbide mononitrate）：作用较弱、起效较慢，但维持时间较长。用药后个体差异较大，易致头痛、低血压等不良反应。

二、β 肾上腺素受体阻断药

普萘洛尔（propranolol）、美托洛尔（metoprolol）、阿替洛尔（atenolol）最为常用。

1. 抗心绞痛作用

（1）降低心肌耗氧量：通过阻断心脏 $β_1$ 受体，降低收缩力、减慢心率从而降低心肌耗氧量。

（2）改善缺血区供血：促进血液流向已代偿性扩张的缺血区域，同时由于心率减慢，心舒张期相对延长，有利于血液从心外膜流向心内膜，还可增加缺血区侧支循环和增加缺血区血液灌注量，最终明显增加缺血区供血。

（3）抑制脂肪分解酶活性，减少心肌游离脂肪酸含量；改善缺血区对葡萄糖的摄取和利用，改善糖代谢，减少耗氧；促进氧合血红蛋白结合氧的解离，增加组织供氧。

2. 临床应用

普萘洛尔、阿替洛尔等均可用于心绞痛，对伴有心律失常及高血压者尤为适用，对冠脉痉挛性收缩诱发的变异型心绞痛则不宜使用（冠状血管上 β 受体被阻断，α 受体占优势，容易导致冠状动脉收缩）。

3. 联合应用

一般主张与硝酸酯类联合应用，两药可取长补短（两药均可降低心肌耗氧量，增加心脏供血供氧；同时，β 受体阻断药能对抗硝酸酯类引起的反射性心脏兴奋，心跳加快，硝酸酯类能对抗 β 受体阻断药引起的心室容量扩大，室壁张力增加）。合用时剂量减少，副作用减少，但需注意血压（两药均降低血压）。一般宜口服给药，因个体差异大，剂量宜从小剂量开始逐渐递增；同时停用 β 受体阻断药时宜逐渐减量，否则易引起反跳，导致心绞痛加剧和（或）诱发心肌梗死。

三、钙通道阻滞药

1. 抗心绞痛作用及机制

（1）降低心肌耗氧量：减弱心肌收缩力，减慢心率，同时舒张血管，降低心脏负荷。

（2）舒张冠状血管：对冠脉中较大的输送血管及阻力小血管均有扩张作用，尤其是对处于痉挛状态的血管有显著的解痉作用。

（3）保护缺血心肌细胞：降低心肌细胞内钙离子浓度，减轻缺血心肌钙超载而保护缺血心肌细胞。

（4）抑制血小板聚集，防止血栓形成。

2. 临床应用优点

（1）适用于心肌缺血伴支气管哮喘者。

（2）变异型心绞痛最适用。

（3）较少诱发心衰，因硝苯地平可反射性兴奋心脏。

（4）适用于心肌缺血伴外周血管痉挛。

3. 常见药物

（1）硝苯地平（nifedipine，心痛定）：抑制血管痉挛作用明显，对变异型心绞痛效果最好，对伴高血压患者尤为适用。

（2）维拉帕米（verapamil，异搏定）：对变异型心绞痛多不单独使用，与β受体阻断药起协同作用，用于稳定型心绞痛，但应特别注意对心脏的抑制作用。

（3）地尔硫草（diltiazem）：扩张冠脉作用较强，降压作用小。

第二节 其他抗心绞痛药物

血管紧张素转化酶抑制剂（ACEI）通过扩张动静脉血管降低心脏前后负荷，明显降低心肌耗氧量；舒张冠脉增加心脏供氧；对抗氧自由基对缺血心肌细胞具有一定的保护作用；阻止心血管重构。

1. 卡维地洛（carvedilol）

α、β受体阻断药，兼具抗氧化作用。

2. 尼可地尔（nicorandil）

扩张血管作用明显，作为 K$^+$ 通道激活剂，可促进 K$^+$ 外流，使血管平滑肌细胞膜极化，引起血管舒张，发挥抗心绞痛作用。主要适用于变异型心绞痛和慢性稳定型心绞痛，且不易产生耐受性。

3. 吗多明（molsidomine）

其代谢产物作为 NO 供体，可促进 NO 释放，产生与硝酸甘油类似的抗心绞痛作用，舌下含服或喷雾吸入用于稳定型心绞痛或心肌梗死伴高充盈压患者。

例题

1. 变异型心绞痛的首选药物是

A. 胺碘酮　　　　　　B. 血管紧张素转化酶抑制剂

C. 利多卡因　　　　　D. 硝苯地平　　　　　　　　E. 普萘洛尔

参考答案：D

解析：变异型心绞痛是由于冠状动脉痉挛引起的，钙通道阻滞药可解除冠状动脉痉挛，尤其是硝苯地平作用更加明显，因而可作为首选。普萘洛尔不宜用于变异型心绞痛，因其阻断冠状血管上的β受体，使α受体占优势，可能加重血管痉挛，因此选择正确答案为D。

2. 通过释放 NO 而发挥效应的药物是

A. 硝苯地平　　　　B. 硝酸甘油　　　　C. 硝普钠　　　　D. 硝酸异山梨酯　　　　E. 硝西泮

参考答案：BCD

解析：硝酸甘油、硝酸异山梨酯、硝普钠均可释放 NO，因此选择正确答案为BCD。

3. 硝酸甘油可引起下列哪些作用

A. 心率加快　　　　　B. 外周阻力升高　　　　　C. 室壁张力降低

D. 心室容积增大　　　E. 心室容积缩小

参考答案：ACE

解析： 硝酸甘油的药理作用包括：舒张血管降低心肌耗氧量；扩张冠状动脉，增加缺血区血液灌注；降低左室充盈压，增加心内膜供血，改善左室顺应性；保护缺血的心肌细胞，减轻缺血损伤，但具有扩张血管作用，使血压下降，可引起心脏反射性兴奋，因此选择正确答案为 ACE。

4. 伴有心功能不全的心绞痛可选用

A. 氨氯地平　　　　B. 硝苯地平　　　C. 普萘洛尔　　　D. 硝酸甘油　　　E. 维拉帕米

参考答案：D

解析： 硝酸甘油扩张静脉血管，降低心脏前负荷；扩张动脉血管，降低心脏后负荷，可用于 CHF 患者，故伴心功能不全的心绞痛可选用，因此选择正确答案为 D。

5. 伴有支气管哮喘的心绞痛患者不宜选用

A. 普萘洛尔　　　　B. 地尔硫草　　　C. 维拉帕米　　　D. 硝酸甘油　　　E. 卡托普利

参考答案：A

解析： 普萘洛尔（β 受体阻断药）通过阻断支气管平滑肌上的 β_2 受体，易致支气管收缩，故伴有支气管哮喘的心绞痛患者不宜选用，因此选择正确答案为 A。

6. 关于硝酸酯类抗心绞痛药物的描述，正确的是

A. 该类药在体内必须还原成硝酸化合物方能奏效

B. 都用吸入给药　　　　　　　　C. 只能舌下给药

D. 通过麻痹血管平滑肌而扩张血管

E. 通过提供一氧化氮而扩张血管

参考答案：E

解析： 硝酸甘油在血管平滑肌细胞内经谷胱甘肽转移酶的催化释放出 NO，激活鸟苷酸环化酶，增加细胞内 cGMP 的含量，使细胞内钙含量降低，松弛血管平滑肌；促进 PGI_2、降钙素基因相关肽等释放也参与血管扩张，因此选择正确答案为 E。

7. 硝酸甘油作用最明显的血管是

A. 毛细血管括约肌　　　　　　　B. 静脉

C. 较大的动脉　　　　　　　　　D. 小动脉

E. 冠状动脉阻力血管

参考答案：B

解析： 最小有效量的硝酸甘油即可明显扩张静脉血管，因此选择正确答案为 B。

8. 下列关于硝酸甘油的不良反应的叙述，哪一点是错误的

A. 头痛　　　　　　　　　　　　B. 升高眼内压

C. 心率加快　　　　　　　　　　D. 高铁血红蛋白血症

E. 房室传导阻滞

参考答案：E

解析： 硝酸甘油不良反应主要包括由血管扩张引起的反应（如面颊潮红、搏动性头痛、眼内压升高、直立性低血压、反射性交感神经兴奋如心率加快等），超剂量时引起高铁血红蛋白血症、耐受性，因此选择正确答案为 E。

9. 硝酸甘油、普萘洛尔、维拉帕米治疗心绞痛的共同作用是

A. 减慢心率 　　　　　　　　　　B. 缩小心室容积

C. 扩张冠脉 　　　　　　　　　　D. 抑制心肌收缩力

E. 降低心肌耗氧量

参考答案：E

解析：所有抗心绞痛药物的共同作用是降低心肌耗氧量及增加缺血区供血供氧量，因此选择正确答案为 E。

10. 有哮喘病的心绞痛患者，宜选用下列哪些药

A. 硝酸甘油 　　　　　　B. 普萘洛尔 　　　　　　C. 噻吗洛尔

D. 硝苯地平 　　　　　　E. 单硝酸异山梨酯

参考答案：ADE

解析：普萘洛尔及噻吗洛尔作为 β 受体阻断药，通过阻断支气管平滑肌上的 β_2 受体，易致支气管收缩，故伴有支气管哮喘的心绞痛患者不宜选用，因此选择正确答案为 ADE。

11. 硝酸甘油的不良反应有

A. 眼内压升高 　　　　　　B. 直立性低血压 　　　　　　C. 心率加快

D. 高铁血红蛋白血症 　　　　E. 反跳现象

参考答案：ABCD

解析：硝酸甘油不良反应主要包括由血管扩张引起的反应（如面颊潮红、搏动性头痛、眼内压升高、直立性低血压、反射性交感神经兴奋如心率加快等）以及超剂量时引起高铁血红蛋白血症和耐受性，因此选择正确答案 ABCD。

12. 硝酸甘油与普萘洛尔合用治疗心绞痛的结果是

A. 协同降低心肌耗氧量 　　　　B. 消除反射性心率加快

C. 缩小增加的左心容积 　　　　D. 减少硝酸甘油的用量

E. 消除低血压

参考答案：ABCD

解析：硝酸甘油与普萘洛尔联合应用治疗心绞痛时，可取长补短，均可致心室压力下降，心室容积减小，合用时二药剂量减少，副作用也相应减少，但需注意血压（两者均降压），因此选择正确答案为 ABCD。

13. 硝苯地平的适应证是

A. 稳定型心绞痛 　　　　　　B. 高血压 　　　　　　C. 胆绞痛

D. 脑血管病 　　　　　　　　E. 变异型心绞痛

参考答案：ABE

解析：硝苯地平适用于心肌缺血伴支气管哮喘者；变异型心绞痛最适用；较少诱发心衰，因硝苯地平可反射性兴奋心脏；适用于心肌缺血伴外周血管痉挛，因此选择正确答案为 ABE。

（顾　军　孙秀兰）

第二十九章 作用于血液及造血器官的药物

速览导引图

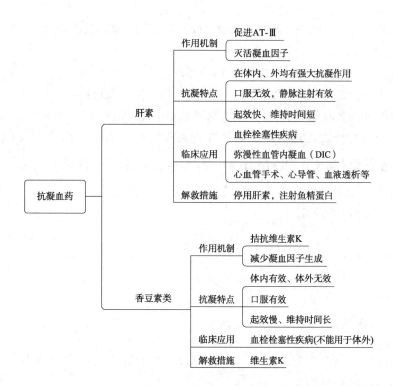

血液凝固：血管损伤引起胶原暴露，进而血小板黏附聚集、释放 ADP 等物质，同时兴奋凝血过程。①内源性凝血：通过血浆内凝血因子的逐步反应激活凝血因子 X 而发生的凝血；②外源性凝血：被损伤的血管外组织释放凝血因子Ⅲ启动的凝血；③共同通路：从激活的凝血因子 X 开始到纤维蛋白形成的过程。

第一节　抗凝血药

一、肝素(heparin)

来源和化学成分:来源于猪肠黏膜、牛及猪的肺脏,化学成分为酸性黏多糖硫酸酯。

体内过程:带有大量阴电荷,口服不吸收,常静脉给药。

1. 药理作用

(1) 抗凝血作用:与 AT－Ⅲ 结合,使其活性位点充分暴露,导致凝血酶及因子 Ⅻa、Ⅺa、Ⅸa、Ⅹa 等灭活。抗凝作用特点:在体内、体外均有效,作用强大,起效快,维持时间较短。

(2) 促进脂蛋白脂酶释放,水解血中 CM 和 VLDL,发挥调血脂作用。

(3) 抑制炎症介质活性和炎症细胞活动而具有抗炎作用。

(4) 抑制血管平滑肌细胞增殖。

(5) 抑制血小板聚集。

2. 临床用途

(1) 血栓栓塞性疾病:肺栓塞、深静脉血栓等。

(2) 弥散性血管内凝血(DIC)早期应用:防止因凝血因子消耗等造成的继发性出血。

(3) 防治心肌梗死、脑梗死、心血管手术及外周静脉手术后血栓形成。

(4) 体外抗凝(如体外循环、血液透析等)。

3. 不良反应

(1) 出血:主要不良反应,轻度时停药即可,严重时可用鱼精蛋白(碱性蛋白质,带有正电荷,与肝素结合而使肝素失活)对抗。

(2) 血小板减少症,与免疫反应有关,停药后约 4 天可恢复。

(3) 其他:过敏反应,长期应用易致骨质疏松,孕妇应用可引起早产及死胎等。

肝素对过敏体质、出血倾向、血友病、血小板功能不全和血小板减少症、紫癜、严重高血压、细菌性心内膜炎、肝肾功能不全、溃疡病、颅内出血、活动性肺结核、孕妇、先兆流产、产后、内脏肿瘤和外伤及术后等禁用。

二、低分子量肝素(low molecular weigh heparin, LMWH)

(1) 选择性抑制 Ⅹa 活性,保持抗血栓作用的同时降低了出血危险。

(2) 作用时间长,每日 1 次即可。

(3) 对血小板功能影响小。

(4) Ca^{2+} 丢失比肝素轻。

LMWH 应用优点:

(1) 剂量易掌握,个体差异小。

(2) 无须实验室监测抗凝活性。

(3) 毒性小,安全。

(4) 作用时间长。

(5) 可用于门诊患者。

三、依诺肝素

具有强大而持久的抗血栓形成作用,与普通肝素比较,抗凝剂量较易掌握,不良反应轻,作用持续时间长。

四、凝血酶抑制药

五、阿加曲班(argatroban)

阿加曲班与凝血酶的催化部位结合,抑制凝血酶活性。半衰期短,治疗安全范围窄,过量造成的出血无对抗剂。

六、水蛭素(hirudin)

强效、特效,双功能凝血酶抑制药(与凝血酶的催化位点和阴离子外位点结合)。可用于预防术后血栓形成、急性心梗溶栓后的辅助治疗等。

七、香豆素类

八、双香豆素(dicoumarol)、华法林(warfarin)、醋硝香豆素(acenocoumarol,新抗凝)

体内过程:华法林口服吸收快而完全,生物利用度高;双香豆素口服吸收慢且不规则;此类药物血浆蛋白结合率均高,与其他药物合用时易发生置换作用,使游离药物浓度升高,诱发出血。

药理作用:维生素 K 拮抗剂,抑制凝血因子 Ⅱ、Ⅶ、Ⅸ、Ⅹ 及内源性抗凝血蛋白 C 和 S 的活化;抗凝作用特点:仅在体内有效,对已合成的凝血因子无效,故起效慢,作用温和而持久,不易控制。

临床用途:口服用于防治血栓栓塞性疾病。

不良反应:常见自发性出血,最严重者为颅内出血,应立即停药并使用维生素 K 或新鲜血液治疗。

第二节　纤维蛋白溶解药和纤维蛋白溶解抑制药

一、纤维蛋白溶解药(血栓溶解药)

纤维蛋白溶解药使纤溶酶原转变为纤溶酶,降解纤维蛋白和纤维蛋白原,限制血栓的增大并能溶解血栓,用于溶栓治疗。

1. 链激酶(streptokinase)

与内源性纤溶酶原结合成复合物,促使纤溶酶原转变为纤溶酶,溶解血栓,但具有抗原性。用于溶栓治疗。

2. 尿激酶(urokinase)

直接激活纤溶酶原转变为纤溶酶,无抗原性。阿尼普酶(anistrephase)链激酶与人赖氨酸 – 纤溶酶原按 1:1 形成的复合物。

(1)在体内被缓慢活化,可静脉注射。

(2)与赖 – 纤溶酶原形成的复合物较易进入血凝块与纤维蛋白结合。

(3)具有溶栓选择性,出血较少。

(4)用于急性心肌梗死和其他血栓性疾病。

3. 重组葡激酶(r – staphylokinase)

对血栓中的纤溶酶原有较高的亲和力,但具有较强的免疫原性。

4. 阿替普酶(alteplase)

即基因工程方法生产的人组织型纤溶酶原激活物(t – PA):第二代溶栓药,可选择性激活与纤维蛋白结合的纤溶酶原,速度快,不良反应少。用于急性心肌梗死、脑栓塞、肺栓塞等溶栓治疗。

5. 瑞替普酶

第三代溶栓药,选择性溶栓,疗效高且速度快,耐受性好;生产成本低,给药方法简便,不需要按体重调整给药剂量。

二、纤维蛋白溶解抑制药

氨甲苯酸(aminomethylbenzoic acid,PAMBA)、氨甲环酸(tranexamic acid,AMCHA,凝血酸)等。

药理作用:竞争性抑制纤溶酶原激活因子,高浓度时直接抑制纤溶酶活性。

临床应用:纤溶亢进所致出血,如手术所致出血及产后出血等,对癌症、创伤及非纤维蛋白溶解引起的出血无效。

第三节　　抗血小板药

一、抑制血小板花生四烯酸(AA)代谢的药物

(一)环氧酶抑制药

阿司匹林:小剂量时抑制TXA_2形成,对胶原、ADP、抗原 – 抗体复合物等多种原因引起的血小板聚集均有明显抑制作用;部分拮抗纤维蛋白原溶解导致的血小板激活,抑制 t – PA 的释放。

临床应用

(1)预防:小剂量阿司匹林是慢性稳定型心绞痛、心肌梗死的一级和二级预防用药,对脑梗死、脑卒中或短暂性脑缺血发作后脑梗死是二级预防用药。

(2)治疗:用于心绞痛、心肌梗死、急性脑卒中等,降低死亡率。

(二)TXA_2 合酶抑制药和 TXA_2 受体阻断药

利多格雷(ridogrel)

(1)对血小板血栓和冠脉血栓效果好。

(2)预防再次栓塞作用强。

(3)不良反应轻。

(4)疗效尚不肯定。

二、增加血小板内 cAMP 的药物

1. 双嘧达莫(dipyridamole,潘生丁,persantin)

(1)抑制磷酸二酯酶活性,增加 cAMP 含量。

(2)增强 PGI_2 的生成和活性。

(3)激活腺苷活性,进而激活腺苷酸环化酶活性,增加 cAMP 含量。

(4)抑制血小板环氧酶,减少 TXA_2 合成。

(5)用于防治血栓栓塞性疾病、人工心脏瓣膜置换术后、脑卒中等。

2. 依前列醇(epoprostenol)

人工合成的 PGI_2,活性最强的血小板聚集内源性抑制剂,作用短暂,在肺内不被灭活。主要用于体外循环防止血小板减少、微血栓形成等。

3. 西洛他唑(cilostazol)

可逆性 PDE – Ⅲ 抑制剂,增加 cAMP 含量而发挥抗血小板作用。可用于伴有间歇性跛行的外周血管病、慢性动脉闭塞性疾病。

三、阻碍 ADP 介导的血小板活化的药物

噻氯匹定(ticlopidine)

（1）抑制 ADP 诱导的 α 颗粒分泌。

（2）抑制 GPⅡb/Ⅲa 受体。

（3）拮抗 ATP 对腺苷酸环化酶的抑制作用。

（4）用于预防脑卒中、心肌梗死、外周动脉血栓性疾病的复发等。

四、血小板膜糖蛋白 Ⅱb/Ⅲa 受体阻断药

阿昔单抗（abciximab）、**替罗非班**（tirofiban）等

血小板膜表面的糖蛋白 Ⅱb/Ⅲa 受体暴露是各种原因诱导的血小板聚集最终的共同通路，阻断此受体对血小板聚集的抑制作用强大，且不良反应较少。用于血栓栓塞性疾病的防治，如急性心肌梗死等。

第四节　促凝血药

1. 维生素 K（vitamin K）

维生素 K_1、维生素 K_2 是自然界存在的类型，为脂溶性，其吸收需要胆汁的协助；维生素 K_3、维生素 K_4 为人工合成，水溶性，吸收不需要胆汁协助。

（1）药理作用：维生素 K 是 γ–羧化酶的辅酶，参与肝脏合成凝血因子 Ⅱ、Ⅶ、Ⅸ、Ⅹ、抗凝血蛋白 C 和抗凝血蛋白 S。

（2）临床应用：早产儿及新生儿、长期使用香豆素类药物、长期服用广谱抗生素、长期慢性腹泻、梗阻性黄疸、胆瘘等均易引起维生素 K 缺乏症，维生素 K 缺乏症易引起出血。

（3）不良反应：维生素 K_1 静注过快可致面部潮红、呼吸困难、血压下降等，较大剂量的维生素 K_3 或维生素 K_4 可致溶血。

2. 凝血因子制剂

（1）凝血酶原复合物：凝血因子 Ⅱ、Ⅶ、Ⅸ、Ⅹ 的混合制剂，此四种凝血因子的作用均依赖于维生素 K 的存在。

（2）凝血酶：直接将血液中纤维蛋白原转变为纤维蛋白，发挥止血作用；此外，还有加速伤口愈合的作用，通常用于止血困难的部位出血症状或局部止血。

第五节　抗贫血药

一、铁剂

1. 铁的吸收与贮存

主要吸收部位在十二指肠及空肠上皮，主要以 Fe^{2+} 形式被吸收，凡能将 Fe^{3+} 还原为 Fe^{2+} 的物质如谷胱甘肽及能与铁离子络合的物质（如氨基酸、枸橼酸、苹果酸等）均有利于铁的吸收，临床常用硫酸亚铁、枸橼酸铁铵等。吸收进入体内的铁以铁蛋白形成储存。体内铁的转运需转铁蛋白参与，最终主要通过肠黏膜细胞脱落等方式排出体外。

2. 药理作用

铁与原卟啉结合形成血红素，再与珠蛋白结合形成血红蛋白。

3. 临床应用

治疗失血过多或需铁增加所致的缺铁性贫血效果极佳。用药后 10～14 天网织红细胞达到高峰，4～8 周血红蛋白接近正常，但此时还需要减半，继续用药 2～3 个月，以补充体内贮存铁。

4. 不良反应

铁剂的不良反应包括胃肠道反应（恶心、腹泻等）、便秘、急性铁中毒（表现为坏死性胃肠炎症状，可用特殊

解毒剂去铁胺结合残存的铁)。

二、叶酸(folic acid)

1. 药理作用

叶酸活化为 5 – 甲基四氢叶酸,后者使维生素 B_{12} 转成甲基维生素 B_{12},自身转变为四氢叶酸。四氢叶酸有传递一碳单位的作用。

(1)嘌呤核苷酸的从头合成。

(2)从尿嘧啶脱氧核苷酸合成胸腺嘧啶脱氧核苷酸。

(3)促进某些氨基酸的互变。

当叶酸缺乏时,细胞 DNA 合成障碍,细胞有丝分裂减少,出现巨幼细胞贫血以及舌炎、腹泻等。

2. 临床应用

主要用于各种类型的巨幼细胞贫血以及甲氨蝶呤等叶酸对抗药所引起的巨幼细胞贫血,因二氢叶酸还原酶被抑制,四氢叶酸生成障碍,故需选用甲酰四氢叶酸钙治疗。对缺乏维生素 B_{12} 造成的恶性贫血,单独使用叶酸不能改善神经损害症状,治疗时应以维生素 B_{12} 为主,叶酸为辅。

三、维生素 B_{12}(vitamin B_{12})

维生素 B_{12} 是含钴的化合物,包括氰钴胺、羟钴胺、甲钴胺等。

体内过程:维生素 B_{12} 必须与胃壁细胞分泌的内因子结合才能避免被胃酸破坏。胃黏膜萎缩可引起维生素 B_{12} 吸收障碍,引起恶性贫血。

1. 药理作用

(1)维生素 B_{12} 促进四氢叶酸循环利用,缺乏可造成叶酸循环利用受阻。

(2)作为甲基丙二酰辅酶 A 变位酶的辅酶,促使甲基丙二酰辅酶 A 转变为琥珀酰辅酶 A,进入三羧酸循环,缺乏可引起甲基丙二酰辅酶 A 堆积,合成异常脂肪酸,进入中枢神经系统,造成神经损害。

2. 临床应用

主要用于治疗恶性贫血,与叶酸合用治疗巨幼细胞贫血,也可作为神经系统疾病(如神经炎等)、肝脏疾病(如肝炎)等的辅助治疗。

3. 不良反应

可致过敏反应甚至过敏性休克,不宜滥用;不可静脉给药。

第六节　　造血细胞生长因子

1. 促红素(erythropoietin,EPO)

又称红细胞生成素,促进红细胞生成,对多种原因引起的贫血有效,其最佳适应证是慢性肾衰竭和晚期肾病所致贫血。不良反应主要是红细胞快速增加引起的血液黏滞度增高。

2. 非格司亭(filgrastim)

粒细胞集落刺激因子,主要用于骨髓移植及肿瘤化疗后严重中性粒细胞缺乏症。

3. 沙格司亭(sargramostim)

粒细胞 – 巨噬细胞集落刺激因子。

(1)刺激造血前体细胞增殖、分化。

(2)刺激中性粒细胞、单核细胞和 T 淋巴细胞生长。

(3)促进巨噬细胞和单核细胞对肿瘤细胞的裂解作用,主要用于骨髓移植及肿瘤化疗等引起的白细胞或粒细胞缺乏症。

(4) 可引起骨痛等不良反应。

第七节 血容量扩充药

右旋糖酐(dextran)

根据分子量大小,分为中分子量、低分子量和小分子量三种类型。

1. 药理作用

(1) 静脉注射后,提高浆体渗透压,扩充血容量。

(2) 低分子量和小分子量的右旋糖酐还可以抗血栓形成,改善微循环。

(3) 渗透性利尿作用。

2. 临床应用

主要用于低血容量性休克等,其中低分子量和小分子量右旋糖酐改善微循环作用较佳。

3. 不良反应

过敏反应、血压下降、呼吸困难、出血等。

例题

1. 可对抗肝素过量所致出血的药物是

A. 右旋糖酐　　　　B. 鱼精蛋白　　　　C. 垂体后叶素　　　　D. 维生素 K　　　　E. 维生素 C

参考答案:B

解析:肝素是酸性药物,过量易造成自发性出血,可用碱性的鱼精蛋白进行拮抗,因此选择正确答案为 B。

2. 致维生素 K 缺乏的因素有

A. 新生儿　　　　　　　　　　　　B. 长期使用香豆素类药物

C. 长期服用广谱抗生素　　　　　　D. 长期慢性腹泻

E. 梗阻性黄疸

参考答案:ABCDE

解析:早产儿及新生儿、长期使用香豆素类药物、长期服用广谱抗生素、长期慢性腹泻、梗阻性黄疸、胆瘘等均易引起维生素 K 缺乏症,因此选择正确答案为 ABCDE。

3. 尿激酶引起出血可选用

A. 鱼精蛋白　　　　B. 维生素 K　　　　C. 维生素 C　　　　D. 氨甲苯酸　　　　E. 垂体后叶素

参考答案:D

解析:尿激酶(纤维蛋白溶解药)引起的出血,宜用氨甲苯酸(纤维蛋白溶解抑制药)对抗,因此选择正确答案为 D。

4. 对低分子量肝素的叙述错误的是

A. 抗 X 因子活性强　　　　　　　　B. 对 Ⅱ 因子影响较小

C. 出血副作用小　　　　　　　　　D. 抗血栓作用较肝素弱

E. 过量出血可用鱼精蛋白解救

参考答案:D

解析:低分子量肝素抗血栓作用较肝素强,因此选择正确答案为 D。

5. 患者女性,25 岁,妊娠28 周出现营养性巨幼细胞贫血,不伴有肢体麻木等异常感觉,此时主要的治疗药

物是:

A. 叶酸   B. 硫酸亚铁   C. 右旋糖酐铁

D. 维生素 B_6 E. 维生素 B_{12}

参考答案:A

解析:对营养性巨幼细胞贫血,不伴有肢体麻木等异常感觉(无神经炎)治疗应以叶酸为主,因此选择正确答案为 A。

6. 下述哪项不是肝素的禁忌证

A. 消化性溃疡   B. 严重高血压   C. 肝肾功能不全

D. 活动性肺结核   E. 心肌梗死

参考答案:E

解析:肝素对过敏体质、有出血倾向、血友病、血小板功能不全和血小板减少症、紫癜、严重高血压、细菌性心内膜炎、肝肾功能不全、溃疡病、颅内出血、活动性肺结核、孕妇、先兆流产、产后、内脏肿瘤、外伤及术后等禁用,因此选择正确答案为 E。

7. 对于甲氨蝶呤所引起的巨幼细胞贫血,应选用

A. 铁剂   B. 甲酰四氢叶酸钙   C. 叶酸

D. 红细胞生成素   E. 维生素 C

参考答案:B

解析:甲氨蝶呤等叶酸对抗药所引起的巨幼细胞贫血,因二氢叶酸还原酶被抑制,四氢叶酸生成障碍,故需选用甲酰四氢叶酸钙治疗,因此选择正确答案为 B。

8. 香豆素类抗凝作用的机制主要是

A. 激活血中抗凝血酶 Ⅲ   B. 与血中钙形成络合物

C. 抑制纤溶酶原转变为纤溶酶   D. 抑制肝脏凝血因子的合成

E. 抑制凝血酶原转变为凝血酶

参考答案:D

解析:香豆素类作为维生素 K 拮抗剂,可抑制凝血因子 Ⅱ、Ⅶ、Ⅸ、Ⅹ 及内源性抗凝血蛋白 C 和 S 的在肝脏的合成及活化过程,因此选择正确答案为 D。

9. 肝素的临床用途有

A. 脑栓塞   B. 心肌梗死   C. DIC 晚期

D. 体外抗凝   E. 血小板减少性紫癜

参考答案:ABD

解析:肝素的临床主要用于血栓栓塞性疾病;DIC 早期;防治心肌梗死、脑梗死、心血管手术及外周静脉手术后血栓形成;体外抗凝(如血液透析等);因此选择正确答案为 ABD。

10. 能抑制血小板功能的药物有

A. 阿司匹林   B. 双嘧达莫   C. 前列环素   D. 噻氯匹啶   E. 新抗凝

参考答案:ABCD

解析:新抗凝作为香豆素类药物主要通过竞争拮抗维生素 K 而发挥抗凝作用,因此选择正确答案为 ABCD。

(李 萍 鲁 明)

第三十章　影响自体活性物质的药物

重点	PGs类药物的分类及作用特点;常用5 - HT受体激动药及拮抗药的类型;组胺受体阻断的类型、药理作用、临床应用及不良反应;腺苷类主要药理作用
难点	PGs类药物的作用特点;H_1受体阻断药、H_2受体阻断药的药理作用、作用特点、临床应用及不良反应
考点	H_1受体阻断药(苯海拉明、异丙嗪等)、H_2受体阻断药(西咪替丁、雷尼替丁等)的作用与临床应用

第一节　膜磷脂代谢产物类药物及拮抗药

一、花生四烯酸(AA)的代谢和生物转化

(1) 环氧酶(COX)途径:首先形成不稳定的PGG_2和PGH_2,然后根据所在组织的不同形成PGI_2、TXA_2等。

(2) 脂氧酶(LOX)途径:主要为5 - LOX,在白细胞、肺和气管等组织生成LTs。

二、前列腺素和血栓素

1. 作用于心血管的PGs类药物

(1) 前列地尔(PGE_1):与抗高血压药和血小板聚集抑制药有协同作用。

(2) 依前列醇(PGI_2)与依洛前列素等:目前最强的抗凝血药之一。

2. 抗消化性溃疡的PGs类药物

米索前列醇、恩前列醇等。

3. PGs类生殖系统药物

地诺前列酮等,主要用于引产及流产等。

三、白三烯及其拮抗药

1. 白三烯

(1) 呼吸系统:支气管收缩、黏液分泌增加和肺水肿。

(2) 心血管系统:短暂升压,持久降压,负性肌力作用。

(3) 促进炎症与过敏反应。

2. 白三烯拮抗药

孟鲁司特(montelukast)

孟鲁司特是白三烯受体阻断药,主要用于支气管哮喘的防治。

四、血小板活化因子(PAF)

1. PAF 的生物效应

血小板聚集、中性粒细胞聚集和释放、释放活性氧及炎性介质,引起低血压、支气管收缩、过敏反应、炎症反应等。

2. PAF 阻断剂

天然类(银杏苦内酯 B)、合成类(CV3988)。

第二节　5 - 羟色胺类药物及拮抗药

一、5 - HT 受体的作用

(1)心血管系统:血压的三相反应(短暂的降压、持续数分钟的升压、长时间的低血压)。

(2)收缩平滑肌。

(3)神经系统:镇静、嗜睡、外周神经反应等。

二、常见 5 - HT 受体激动药

(1)舒马普坦:目前治疗急性偏头痛疗效最好的药物。

(2)丁螺环酮等:抗焦虑药。

(3)西沙必利等:胃肠动力药。

(4)右芬氟拉明等:抑制食欲减肥,其特点是对肥胖患者的食欲抑制作用较非肥胖者更明显。

三、常用的 5 - HT 受体阻断药

赛庚啶和苯噻啶:治疗偏头痛、皮肤过敏等。

昂丹司琼等:镇吐。

四、麦角生物碱类

(1)胺生物:预防治疗偏头痛。

(2)麦角新碱:偏头痛的诊断和治疗。

(3)酮色林:降血压。

(4)氯氮平:非经典抗精神病药,锥体外系反应轻。

第三节　组胺和抗组胺药

一、组胺(histamine)

(一)药理作用与作用机制

1. 对心血管系统的作用

(1)对心肌收缩性的影响:可通过 H_2 作用于腺苷酸环化酶,使 cAMP 增加,产生正性肌力作用。

(2)对血管的影响:扩张小动脉及小静脉,增加毛细血管的通透性。

(3)对血小板功能的影响:H_1 受体激动促进血小板聚集,H_2 受体激动抑制血小板聚集,两者作用相反。

2. 对腺体的作用

胃酸分泌增加,其他腺体分泌也有所增加。

3. 对平滑肌的作用

兴奋作用。

（二）临床应用

鉴别胃癌和恶性贫血患者是否发生真性胃酸缺乏症，现已少用。

（三）不良反应

头痛、直立性低血压、颜面潮红等。

1. 培他司汀（Betahistine）

H_1 受体激动药。可应用于内耳眩晕病、多种原因引起的头痛、慢性缺血性脑血管病等。

2. 英普咪啶（Impromidine）

H_2 受体激动药。刺激胃酸分泌用于检查胃功能。

二、抗组胺药

（一）H_1 受体阻断药

1. 分类

（1）第一代 H_1 受体阻断药：如异丙嗪（promethazine）、苯海拉明（diphenhydramine）和氯苯那敏（chlorpheniramine）等，受体特异性差，中枢作用强，有明显的镇静和抗胆碱作用。

（2）第二代 H_1 受体阻断药：如阿司咪唑（astemizole）、西替利嗪（cetirizine）、氯雷他定（loratadine）和阿伐斯汀（acrivastine）等，具有长效、无嗜睡作用，对喷嚏、清涕和鼻痒效果好，而对鼻塞效果差。

2. 药理作用

（1）抗 H_1R 作用：对抗组胺引起的胃肠道、支气管平滑肌收缩作用，抑制组胺直接引起的局部毛细血管扩张和通透性增加，部分对抗血管扩张和血压降低等全身作用（对血管扩张和血压降低完全拮抗需合用 H_1、H_2 受体阻断药）。

（2）中枢抑制作用。

（3）其他作用：苯海拉明等具有阿托品样作用，止吐和防晕作用强。

3. 临床应用

（1）对皮肤黏膜变态反应性疾病（如过敏性皮疹、荨麻疹等）最有效，对支气管哮喘疗效差，对过敏性休克无效。

（2）防晕止吐，对晕动病、放射病等原因造成的呕吐可用苯海拉明、异丙嗪等。

（3）其他：具有明显中枢抑制作用的药物如异丙嗪等，可与氨茶碱配伍使用，对抗其中枢兴奋作用，也可对抗气道炎症。异丙嗪与氯丙嗪、哌替啶合用进行人工冬眠。

4. 不良反应

（1）中枢神经系统反应：第一代药物中枢抑制比较明显。

（2）消化道反应：厌食、腹泻等。

（3）其他反应：粒细胞减少、溶血性贫血、阿司咪唑和特非那定还可引起尖端扭转型心律失常等。

（二）H_2 受体阻断药

药理作用：抑制胃酸分泌，免疫调节作用。

第四节　多　肽　类

一、激肽类

激肽主要有缓激肽、胰激肽，具有扩张血管、收缩平滑肌和提高毛细血管通透性作用。

抑肽酶:用于出血及弥散性血管内凝血(DIC)。

激肽受体阻断药:艾替班特。

二、内皮素

生物学作用:收缩血管、促进平滑肌细胞分裂、收缩内脏平滑肌、正性肌力作用。

内皮素受体阻断药:西他生坦等。

三、利尿钠肽

排钠利尿、舒张血管、降血压。

四、血管紧张素

五、其他

降钙素基因相关肽。

第五节　一氧化氮及其供体

生理作用:舒张血管平滑肌、抗动脉粥样硬化、扩张支气管平滑肌等。

NO 供体:硝普钠等。

第六节　腺　苷　类

腺苷作用于腺苷受体发挥作用。

A_1 受体:抗心律失常、对缺血再灌注损伤的保护作用。

A_2 受体:扩张冠脉、抑制血小板聚集等。

双嘧达莫通过抑制腺苷转运,主要参与缺血预适应,预防心肌梗死。

例题

1. 雷尼替丁的主要作用是

A. 中和胃酸　　　　　　　　　　B. 促进胃排空　　　　　　　　　　C. 抑制胃酸分泌

D. 黏膜保护作用　　　　　　　　E. 阻断促胃液素受体

参考答案:C

解析:雷尼替丁属于 H_2 受体阻断药,阻断壁细胞上的 H_2 受体,抑制基础胃酸分泌和夜间胃酸分泌,对促胃液素及 M 受体激动药引起的胃酸分泌也有抑制作用,因此选择正确答案为 C。

2. 可治疗变态反应性疾病并参与冬眠合剂组成的药物是

A. 吡苄明　　　　B. 苯海拉明　　　　C. 雷尼替丁　　　　D. 异丙嗪　　　　E. 阿司咪唑

参考答案:D

解析:吡苄明、苯海拉明、异丙嗪、阿司咪唑作为 H_1 受体阻断药均可用于治疗变态反应性疾病,但同时参与冬眠合剂组成的药物只有异丙嗪,因此选择正确答案为 D。

3. 治疗变态反应疾病,并有止吐作用的药物是

A. 雷尼替丁　　　　B. 苯海拉明　　　　C. 哌仑西平　　　　D. 阿托品　　　　E. 氯苯那敏

参考答案:B

解析:苯海拉明作为第一代 H_1 受体阻断药,在治疗变态反应疾病的同时还有止吐作用,因此选择正确答案为 B。

4. 组胺 H_1 受体阻断药对下列哪种与变态反应有关的疾病最有效

A. 过敏性结肠炎　　B. 过敏性休克　　C. 支气管哮喘　　　　D. 过敏性皮疹　　E. 风湿热

参考答案:D

解析:组胺 H_1 受体阻断药对皮肤黏膜变态反应性疾病(如过敏性皮疹、荨麻疹等)最有效,因此选择正确答案为 D。

5. H_1 受体阻断药的不良反应不包括

A. 嗜睡　　　　　　　　　　　B. 乏力　　　　　　　　　　　C. 消化道反应

D. 血压下降　　　　　　　　　E. 尖端扭转型心律失常

参考答案:D

解析:H_1 受体阻断药的不良反应包括中枢神经系统反应(中枢抑制)、消化道反应和其他反应(粒细胞减少,溶血性贫血等)。阿司咪唑和特非那定还可引起尖端扭转型心律失常,因此选择正确答案为 D。

（李　萍　鲁　明）

第三十一章 作用于呼吸系统的药物

重点	常用平喘药的分类、主要作用机制、临床应用及不良反应;常用镇咳药的分类、主要作用机制、临床应用及不良反应;祛痰药的主要类型
难点	肾上腺皮质激素、肾上腺素受体激动药、茶碱、色甘酸钠、M胆碱受体阻断药的作用机制、临床应用及不良反应;常用镇咳药的分类及作用特点
考点	肾上腺皮质激素、肾上腺素受体激动药、茶碱的作用机制、临床应用特点

第一节 平 喘 药

支气管哮喘是以气道狭窄、广泛炎症和气道高反应性为特征的慢性变态反应性炎性性疾病,通常的治疗药物如下。

(1)抗炎平喘药(糖皮质激素类)

(2)支气管扩张药(β受体激动药等)。

(3)抗过敏平喘药(色甘酸钠等)。

一、抗炎平喘药

(一)糖皮质激素

1. 药理作用

(1)抑制多种参与哮喘发作的炎性细胞和免疫细胞功能。

(2)抑制细胞因子(TNF - α、IL等)和炎症介质(AA、PG等)的产生。

(3)抑制气道高反应性。

(4)增强平滑肌对儿茶酚胺的敏感性,有利于缓解支气管痉挛和黏膜肿胀。

2. 临床应用

一般使用吸入制剂,用于支气管扩张药不能有效控制的慢性哮喘患者,但不能缓解急性症状;对哮喘持续状态,因不能吸入足够的气雾量而无法起效, 故不宜使用;常用吸入药物有丙酸倍氯米松(beclomethasone dipropionate)、布地奈德(budesonide)等。

3. 不良反应

吸入时不良反应较轻,可发生口咽部念珠菌感染等。全身应用或长期应用时不良反应严重。

(二)磷酸二酯酶 - 4 抑制剂

罗氟司特(roflumilast)

磷酸二酯酶 - 4 抑制剂(PDE - 4)为特异性 cAMP 水解酶,抑制此酶后可增加细胞内 cAMP 而发挥治疗作用。

(1) 抑制炎性细胞聚集和活化。

(2) 扩张支气管平滑肌。

(3) 缓解气道重塑。

临床应用:常与长效扩支气管联合应用于慢性喘息型支气管炎和慢性阻塞性肺疾病(COPD),此药不能缓解急性支气管痉挛症状。

不良反应:胃肠道反应、头痛、头晕、精神异常,中重度肝功能损害患者禁用。

二、支气管扩张药

(一)肾上腺素受体激动药

1. 药理作用

(1) 激动支气管平滑肌膜上 β_2 受体,引起支气管平滑肌松弛。

(2) 激动肥大细胞、中性粒细胞上的 β_2 受体,抑制炎症介质、过敏介质释放。

(3) 增强纤毛运动,促进纤毛运动,降低毛细血管通透性,减轻水肿等。

异丙肾上腺素(isoprenaline)

作用强大、短暂,但对 β_1 受体激动作用较强,易致心律失常,主要用于控制哮喘急性症状,现已少用。

β_2 肾上腺素受体激动药:可扩张冠脉,对伴有冠心病的支气管哮喘发作可作为首选药物,常用其吸入制剂,但哮喘急性发作时静脉给药仍是首选方式。

(1) 短效 β_2 受体激动剂(作用 4~8h):沙丁胺醇(salbutamol)、特布他林(terbutaline)。

(2) 长效 β_2 受体激动剂(作用 8~12h):克仑特罗(clenbuterol)、福莫特罗(formoterol)、班布特罗(bambuterol,特布他林前体药)。

2. 不良反应

(1) 心脏反应:激动心脏 β_1 受体,特别是原有心律失常患者。

(2) 肌肉震颤:激动骨骼肌 β_2 受体,气雾吸入时发生率较低。

(3) 代谢紊乱:血乳酸、丙酮酸升高,并产生酮体,同时血钾降低。

(二)茶碱类

1. 药理作用

(1) 抑制磷酸二酯酶(PDE),使支气管平滑肌细胞内 cAMP 升高而舒张支气管平滑肌。

(2) 阻断腺苷受体,减轻内源性腺苷所致的气道收缩作用。

(3) 增加内源性儿茶酚胺释放,间接舒张支气管平滑肌。

(4) 免疫调节和抗炎作用。

(5) 增加膈肌收缩力,有利于 COPD 治疗;促进纤毛运动,有利于哮喘治疗。

2. 临床应用

(1) 支气管哮喘,起效慢,慢性患者宜口服,急性发作患者宜静脉注射。

(2) 慢性阻塞性肺部疾病。

(3) 中枢型睡眠呼吸暂停综合征(中枢兴奋作用)。

3. 不良反应

安全范围较窄,不良反应较多见。

(1) 胃肠道反应:恶心、呕吐、腹痛等。

(2) 中枢兴奋:失眠、激动等。

（3）急性中毒引起的循环系统症状：心律失常、血压下降、昏迷等。

氨茶碱（aminophylline）

强碱性，局部刺激性大。哮喘急性发作可静脉给药。

胆茶碱（cholinophylline）

口服易吸收，胃肠道刺激小，对心脏、中枢神经系统作用不明显，患者易耐受。

茶碱的缓释和控释剂特点如下。

（1）血药浓度稳定。

（2）作用持续时间长。

（3）胃肠道刺激反应少。

（三）抗胆碱药（M 受体阻断药）

1. 异丙托溴铵（ipratropium bromide）

对气道平滑肌有一定选择作用，起效较慢，但治疗老年性哮喘特别有效，尤其是高迷走神经活性的哮喘患者。

2. 氧托溴胺（oxitropium，氧托品）

气雾吸入，作用时间长。

3. 噻托溴胺（tiotropium）

长效，不良反应少。

三、抗过敏平喘药

（一）炎症细胞膜稳定药

1. 色甘酸钠（disodium cromoglycate）

预防性用药，对过敏性、运动性、非特异的外源性刺激效果较好。口服吸收少，需吸入给药。

药理作用：

（1）通过稳定肥大细胞膜而减少过敏介质的释放，但不能直接对抗过敏介质的作用，对已发作的哮喘无效，需在抗原和刺激物接触前 7 ～ 10 天给药。

（2）抑制引起支气管痉挛的某些反射。

（3）阻断炎症细胞介导的反应。

2. 奈多罗米钠（nedocromil sodium）

具有肥大细胞膜稳定作用，抗炎，降低非特异性气道反应性，作为长期预防性平喘药用于哮喘早期的维持治疗。

（二）H_1 受体阻断药

酮替芬（ketotifen）

强大的 H_1 受体阻断作用，预防和逆转 β_2 受体的"向下调节"，加强 β_2 受体激动药作用。用于防治轻、中度哮喘。

（三）白三烯阻断药物

扎鲁司特（zafirlukast）、孟鲁司特（montelukast）等

常与糖皮质激素合用，用于哮喘的长期治疗和预防。

第二节　镇　咳　药

咳嗽是一种机体的保护性神经反射，对咳嗽应采取对因治疗，镇咳药主要针对剧烈无痰咳嗽。镇咳药分类：

中枢性(可待因等)、外周性(盐酸那可汀、甘草等)。

一、中枢性镇咳药

1. 成瘾性中枢性镇咳药

磷酸可待因(codeine phosphate)

(1)阿片受体激动药,镇咳作用强而迅速。

(2)主要用于剧烈干咳。

(3)易抑制呼吸中枢,长期应用可产生耐药性及依赖性。

2. 非成瘾性中枢性镇咳药

(1)氢溴酸右美沙芬(dextromethorphan hydrobromide):作用强,起效快,无镇痛作用亦无成瘾性,安全范围大,应用广泛。痰多患者慎用。

(2)枸橼酸喷托维林(pentoxyverine citrate):兼具中枢和外周作用。

二、外周性镇咳药

盐酸那可汀(noscapine hydrochloride)

可抑制肺牵张反射引起的咳嗽,兼具兴奋呼吸中枢作用,无成瘾性。

第三节　祛　痰　药

一、痰液稀释药

(一)恶心性祛痰药

氯化铵(ammonium chloride)

服药后易致恶心呕吐,过量或长期应用可造成酸中毒和低钾血症。

(二)刺激性祛痰药

愈创木酚甘油醚(guaifenesin)

刺激支气管分泌,促进痰液稀释而易于咳出。

二、黏痰溶解药

(一)黏痰溶解药

乙酰半胱胺酸(acetylcysteine)

使黏痰中二硫键裂解,降低黏痰黏稠度。

(二)黏痰调节药

溴己新(bromhexine)、**氨溴索**(ambroxol)等

可抑制气管和支气管腺体合成黏多糖;降低黏痰黏稠度;促进呼吸道黏膜纤毛运动,促进痰液排出。不良反应较少且轻微。

例题

1. 主要用于预防 I 型变态反应所致哮喘的药物是

A. 氨茶碱　　　　B. 肾上腺素　　　　C. 特布他林　　　　D. 色甘酸钠　　　E. 异丙肾上腺素

参考答案:D

解析:色甘酸钠属于抗过敏性平喘药,主要用于支气管哮喘的预防性治疗,能防止变态反应或运动引起的速发和迟发性哮喘反应。其他选项的药物都可用于控制哮喘症状,因此选择正确答案为 D。

2. 哮喘持续状态或危重发作的抢救应选用

A. 麻黄碱　　　　 B. 异丙肾上腺素　　 C. 倍氯米松　　　　 D. 氢化可的松　　 E. 色甘酸钠

参考答案:D

解析:氢化可的松作为糖皮质激素,全身给药时用于哮喘持续状态或危重发作的抢救,因此选择正确答案为 D。

3. 沙丁胺醇的突出优点是

A. 兴奋心脏的作用与肾上腺素相似　　　　 B. 对 β_2 受体的选择性高

C. 气雾吸入作用比异丙肾上腺素快　　　　 D. 适用于口服给药

E. 作用强而持久

参考答案:B

解析:沙丁胺醇的突出优点是对 β_2 受体的选择性高,较少引起心血管系统不良反应,因此选择正确答案为 B。

4. 下述肾上腺素的平喘作用中,哪点不对

A. 对 α、β 受体都有强大的兴奋作用

B. 激动 β 受体使腺苷酸环化酶活化

C. 激动 α 受体可使气管黏膜血管舒张,减轻黏膜水肿

D. 可用于支气管哮喘急性发作

E. 抑制肥大细胞释放炎性介质

参考答案:C

解析:肾上腺素作为 α、β 受体激动药,激动 α_1 受体可使气管黏膜血管收缩,从而减轻黏膜水肿症状,因此选择正确答案为 C。

5. 下列哪种药物对哮喘急性发作迅速有效

A. 倍氯米松吸入　　　　　　 B. 色甘酸钠吸入　　　　　　 C. 沙丁胺醇吸入

D. 口服氨茶碱　　　　　　　 E. 酮替芬口服

参考答案:C

解析:沙丁胺醇作为 β_2 受体激动药,可松弛支气管平滑肌,抑制肥大细胞、中性粒细胞释放炎症介质、过敏介质释放,增强纤毛运动,促进纤毛运动,降低毛细血管通透性,减轻呼吸道黏膜水肿等,吸入给药时对哮喘急性发作迅速有效,因此选择正确答案为 C。

（许　逸　鲁　明）

第三十二章 作用于消化系统的药物

重点	抗消化性溃疡的主要类型、作用机制、临床应用及不良反应;止吐药的分类及作用特点;增强胃肠动力药的作用机制及作用特点;泻药分类及作用特点
难点	抑制胃酸分泌药的主要类型、作用机制、临床应用及不良反应;止吐药与泻药的分类及作用特点
考点	H_2 受体阻断药、胃壁细胞 H^+ 泵抑制药的药物作用和临床应用

第一节 治疗消化性溃疡的药物

消化性溃疡主要发生于胃和十二指肠暴露于胃酸和胃蛋白酶的黏膜部位,通常患者都有以下病史:① 长期使用非甾体抗炎药物如阿司匹林(通过抑制 COX – 1,破坏黏膜保护机制);② 慢性幽门螺杆菌感染(幽门螺杆菌感染可破坏黏膜对胃酸侵蚀的抵抗力同时增加胃酸的分泌)。

主要类型:

(1) 抗酸药:氢氧化铝。

(2) 胃酸分泌抑制药

① 抗胆碱药:哌仑西平。

② H_2 受体阻断药:西咪替丁。

③ H^+,K^+ – ATP 酶抑制药:奥美拉唑。

(3) 增强胃黏膜屏障功能的药物:米索前列醇、硫糖铝等。

(4) 抗幽门螺杆菌感染药物:阿莫西林等。

一、抗酸药

1. 药理作用与作用机制

(1) 中和胃酸,既减轻胃酸对溃疡刺激造成的疼痛,又降低胃蛋白酶活性。

(2) 保护黏膜:氢氧化铝等形成保护膜,保护溃疡面和胃黏膜。

碳酸钙(clcium carbonate):强、快、持久,可产生 CO_2,进入小肠的钙可促进促胃液素分泌,引起反跳性胃酸分泌增加。

氢氧化镁(magnesium hydroxide):强、快,有导泻作用。

三硅酸镁(magnesium trisilicate):弱、慢、持久,在胃内生成胶状物,对溃疡面有保护作用。

氢氧化铝(aluminum hydroxide):强、慢、持久,还具有收敛、止血和致便秘作用。

碳酸氢钠(sodium bicarbonate):强、快、短暂,但可产生 CO_2,引起继发性胃酸分泌增加。

此类药物仅能中和胃酸,易引起反跳,目前临床常制成复方制剂应用,以增强疗效,减少不良反应。

2. 不良反应

(1)局部刺激:如碳酸钙可导致便秘,氢氧化镁可引起腹泻等。

(2)电解质紊乱:如碳酸氢钠可导致碱血症等。

二、抑制胃酸分泌药

(一)H_2 受体阻断药

西咪替丁(cimetidine)、雷尼替丁(ranitidine)、法莫替丁(famotidine)等。

(1)<u>药理作用</u>:竞争性阻断壁细胞基底膜的 H_2 受体,抑制基础胃酸分泌作用最强,对基础胃酸分泌、夜间胃酸分泌有良好的抑制作用。

(2)临床应用:治疗胃及十二指肠溃疡疾病的首选药物。

(3)不良反应:眩晕、消化道症状(腹泻、便秘等)、中枢神经系统反应(嗜睡、焦虑等)、血细胞减少等。其中西咪替丁还有抗雄激素作用,促进催乳素分泌及肝药酶抑制作用等。

(二)H^+,K^+ – ATP 酶抑制药

1. 药理作用与作用机制

(1)抑制 H^+,K^+ – ATP 酶,抑酸作用强大而持久,是最直接和有效的抑制胃酸产生的手段。

(2)减少胃液总量和胃蛋白酶的分泌,具有胃黏膜保护作用。

(3)抑制幽门螺杆菌。

2. 临床应用

反流性食管炎、消化性溃疡、上消化道出血、幽门螺杆菌感染等。

3. 不良反应

神经系统症状(头痛、头晕、失眠、外周神经炎等)、消化系统症状(口干、恶心、腹胀等)、其他(男性乳房女性化、皮疹等)。

(1)奥美拉唑(omeprazole):第一代药物,生物利用度低,不良反应多。

(2)兰索拉唑(lansoprazole):第二代药物,作用较强于奥美拉唑,生物利用度较高。

(3)泮托拉唑(pantoprazole)、雷贝拉唑(rabeprazole):第三代药物,口服吸收迅速,虽然半衰期短,但一旦抑酸作用完成则持续时间长,对肝脏的影响较小,不良反应轻微。

(三)M 胆碱受体阻断药

哌仑西平(pirenzepine)

(1)阻断胃壁细胞 M_1 受体。

(2)减少组胺和促胃液素分泌,间接减少胃酸分泌。

(3)解痉作用。

(四)促胃液素受体阻断药

丙谷胺(proglumide)

(1)阻断促胃液素受体,减少胃酸分泌。

(2)丙谷胺还可增强胃黏膜屏障。

三、增强胃黏膜屏障功能的药物

(一)米索前列醇(misoprostol)、恩前列素(enprostil)

(1)抑制胃酸、胃蛋白酶分泌。

（2）促进黏液和 HCO_3^- 分泌,增强胃黏膜屏障。

（3）增强黏膜细胞对损伤因子的抵抗力。

（4）促进胃黏膜受损的上皮重建和增殖。

（5）增加胃黏膜血流。

临床应用:对长期应用非甾体抗炎药引起的消化性溃疡、胃出血,作为细胞保护药有特效。孕妇禁用。

（二）硫糖铝（sucralfate）

1. 临床应用

主要用于消化性溃疡、反流性食管炎、慢性糜烂性胃炎及抗幽门螺杆菌等。

（1）硫糖铝能在溃疡面形成保护膜,促进溃疡愈合。

（2）促进 PGE_2 合成,增强黏膜屏障。

（3）抑制幽门螺杆菌活性。

2. 用药特点

（1）在酸性环境中起效,不宜与碱性药合用。

（2）与布洛芬、氨茶碱等合用可降低上述药物的生物利用度。

（3）可减少甲状腺素的吸收。

（三）胶体次枸橼酸铋（colloidal bismuth subcitrate）

中和胃酸,降低胃蛋白酶活性,促进黏膜合成前列腺素,增强黏膜屏障。

（四）替普瑞酮（teprenone）

增加胃黏液合成分泌,不良反应轻微。

（五）麦滋林（marzulene）

促进胃黏膜 PGE_2 合成,增强黏膜屏障;同时还有抗炎作用,不良反应较少。

四、抗幽门螺杆菌药

幽门螺杆菌与慢性胃炎、消化性溃疡、胃癌、胃黏膜相关性淋巴样组织样（MALT）恶性淋巴瘤相关,单一抗菌药物很难在体内根除幽门螺杆菌,常需多药合用。

1. 抗溃疡药

含铋制剂、质子泵抑制药、硫糖铝等,作用较弱。

2. 抗菌药

阿莫西林、庆大霉素、甲硝唑等,作用较强,但单用效果差,且易产生耐药性。

临床常用联合用药方案:

（1）H^+,K^+-ATP 酶抑制药 + 阿莫西林 + 甲硝唑(呋喃唑酮)。

（2）H^+,K^+-ATP 酶抑制药 + 克拉霉素 + 阿莫西林(或甲硝唑,或呋喃唑酮)。

3. 枸橼酸铋钾 + 四环素(或阿莫西林) + 甲硝唑

4. 枸橼酸铋钾 + 克拉霉素 + 甲硝唑(或呋喃唑酮)

第二节　消化功能调节药

一、助消化药

胃蛋白酶(不宜与碱性药物配伍)、胰酶、乳酶生(乳酸杆菌制剂,不宜与抗菌药或吸附药合用)。

二、止吐药与胃肠促进药

1. H₁ 受体阻断药

苯海拉明等。

2. M 受体阻断药

东莨菪碱、阿托品、苯海索等。

3. D₂ 受体阻断药

氯丙嗪、甲氧氯普胺(中枢及外周双重作用)、多潘立酮(选择性阻断胃肠 D_2 受体)等。

4. 5 - HT₃ 受体阻断药

阿洛司琼、昂丹司琼等,镇吐作用强大,尤其是对肿瘤放疗和化疗所致的呕吐有较好的疗效。

三、增强胃肠动力药

M 受体激动药(氨甲酰胆碱);AChE 抑制药(新斯的明);DA 受体阻断药(甲氧氯普胺);5 - HT₄ 受体激动药(西沙比利)。

四、止泻药与吸附药

1. 止泻剂

阿片制剂、地芬诺酯(人工合成的哌替啶衍生物)、洛哌丁胺(氟哌啶醇衍生物)等,主要激动 μ 阿片受体,减少胃肠推动性蠕动而发挥止泻作用。

2. 收敛剂

鞣酸蛋白(使肠黏膜表面蛋白质凝固沉淀,减轻刺激,收敛止泻)。

3. 吸附剂

药用炭等。

五、泻药

1. 刺激性泻药

酚酞、蒽醌类等,刺激结肠推进性蠕动,促进排便,主要用于习惯性便秘。

2. 渗透性泻药

硫酸镁(硫酸根离子及镁离子在肠道难以被吸收,产生肠内容物高渗,同时可抑制肠内水分吸收,增加肠腔容积,刺激肠道蠕动,从而发挥导泻作用)、乳果糖、纤维素类等。

3. 润滑性泻药

液体石蜡等。

六、利胆药

1. 熊去氧胆酸、鹅去氧胆酸

补充胆汁成分,降低胆汁的胆固醇饱和指数;同时抑制肠道吸收胆固醇。

2. 硫酸镁、桂美酸等

促进胆汁分泌。

3. 牛胆酸钠等

促进胆汁合成。

例题

1. 治疗反流性食管炎效果最好的药物是

A. 苯海拉明　　　B. 肾上腺皮质激素　C. 奥美拉唑　　　　D. 雷尼替丁　　　　E. 异丙嗪

参考答案: C

解析: 奥美拉唑属于质子泵抑制剂,具有强大的抑制胃酸分泌的作用,主要用于胃、十二指肠溃疡,反流性食管炎,卓－艾综合征的治疗。

2. 硫酸镁导泻的作用机制是

A. 对抗 Ca^{2+} 的作用　　　　　　　　B. 激活 H^+,K^+ － ATP 酶

C. 扩张外周血管　　　　　　　　　　D. 在肠腔内形成高渗而减少水分吸收

E. 分泌缩胆囊素,促进肠液分泌和蠕动

参考答案: D

解析: 硫酸根离子及镁离子在肠道难以被吸收,产生肠内容物高渗,同时可抑制肠内水分吸收,增加肠腔容积,刺激肠道蠕动,从而发挥导泻作用,因此选择正确答案为 D。

3. 哪一项不是奥美拉唑的不良反应

A. 口干,恶心　　　　　　　　B. 头晕,失眠　　　　　　　　C. 胃黏膜出血

D. 外周神经炎　　　　　　　　E. 男性乳房女性化

参考答案: C

解析: 奥美拉唑不良反应包括神经系统症状(头痛、头晕、失眠、外周神经炎等)、消化系统症状(口干、恶心、腹胀等)、其他(男性乳房女性化、皮疹等),因此选择正确答案为 C。

4. 下列药物中抑制胃酸作用最强的药物是

A. 西咪替丁　　　B. 哌仑西平　　　C. 丙谷胺　　　D. 奥美拉唑　　　E. 碳酸氢钠

参考答案: D

解析: 奥美拉唑属于第一代 H^+,K^+ － ATP 酶抑制剂,而抑制 H^+,K^+ － ATP 酶是最直接和有效的抑制胃酸产生的手段,因此选择正确答案为 D。

5. 奥美拉唑属于

A. H^+,K^+ － ATP 酶抑制剂　　　　B. H_2 受体阻断药　　　　C. M 受体阻断药

D. 促胃液素受体阻断药　　　　　　E. H^+,K^+ － ATP 酶抑制剂

参考答案: A

解析: 奥美拉唑属于第一代 H^+,K^+ － ATP 酶抑制剂,因此选择正确答案为 A。

(许　逸　鲁　明)

第三十三章　子宫平滑肌兴奋药和抑制药

重点	常用子宫平滑肌兴奋药的药理作用、作用特点、临床应用及不良反应；常用子宫平滑肌抑制药的作用特点及临床应用
难点	缩宫素、前列腺素、麦角生物碱的药理作用、作用特点及临床应用；利托君、硫酸镁的作用特点及临床应用
考点	缩宫素、前列腺素对子宫的作用特点、临床应用和不良反应

第一节　子宫平滑肌兴奋药

一、缩宫素，催产素

（一）药理作用与机制

（1）兴奋子宫平滑肌：直接兴奋子宫平滑肌，加强子宫平滑肌收缩力和收缩频率，收缩强度取决于用药剂量及子宫所处的生理状态：小剂量缩宫素可加强子宫（特别是妊娠末期子宫）的节律性收缩作用，促进胎儿顺利分娩；大剂量缩宫素可使子宫平滑肌发生持续性的强直性收缩，不利于胎儿分娩。妊娠早期缩宫素对子宫平滑肌的作用较弱，在妊娠后期则较敏感。

（2）其他作用：促进乳腺分泌、降压等。

（二）体内过程

口服易被消化酶破坏故口服无效，通常以静脉滴注以维持疗效，大部分经肝脏和肾脏破坏。

（三）临床应用

催产、引产、产后及流产后子宫复位、产后出血等。

（四）不良反应

过量易引起子宫强直性收缩甚至子宫破裂等，需严格掌握用药剂量，同时严格掌握用药禁忌证，凡产道异常、胎位不正、头盆不称、前置胎盘以及 3 次妊娠以上的经产妇或有剖宫产史者禁用。

垂体后叶素（pituitrin）：内含缩宫素与血管加压素，可收缩血管，升高血压，临床用于尿崩症及肺出血等。

二、麦角生物碱

1. 胺生物碱类

麦角新碱（ergometrine）、甲基麦角新碱（methylergometrine）等，兴奋子宫平滑肌，作用强、快、短。

2. 肽生物碱类

麦角胺（ergotamine）、麦角毒（ergotoxine）等，对血管作用明显，起效慢而持久。

药理作用:选择性兴奋子宫平滑肌(较缩宫素更易引起子宫平滑肌强直性收缩,不宜用于催产和引产)、收缩末梢血管、阻断 α 受体。

临床应用:子宫出血;子宫复原;偏头痛;人工冬眠。

三、前列腺素类(地诺前列素、硫前列酮、地诺前列酮等)

(1) 对妊娠各期子宫均有兴奋作用,对分娩前的子宫更为敏感。

(2) 在增强子宫平滑肌节律性收缩的同时,松弛子宫颈。

(3) 主要用于引产、流产等,不宜用于支气管哮喘和青光眼患者。

第二节　子宫平滑肌抑制药

通过抑制子宫平滑肌的收缩,使子宫平滑肌收缩力减弱,收缩节律减慢,临床上主要应用于防治痛经和早产。

利托君(ritodrine)、特布他林(terbutaline)等:β_2 受体激动药,易引起心血管系统不良反应(心率加快、心悸、血压升高等)。

硫酸镁(magnesium sulfate):中枢抑制、对平滑肌的解痉作用等。

硝苯地平(nifedipine):钙通道阻断药,可拮抗缩宫素引起的子宫兴奋作用。

吲哚美辛(indometacin):环氧化酶(COX)抑制药,能引起胎儿动脉导管异常的提前关闭,故仅限于在妊娠 34 周前的妇女使用。

(李　萍　鲁　明)

第三十四章　性激素类药和避孕药

重点	雌激素类药物的药理作用、临床应用及不良反应;抗雌激素类药物的主要类型;孕激素类药物的药理作用、临床应用及不良反应;雄激素类药物的药理作用、临床应用及不良反应;避孕药的主要类型、作用机制及不良反应
难点	雌激素类药物的临床应用及不良反应;孕激素类药物的临床应用及不良反应;雄激素类药物的临床应用及不良反应;避孕药的作用机制及不良反应
考点	雌激素类、孕激素类、雄激素类药物的临床应用;避孕药的作用机制及不良反应

性激素通过与相应受体结合成复合物,作用于 DNA,最终影响转录和蛋白质合成从而发挥广泛的药理作用。性激素的产生和分泌受下丘脑(GnRH) – 垂体(FSH、LH 等) – 肾上腺皮质(性激素)调控轴调节,分别通过长反馈、短反馈及超短反馈维持生理状态性激素的动态平衡和生殖功能。

第一节　雌激素类药及抗雌激素类药

一、雌激素类药物

天然雌激素:雌二醇(estradiol,活性最强)、雌酮(estrone)、雌三醇(estriol)等。

人工合成品:炔雌醇(ethinylestradiol)、炔雌醚(quinestrol)、戊酸雌二醇(estradiol valerate)等,活性较天然激素强。

非甾体类药物:己烯雌酚(diaethylstilbestrol)等。

(一)生理及药理作用

1. 生殖系统

(1)子宫:促进子宫肌层和内膜增殖变厚可引起子宫出血;雌激素与孕激素共同形成月经周期;增加子宫平滑肌对缩宫素的敏感性;促进子宫颈管腺体分泌有利于精子的穿透和存活。

(2)输卵管:促进输卵管肌层发育及收缩,使输卵管上皮细胞分泌增加及纤毛生长。

(3)阴道:刺激阴道上皮细胞增生,在乳酸杆菌作用使阴道环境保持酸性状态,维持阴道的自净作用。

2. 发育

促进性器官发育和成熟,维持第二性征;刺激乳腺生长发育,大剂量雌激素抑制催乳素对乳腺的刺激作用,减少乳汁分泌。

3. 心血管系统

增加一氧化氮（NO）和前列腺素（PG）的合成，发挥抗心肌缺血、抗心律失常等作用。

4. 排卵

小剂量雌激素促进排卵，而大剂量雌激素则抑制排卵。

5. 神经系统

促进神经细胞生长、分化、存活及再生，促进神经递质合成。

6. 影响代谢

轻度的水钠潴留和升血压；在儿童促进骨骺愈合，在成人改善骨质疏松；调节血脂；降低糖耐量等。

7. 其他

促进凝血等。

（二）临床应用

（1）围绝经期综合征：雌激素替代疗法。

（2）抗骨质疏松作用：具有剂量依赖性，在绝经前5～10年开始应用雌激素对预防骨质疏松效果明显，但长期应用大剂量雌激素不良反应多，故临床通常采用比标准更小的剂量来预防和治疗骨质疏松。

（3）乳房胀痛及退乳：抑制催乳素作用。

（4）卵巢功能不全和闭经：常与孕激素合用。

（5）功能性子宫出血：可适当配伍孕激素。

（6）晚期乳腺癌：绝经期前乳腺癌患者禁用。

（7）前列腺癌：减少雄激素分泌，拮抗雄激素作用。

（8）痤疮。

（9）避孕：常与孕激素合用。

（10）神经保护：治疗阿尔茨海默症。

（三）不良反应

常见厌食、恶心等胃肠道反应，可也引起水钠潴留、子宫出血、抑郁等。

二、抗雌激素类药

1. 雌激素受体阻断药

氯米芬（clomiphene）、他莫昔芬（tamoxifen）等，可诱发排卵，主要用于功能性不孕症、功能性子宫出血、晚期乳腺癌等。

2. 选择性雌激素受体调节药

雷洛昔芬（raloxifene）等，主要用于骨质疏松症。

3. 芳香化酶抑制药

来曲唑（letrozole）等，芳香化酶是催化形成雌激素的限速酶，芳香化酶抑制药可明显减少雌激素生成，主要用于雌激素依赖性肿瘤。

第二节　孕激素类药及抗孕激素类药

一、孕激素类药

17α－羟孕酮类：甲羟孕酮（medroxyprogesterone，安宫黄体酮，provera）、甲地孕酮（megestrol）等。

19－去甲基睾丸酮类：炔诺酮（norethisterone）、双醋炔诺酮（ethynodiol diacetate）、炔诺孕酮（norgestrel）等。

（一）生理及药理作用

（1）生殖系统：有利于受精卵着床和胚胎发育，降低缩宫素作用，促进乳腺发育，抑制排卵；减少精子进入子宫；抑制输卵管节律性收缩和纤毛生长；黄体酮还可加快阴道上皮细胞的脱落。

（2）代谢：对抗醛固酮而产生利尿作用，黄体酮还是肝药酶诱导剂。

（3）升高体温、中枢抑制、促进乳腺发育等。

（二）临床应用

（1）功能性子宫出血。

（2）痛经和子宫内膜异位症。

（3）先兆流产和习惯性流产。

（4）子宫内膜腺癌、前列腺肥大和前列腺癌。

二、抗孕激素类药

（1）孕酮受体阻断药：米非司酮（mifepristone）等，不仅同时具有抗孕激素和抗皮质激素的活性，还具有较弱的雄性激素样活性，不宜持续给药，由于具有明显的抗着床作用，故主要用于紧急避孕。

（2）3β - 羟甾脱氢酶抑制药：曲洛司坦（trilostane）等，主要用于醛固酮过多症和肾上腺皮质功能亢进症。

第三节 雄激素类药及抗雄激素类药

天然雄激素：睾酮（testosterone）。

人工合成的睾酮衍生物：丙酸睾酮（testosterone propionate）、美睾酮（mesterolone）等。

一、雄激素类药

（一）生理及药理作用

（1）生殖系统：促进男性生殖器官的发育和成熟，维持男性第二性征；对女性则减少雌激素分泌并直接对抗雌激素作用。

（2）同化作用：促进蛋白质合成，减少蛋白质分解，形成正氮平衡，同时有水钠潴留作用。

（3）提高骨髓造血功能。

（4）免疫增强。

（5）心血管调节：可调节血脂，调节凝血和纤溶过程，舒张血管平滑肌等。

（二）临床应用

（1）睾丸功能不全的替代疗法。

（2）围绝经期综合征与功能性子宫出血：对抗雌激素作用，更年期患者更为适用。

（3）晚期乳腺癌。

（4）贫血。

（5）虚弱：因其同化作用，可小剂量用于治疗消耗性疾病、生长延缓、放疗等身体虚弱情况，增加患者食欲，促进恢复。

（6）预防良性前列腺增生。

不良反应：女性出现男性化改变，男性性欲亢进等。

二、抗雄激素类药

环丙孕酮（cyclopropyl progesterone）：既具有孕激素样作用，又可阻断雄激素受体，可用于前列腺癌，与雌激素合用可治疗女性严重痤疮和特发性多毛症等。由于具有抑制性功能和性发育作用,故禁用于未成年人。

第四节　避　孕　药

一、主要抑制排卵的避孕药

(一) 甾体避孕药

由不同类型的雌激素和孕激素配伍组成的复方制剂。

1. 药理作用

(1) 抑制排卵。

(2) 抗着床作用。

(3) 增加子宫颈黏液黏稠度。

(4) 其他作用:影响子宫和输卵管平滑肌的正常生理活动等。

2. 主要制剂

(1) 短效口服:复方炔诺酮片。

(2) 长效口服:炔雌酮 + 孕激素。

(3) 长效注射:复方己酸孕酮。

(4) 缓释埋植剂。

(5) 多相片剂:双相、三相。

3. 不良反应

(1) 类早孕反应:用药初期出现的由雌激素引起的头晕、恶心、乳房胀痛等轻微的类似早孕反应。

(2) 闭经。

(3) 乳汁减少。

(4) 子宫不规则出血。

(5) 凝血功能亢进。

(6) 轻度肝功能损害。

(7) 其他:痤疮、血压升高等。

(二) 其他避孕药

(1) 抗着床避孕药:大剂量炔诺酮等。

(2) 男性避孕药:棉酚、环丙氯地孕酮等。

(3) 抗早孕药:米非司酮、前列腺素衍生物(卡前列素、吉美前列素等)。

(4) 外用避孕药:0.2% 孟苯醇醚。

(李　萍　鲁　明)

第三十五章　肾上腺皮质激素类药物

重点	糖皮质激素的药理作用及机制、临床应用、不良反应及注意事项、用法与疗程
难点	糖皮质激素的药理作用、作用机制及不良反应
考点	糖皮质激素抗炎作用特点及作用机制、糖皮质激素的不良反应

　　肾上腺皮质由外向内分为球状带、束状带、网状带。球状带分泌盐皮质激素(醛固酮等),束状带分泌糖皮质激素(氢化可的松等),网状带分泌性激素(图 35 - 1)。

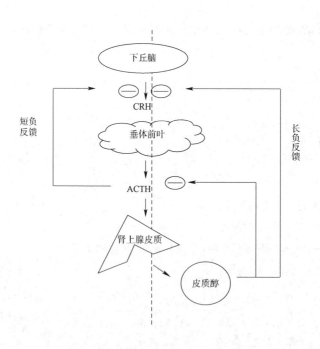

图 35 - 1　肾上腺皮质激素分泌的调节

化学结构与构效关系

　　肾上腺皮质激素的基本结构为甾核,其共同的结构特点是甾核 A 环的 $C_4 \sim C_5$ 之间为双键, C_3 上有酮基, C_{20} 上有羧基,这些结构是保持生理功能的必需基团。

第一节　糖皮质激素

速览导引图

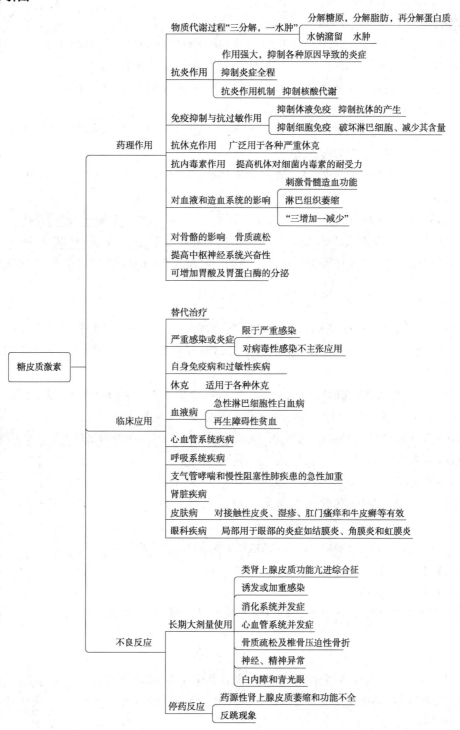

一、糖皮质激素的药理作用及机制

在生理情况下所分泌的糖皮质激素主要影响物质代谢过程;在应激状态下,机体分泌大量糖皮质激素,通过允许作用等,使机体能适应内外环境变化所产生的强烈刺激;超生理剂量(药理剂量)时除上述作用外,还有抗炎、免疫抑制、抗休克等多种药理作用。

1. 对代谢的影响

(1)糖代谢:通过促进糖原异生,减少机体组织对葡萄糖的利用,同时增加中间代谢产物如丙酮酸和乳酸等在肝脏和肾脏再合成葡萄糖,增加血糖的来源,最终增加肝糖原、肌糖原并升高血糖。

(2)蛋白质代谢:促进蛋白质分解,造成负氮平衡,大剂量时抑制蛋白质的合成,因此久用可致生长减慢、肌肉消瘦、皮肤变薄、骨质疏松和伤口愈合延缓等。

(3)脂肪代谢:短期使用对脂肪代谢无明显影响,长期大量应用时可促进脂肪分解,抑制其合成,可致脂肪总量减少而重新分布,形成满月脸和向心性肥胖。

(4)水和电解质代谢:较弱的盐皮质激素作用,潴钠排钾,还可利尿,长期应用可致骨质脱钙。

2. 抗炎作用

炎症初期:减轻渗出、水肿、毛细血管扩张、白细胞浸润及吞噬反应,改善红、肿、热、痛等症状。

炎症后期:抑制毛细血管和成纤维细胞的增生,延缓肉芽组织生成,防止粘连及瘢痕形成,减轻后遗症。

抗炎作用特点:作用强大、非特异性抗炎,在抗炎的同时降低机体的防御功能,可致感染扩散、阻碍创口愈合。

抗炎作用机制如下。

基因效应:糖皮质激素与糖皮质激素受体(GR)结合形成复合物,最终进入细胞核,在细胞核内与特异性DNA位点(糖皮质激素反应元件或负性糖皮质激素反应元件)结合,通过调控基因转录,影响相关蛋白质合成,从而产生以下影响。

(1)对炎症抑制蛋白及某些靶酶的影响:①诱导脂皮素1合成,抑制PLA_2,抑制AA代谢,使炎症介质LT、PG等生成减少;②抑制诱导型NO合酶和COX-2的表达,阻断相关炎症介质的产生。

(2)对细胞因子及黏附分子的影响:①抑制多种炎性细胞因子的转录;②抑制黏附分子表达;③影响细胞因子及黏附分子效应的发挥。

(3)诱导炎细胞凋亡。

此外,糖皮质激素还存在非基因效应(快速效应):起效迅速,对转录和蛋白质合成抑制剂不敏感。

(1)与细胞膜类固醇受体结合发挥作用。

(2)非基因的生化效应:对细胞能量代谢的直接影响或抑制阳离子循环等。

(3)通过激活细胞质受体的受体外成分介导的信号通路。

3. 免疫抑制及抗过敏作用

(1)对免疫系统的抑制作用:小剂量主要抑制细胞免疫,大剂量可抑制体液免疫。特点:多环节抑制、种属差异性大。

免疫抑制机制:

①诱导淋巴细胞DNA降解,只发生在淋巴组织中,且具有糖皮质激素特异性。

②影响淋巴细胞的物质代谢,抑制淋巴细胞中DNA、RNA和蛋白质合成。

③诱导淋巴细胞凋亡。

④抑制核转录因子NF-κB活性,抑制移植排斥反应。

(2)抗过敏作用:减少肥大细胞脱颗粒产生的过敏介质。

4. 抗休克作用

常用于严重休克,特别是感染中毒性休克的治疗。

(1) 抑制某些炎性因子产生,减轻全身炎症反应综合征及组织损伤,改善休克微循环障碍症状。

(2) 稳定溶酶体膜,减少心肌抑制因子(MDF)产生。

(3) 扩张痉挛收缩的血管,兴奋心脏,加强心肌收缩力。

(4) 提高机体对细菌内毒素的耐受力,但对外毒素则无作用。

5. 其他作用

(1) 允许作用:糖皮质激素对有些组织细胞虽无直接效应,但可为其他激素发挥作用创造条件。如糖皮质激素可增强儿茶酚胺的血管收缩作用和胰高血糖素的血糖升高作用等。

(2) 退热作用:用于严重的中毒性感染,降低体温调节中枢对体内致热原的敏感性,具有迅速而良好的退热作用。

(3) 血液与造血系统:刺激骨髓造血功能,增加红细胞、血红蛋白含量;增加血小板数目;增加纤维蛋白原,缩短凝血酶原时间;中性粒细胞数量增加,功能减弱;淋巴细胞减少。

(4) 中枢神经系统:兴奋性增加,诱发精神病及癫痫等。

(5) 骨骼:骨质疏松、自发性骨折等。

(6) 心血管系统:增强血管对其他活性物质的反应性,易致高血压等。

体内过程:口服、注射均可吸收;在血液中90%以上与血浆蛋白结合,其中80%与皮质激素运载蛋白(CBG)结合,10%与白蛋白结合,肝肾疾病时CBG减少,游离药物浓度升高,易致不良反应;可的松和泼尼松需在肝脏经代谢生成氢化可的松和泼尼松龙方有活性,故严重肝功能不全患者只宜使用氢化可的松和泼尼松龙。

短效:氢化可的松(hydrocortisone)、可的松(cortisone)等。

中效:曲安西龙(triamcinolone)、泼尼松(prednisone)等。

长效:地塞米松(dexamethasone)、倍他米松(betamethasone)等。

二、临床应用

1. 严重感染或炎症

(1) 严重急性感染:中毒性感染或同时伴有休克者,应加用足量有效抗菌药物;病毒感染性疾病,一般不用糖皮质激素,以免因机体防御能力降低引起感染扩散而加重病情;应用常规剂量1/2 ~ 1/3的糖皮质激素,同时使用有效抗结核药物,并不引起结核病灶的恶化。

(2) 抗感染炎治疗及防止某些炎症的后遗症:非特异性眼炎、结核性脑膜炎、脑炎、心包炎等,早期应用糖皮质激素可防止粘连和瘢痕形成。

2. 免疫相关疾病

(1) 自身免疫病:缓解症状,不宜单用,一般采用综合疗法,对多发性皮肌炎为首选药。

(2) 过敏性疾病:如荨麻疹、血管神经性水肿、支气管哮喘和过敏性休克等的辅助治疗,目的是抑制抗原－抗体反应引起的组织损害和炎症过程。

(3) 器官移植排斥反应:常与免疫抑制剂环孢素A合用,疗效更好,并可减少两药的剂量。

3. 抗休克治疗

(1) 感染中毒性休克时首选,及早、短时间突击使用大剂量,同时合用足量有效抗菌药物。

(2) 过敏性休克:作为次选药,或与首选药肾上腺素合用。

(3) 心源性休克:结合病因治疗。

(4) 低血容量性休克:补液,补电解质,合用超大剂量糖皮质激素。

4. 血液病

儿童急性淋巴细胞性白血、再生障碍性贫血、粒细胞减少症、血小板减少症等,但停药后易复发。

5. 局部应用

对一般性皮肤病宜用氢化可的松、泼尼松龙或肤氢松等局部用药;对肌肉韧带及关节劳损患者,可将 1% 普鲁卡因与醋酸氢化可的松或醋酸泼尼松龙混合局部注射,达到消炎止痛的作用。

6. 替代疗法

急、慢性肾上腺皮质功能不全,脑垂体前叶功能减退症及肾上腺次全切除术后等。

三、不良反应

1. 长期大剂量应用引起的不良反应

(1) 医源性肾上腺皮质功能亢进症(类肾上腺皮质功能亢进症):影响物质代谢,表现为满月脸、水牛背、低钾血症、高血压等。

(2) 诱发或加重感染:特别是在原有疾病已使抵抗力降低的白血病、再生障碍性贫血、肾病综合征等患者更易发生。

(3) 消化系统并发症:因可刺激胃酸、胃蛋白酶的分泌,并降低胃肠黏膜的抵抗力,易诱发或加剧消化性溃疡。

(4) 心血管系统并发症:水钠潴留、高脂血症易引起高血压和动脉粥样硬化。

(5) 骨质疏松、肌肉萎缩、伤口愈合迟缓等。

(6) 糖尿病。

(7) 其他:中枢作用(导致精神失常),癫痫或精神病史者禁用或慎用。

2. 停药反应

(1) 医源性肾上腺皮质功能不全

① 表现:消化道症状、低血压、休克等。

② 原因:长期大剂量使用糖皮质激素,反馈性抑制垂体 - 肾上腺皮质轴,致肾上腺皮质萎缩。

③ 防治方法:逐渐停药,连续应用 ACTH 7 天;停药 1 年内如遇应激情况,应及时给予大剂量糖皮质激素。

(2) 反跳现象:长期大剂量使用糖皮质激素,反馈性抑制垂体 - 肾上腺皮质轴致肾上腺皮质萎缩,患者对外源性激素产生依赖性或病情未充分控制时,突然停药易产生反跳现象。

3. 禁忌证

严重精神病(过去或现在)、癫痫、活动性消化性溃疡、新近胃肠吻合术、骨折、创作修复期、角膜溃疡、肾上腺皮质功能亢进症、严重高血压、糖尿病、孕妇和抗菌药物不能控制的感染(如水痘、麻疹、真菌感染等)。

四、用法与疗程

1. 大剂量冲击疗法

适用于急性、重度、危及生命的疾病(如严重中毒性休克及各种休克)的抢救,需加用氢氧化铝凝胶等药物防止消化道出血。

2. 一般剂量长期疗法

用于结缔组织病、肾病综合征等,常采用维持量用法给药。

3. 小剂量替代疗法

垂体前叶功能减退症、肾上腺皮质次全切除术后及原发性、继发性肾上腺皮质功能不全。

糖皮质激素的分泌具有昼夜节律性,每日上午 8 ~ 10 时为分泌高峰,午夜 12 时为分泌低潮。每日晨给药法:每日早晨 7 ~ 8 点给糖皮质激素 1 次,一般采用短效的可的松、氢化可的松等;隔日晨给药法是每隔 1 日早晨 7 ~ 8 点给糖皮质激素 1 次,一般采用中效的泼尼松或泼尼松龙,而不用长效糖皮质激素,以避免反馈性抑制垂体－肾上腺皮质功能。

第二节　盐皮质激素

醛固酮(aldosterone)：主要作用于肾小管远曲小管,促进钠、氯的重吸收和钾、氢的排出,在天然皮质激素中是作用最强的盐皮质激素。

去氧皮质酮(desoxycorticosterone)：常与氢化可的松等合用作为替代疗法。

第三节　ACTH及皮质激素抑制药

1. 促皮质素(ACTH)

下丘脑(CRH)－垂体(ACTH)－肾上腺皮质(肾上腺皮质激素)调控轴。

2. 皮质激素抑制药

(1)米托坦(mitotane)：选择性作用于肾上腺皮质束状带和网状带,使其萎缩、坏死。不影响球状带,不影响醛固酮。主要用于无法切除的皮质癌、切除复发癌以及皮质癌术后辅助治疗。

(2)美替拉酮(metyrapone)：抑制11β－羟化反应,干扰11－去氧皮质酮转化为皮质酮,抑制11－去氧氢化可的松转化为氢化可的松,同时反馈性促进ACTH分泌。

(3)氨鲁米特(aminoglutethimide)：抑制胆固醇转变为20α－羟胆固醇,阻断类胆固醇生物合成,抑制氢化可的松和醛固酮的合成。

(4)酮康唑(ketoconazole)：大剂量时阻断人体类固醇的生物合成。

例题

1. 下列关于糖皮质激素抗炎作用的正确叙述是

A. 对抗各种原因如物理、生物等引起的炎症　　　　B. 能提高机体的防御功能

C. 促进创口愈合　　　　D. 抑制病原体生长

E. 直接杀灭病原体

参考答案：A

解析：糖皮质激素的抗炎作用是非特异性的,可用于对抗各种原因如物理、生物等引起的炎症,在炎症早期,抑制炎症,改善红、肿、热、痛等症状;在炎症后期,防止粘连及瘢痕形成,但在抗炎的同时,降低机体的防御能力,导致感染扩散,延缓创伤愈合。

2. 糖皮质激素类药物大剂量突击静脉给药用于

A. 促进炎症反应　　　　B. 抑制肉芽组织生长防止粘连和瘢痕

C. 肾病综合征　　　　D. 活动性消化性溃疡病

E. 严重感染中毒性休克

参考答案：E

解析：糖皮质激素大剂量突击静脉给药,适用于急性、重度、危及生命疾病的抢救,如严重中毒性感染及各种休克,因此选择正确答案为E。

3. 糖皮质激素诱发和加重感染的主要原因是

A. 选择激素不恰当　　　　B. 用量不足　　　　C. 疗程短

D. 激素抑制免疫功能降低机体抵抗力　　E. 糖皮质激素降低抗菌药物活性

参考答案:D

解析:糖皮质激素通过诱导淋巴细胞 DNA 降解;影响淋巴细胞的物质代谢;诱导淋巴细胞凋亡;抑制核转录因子 NF – κB 活性,发挥免疫抑制作用,降低机体抵抗力,诱发和加重感染,因此选择正确答案为 D。

4. 治疗肾病综合征主要是由于糖皮质激素具有

A. 抗炎作用　　　　　　　　　B. 免疫抑制作用　　　　　　　　C. 抗休克作用

D. 抗毒作用　　　　　　　　　E. 抗过敏作用

参考答案:B

解析:肾病综合征为自身免疫病,糖皮质激素具有免疫抑制作用,可缓解症状,但不能根治,一般采用综合疗法,不宜单用,以免引起不良反应,因此选择正确答案为 B。

5. 长期应用糖皮质激素采用隔日疗法可避免

A. 升高血压　　　　　　　　B. 反跳现象　　　　C. 反馈性抑制垂体 – 肾上腺皮质功能

D. 诱发感染　　　　　　　　E. 诱发溃疡

参考答案:C

解析:糖皮质激素的分泌具有昼夜节律性,每日上午 8 ~ 10 时为分泌高峰,午夜 12 时为分泌低潮。隔晨给药法是每隔一日早晨 7 ~ 8 点给糖皮质激素 1 次,一般采用中效的泼尼松或泼尼松龙,而不用长效糖皮质激素,以避免反馈性抑制垂体 – 肾上腺皮质功能,因此选择正确答案为 C。

6. 原则上不能选用糖皮质激素的疾病是

A. 中毒性菌痢　　B. 暴发性流脑　　C. 结核性脑膜炎　　D. 乙型脑炎　　E. 重症伤寒

参考答案:D

解析:乙型脑炎为病毒感染性疾病,一般不用糖皮质激素,以免因机体防御能力降低引起感染扩散而加重病情,因此选择正确答案为 D。

7. 长期大量应用糖皮质激素可引起哪种不良反应

A. 高钾血症　　　　B. 低血压　　　　C. 低血糖　　　　D. 高钙血症　　　　E. 水钠潴留

参考答案:E

解析:长期大剂量应用糖皮质激素可引起医源性肾上腺皮质功能亢进(类肾上腺皮质功能亢进综合征):影响物质代谢(升高血糖、负氮平衡、脂肪总量减少而重新分布,形成满月脸和向心性肥胖、较弱的潴钠排钾作用、利尿、骨质脱钙等);诱发或加重感染;消化系统并发症(易诱发消化性溃疡);心血管系统并发症(水钠潴留、高脂血症引起高血压和动脉粥样硬化等);骨质疏松、肌肉萎缩、伤口愈合迟缓等;糖尿病;中枢作用(导致精神失常),因此选择正确答案为 E。

8. 长期使用糖皮质激素突然停药可导致

A. 类肾上腺皮质功能亢进症　　　　B. 肾上腺皮质萎缩和功能不全　　　　C. 诱发消化性溃疡

D. 骨质疏松　　　　　　　　　　　E. 诱发感染

参考答案:B

解析:长期使用糖皮质激素突然停药可导致医源性肾上腺皮质功能不全:①表现为消化道症状、低血压、休克等;②产生机制主要是长期大剂量使用糖皮质激素,反馈性抑制垂体 – 肾上腺皮质轴致肾上腺皮质萎缩;③防治方法需逐渐停药,连续应用 ACTH 7 天;停药 1 年内如遇应激情况,应及时给予大剂量,同时也可引起反跳现象,因此选择正确答案为 B。

9. 女,25 岁,平素易患咽炎,扁桃体炎,近来不规则低热 3 个月,膝、踝关节红肿、热、痛明显,小腿有散在红斑,心肺(–),WBC增多,患慢性迁延性肝炎多年,不宜选用的药物是

A. 氢化可的松　　　　B. 泼尼松　　　　C. 泼尼松龙　　　　D. 阿司匹林　　　　E. 布洛芬

参考答案：B

解析：可的松和泼尼松需在肝脏在代谢生成氢化可的松和泼尼松龙方有活性,故严重肝功能不全患者只宜使用氢化可的松和泼尼松龙,因此选择正确答案为 B。

10. 糖皮质激素对血液和造血系统的作用是

A. 刺激骨髓造血功能　　　　　　　　B. 使红细胞与血红蛋白减少

C. 使中性粒细胞减少　　　　　　　　D. 使血小板减少

E. 淋巴细胞增加

参考答案：A

解析：糖皮质激素可刺激骨髓造血功能,红细胞、血红蛋白含量增加;血小板增加;纤维蛋白原增加,缩短凝血酶原时间;中性粒细胞数量增加,功能减弱;淋巴细胞减少,因此选择正确答案为 A。

11. 糖皮质激素用于严重中毒性感染及各种休克,可采用

A. 小剂量快速静脉给药　　　　　　　B. 大剂量突击静脉给药

C. 小剂量口服替代疗法　　　　　　　D. 一般剂量长期口服

E. 大剂量长期静脉给药

参考答案：B

解析：糖皮质激素大剂量突击静脉给药,适用于急性、重度、危及生命疾病的抢救,如严重中毒性感染及各种休克,因此选择正确答案为 B。

（许　逸　范　益）

第三十六章　甲状腺激素及抗甲状腺药

重点	抗甲状腺药物的药理作用、作用机制、临床应用及不良反应
难点	硫脲类药物及碘和碘化物的药理作用、临床应用和不良反应
考点	硫脲类药物的药理作用及不良反应

速览导引图

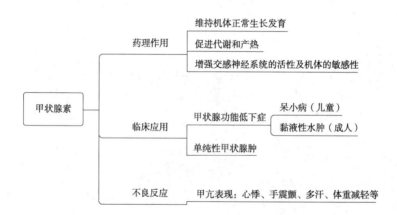

第一节　甲状腺激素

一、甲状腺激素的合成、贮存、分泌与调节

（1）碘的摄取：主动过程，摄碘率是甲状腺功能指标之一。

（2）碘的活化和酪氨酸碘化：均需过氧化物酶的催化，生成一碘酪氨酸（MIT）、二碘酪氨酸（DIT）。

（3）偶联：合成 T_3、T_4 储存于腺泡腔内胶质中。

（4）释放：在蛋白水解酶的作用下，释放出 T_3、T_4 进入血液。

（5）调节：下丘脑（TRH）－垂体（TSH）－甲状腺（T_3、T_4）调控轴（图36-1）。

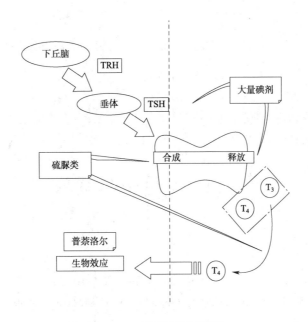

图 36 - 1 甲状腺激素的调节

二、甲状腺激素的药理作用及机制

（一）药物作用

1. 维持正常生长发育

促进骨骼发育和中枢神经系统的生长发育,促进蛋白质合成。在脑发育期,如果缺乏甲状腺激素,会影响神经元树突和轴突的形成,神经髓鞘形成延缓,产生呆小症(克汀病),表现为身材矮小,智力低下。甲状腺激素对胎儿肺的发育有促进作用。在成年人发生甲状腺功能不全时,会发生黏液性水肿。

2. 促进代谢和产热

甲状腺激素促进物质代谢,耗氧量增加,基础代谢率增加,产热增加。

3. 提高交感 – 肾上腺系统的反应性

甲亢时,出现心率加快、心排血量增加、血压升高、震颤、烦躁等现象。

（二）作用机制

1. 基因作用

甲状腺激素与甲状腺激素(TR 受体) 结合,启动靶基因转录,加速蛋白和酶的合成,引起相应的效应。

2. 非基因作用

与细胞膜、线粒体、核蛋白体上的受体结合,影响膜的转运功能、能量代谢及转录后的过程。

三、临床应用

1. 甲状腺功能低下症

（1）呆小病:先天性甲状腺功能不足,宜从小剂量开始,到症状好转后改用维持量,并根据症状随时调整剂量。

（2）黏液性水肿:成人甲状腺功能不全,宜从小剂量开始,2 ~ 3 周后如基础代谢率恢复正常后,逐渐改用维持量,并根据症状随时调整剂量。

2. 单纯性甲状腺肿

补充内源性甲状腺素的不足,并可抑制 TSH 过多分泌,缓解腺体代偿性增生肥大。

3. 其他

甲亢加用 T_4 有利于减轻突眼、甲状腺肿大以及防止甲状腺功能低下症；甲状腺手术后应用 T_4 有利于减少复发；T_3 抑制实验。

四、不良反应

（1）过量可有心悸、手震颤、多汗等甲亢表现。

（2）严重者可致心绞痛和心力衰竭，用 β 受体阻断药对抗。

第二节　抗甲状腺药

一、硫脲类

（一）药物分类

（1）硫氧嘧啶类：如甲硫氧嘧啶（methylthiouracil）、丙硫氧嘧啶（propylthiouracil）。

（2）咪唑类：如甲巯咪唑（thiamazole）、他巴唑（tapazole）、卡比马唑（carbimazole，甲亢平）。

（二）药理作用及机制

（1）抑制甲状腺激素的合成：作为过氧化物酶的底物影响酪氨酸的碘化和偶联，抑制激素的生物合成，但对已合成的激素无效，起效慢，一般症状改善常需 2～3 周，基础代谢率恢复正常需 1～2 个月。

（2）抑制外周组织的 T_4 转变为 T_3：在重症甲亢、甲状腺危象时可作为首选药物。

（3）减弱 β 受体介导的糖代谢。

（4）免疫抑制作用：减少甲状腺刺激性免疫球蛋白（TSI）的生成。

（三）临床应用

（1）甲亢的内科治疗：适用于轻症和不宜手术或放射性碘治疗者。丙硫氧嘧啶更适用于妊娠期甲亢患者。

（2）甲状腺手术前准备：术前使用硫脲类药物，可使甲状腺功能恢复正常或者接近正常，但在术前 2 周需加服大剂量碘剂，可使腺体缩小变韧，血管减少，有利于手术进行及减少出血。

（3）甲状腺危象的治疗：感染、外伤、手术、情绪激动等诱因，可致大量甲状腺激素突然释放，出现高热、虚脱、心衰、肺水肿、水及电解质紊乱，甚至死亡，称甲状腺危象。大剂量碘剂抑制甲状腺激素释放，并用丙硫氧嘧啶阻止甲状腺激素合成。

（四）不良反应

（1）胃肠道反应：恶心、呕吐、厌食等。

（2）过敏反应：最常见，一般症状较轻，如药物疹、发热等。

（3）粒细胞缺乏症：最严重的不良反应，应定期检查血象。

（4）甲状腺肿及甲状腺功能减退症。

妊娠妇女慎用或不用；哺乳期妇女应避免哺乳；结节性甲状腺肿合并甲亢及甲状腺癌患者禁用。

二、碘及碘化物

复方碘溶液

（一）药理作用

（1）小剂量碘是合成甲状腺激素的原料，可促进甲状腺激素合成，用于防治单纯性甲状腺肿。

（2）大剂量碘有抗甲状腺作用：抑制谷胱甘肽还原酶，减少还原型谷胱甘肽（GSH）；拮抗 TSH 作用；抑制过氧化物酶，减少甲状腺激素合成。作用快而强，但甲状腺腺泡内碘离子浓度增高到一定程度时，细胞摄碘即自动降低,使细胞内碘离子浓度下降,从而失去抑制激素合成的效应,诱发甲亢,故碘剂不能单独用于甲亢内科治疗。

(二) 大剂量碘临床应用

(1) 甲亢的手术前准备:甲状腺术前2周给予大剂量碘剂及丙硫氧嘧啶,可使腺体缩小变韧,血管减少,有利于手术进行及减少出血。

(2) 甲状腺危象的治疗:宜同时服用硫脲类药物。

(三) 碘及碘化物的不良反应

(1) 一般反应:如口内金属味、呼吸道刺激等。

(2) 过敏反应:如血管神经性水肿等,严重者有喉头水肿,可致窒息。

(3) 诱发甲状腺功能紊乱:长期或过量应用可诱发甲亢;已用硫脲类药物控制症状的甲亢患者用少量碘即可复发甲亢;同时也可诱发甲状腺功能减退症和甲状腺肿。

三、β受体阻断药

普萘洛尔(propranolol)、美托洛尔(metoprolol)、阿替洛尔(atenolol)等。

1. 药理作用

(1) 改善甲亢所致的心脏交感神经功能增强的表现。

(2) 减少甲状腺激素的合成和分泌。

2. 临床应用

不宜用其他抗甲状腺药物或手术治疗的甲亢患者、甲状腺危象(控制症状)、甲状腺手术前的辅助用药(常与硫脲类药物合用)。

四、放射性碘

1. 药理作用

^{131}I被甲状腺摄取后浓集于甲状腺,衰变时放出β射线及γ射线。β射线射程短,电离辐射仅限于局部,使大部分甲状腺滤泡上皮破坏,减少甲状腺激素的生成。γ射线射程远,可在体外测得,用于甲状腺摄碘功能检查。

2. 临床应用

(1) 甲亢:适用于不宜手术或手术后复发及硫脲类无效或过敏者,20岁以下、妊娠或哺乳妇女及肾功能不良者不宜使用。

(2) 甲状腺摄碘功能检查。

3. 不良反应

放射性碘可使大部分甲状腺滤泡上皮破坏,减少甲状腺激素的生成,剂量过大时易引起甲状腺功能减退症。

例题

1. 硫脲类抗甲状腺药可引起的严重不良反应是

A. 黏液性水肿　　　　　　　B. 心动过缓　　　　　　　C. 粒细胞缺乏症

D. 低蛋白血症　　　　　　　E. 再生障碍性贫血

参考答案:C

解析:硫脲类抗甲状腺药的不良反应有:①过敏反应,瘙痒、皮疹、发热等轻度不良反应多见,少数表现为剥脱性皮炎;②消化道反应,厌食、呕吐、腹痛、腹泻;③白细胞减少和粒细胞缺乏,应定期检查血象,发现咽痛、发热等前驱症状应立即停药;④黄疸及肝炎。其中,最常见的不良反应是过敏反应,最严重的不良反应是粒细胞缺乏。

2. 放射性碘(^{131}I)的不良反应是

A. 诱发心绞痛　　　　　　　　　B. 粒细胞缺乏

C. 甲状腺功能减退症　　　　　　D. 血管神经性水肿

E. 胆功能不良

参考答案:C

解析:放射性碘可使大部分甲状腺滤泡上皮破坏,减少甲状腺激素的生成,剂量过大时易引起甲状腺功能减退症,因此选择正确答案为C。

3. 女,43岁,患甲亢3年,需行甲状腺部分切除术,正确的术前准备是

A. 术前2周给丙硫氧嘧啶+普萘洛尔

B. 术前2周给丙硫氧嘧啶+小剂量碘剂

C. 术前2周给丙硫氧嘧啶+大剂量碘剂

D. 术前2周给丙硫氧嘧啶

E. 术前2周给卡比马唑

参考答案:C

解析:甲状腺术前2周给予大剂量碘剂及丙硫氧嘧啶,可使腺体缩小变韧,血管减少,有利于手术进行及减少出血,因此选择正确答案为C。

4. 关于丙硫氧嘧啶的描述不正确者是

A. 可用于甲亢的内科治疗

B. 可用于甲亢术前准备

C. 可使甲状腺组织的腺体和血管增生

D. 严重的毒性反应是引起粒细胞缺乏症

E. 可抑制已合成的甲状腺激素的释放

参考答案:E

解析:丙硫氧嘧啶作为过氧化物酶的底物影响酪氨酸的碘化和偶联,抑制甲状腺激素的生物合成,但对已合成的激素无效,起效慢,因此选择正确答案为E。

5. 治疗呆小病的主要药物是

A. 他巴唑　　　　　　　　B. 卡比马唑　　　　　　　　C. 丙硫氧嘧啶

D. 甲状腺素　　　　　　　E. 小剂量碘剂

参考答案:D

解析:甲状腺素的临床用途包括甲状腺功能低下(呆小病、黏液性水肿)、单纯性甲状腺肿、甲亢加用 T_4、甲状腺手术后、T_3 抑制实验等,因此选择正确答案为D。

(李　萍　范　益)

第三十七章 胰岛素和口服降糖药

重点	胰岛素和口服降血糖药的药理作用及机制、临床应用、不良反应及注意事项
难点	胰岛素的不良反应、磺酰脲类的药理作用及机制
考点	胰岛素的不良反应

速览导引图

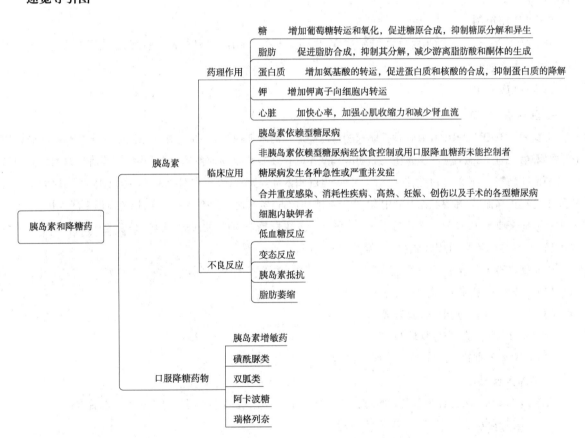

糖尿病是胰岛素相对或绝对缺乏,引起糖代谢紊乱,继发脂肪代谢障碍,水、电解质丢失以及急、慢性并发症等临床表现,糖尿病可分为:①1 型(IDDM),自身免疫病(B 细胞破坏,胰岛素分泌缺乏),主要用胰岛素治疗;②2 型(NIDDM),B 细胞功能低下,胰岛素相对缺乏、胰岛素抵抗(INR),可用控制饮食、运动及口服降糖药和胰岛素治疗。

第一节　胰　岛　素

（一）药理作用

（1）对脂肪代谢的影响促进脂肪合成，增加脂肪的贮存，减少血中游离脂肪酸和酮体生成，增加脂肪酸和葡萄糖的转运，使其利用增加。

（2）对糖代谢的影响：促进糖原的合成与贮存，加速葡萄糖的氧化和酵解，抑制糖原分解和异生而降低血糖。

（3）对蛋白质代谢的影响：增加氨基酸的转运和核酸、蛋白质的合成，抑制蛋白质的分解。

（4）加快心率，加强心肌收缩力和减少肾血流。

（5）由胰岛素、葡萄糖、氯化钾构成的极化液（GIK），可促进钾离子进入细胞，降低血钾浓度。

（二）体内过程

胰岛素作为一种蛋白质，易被消化酶破坏，口服无效，需注射给药；主要在肝肾灭活，严重肝肾功能不良会影响其灭活过程。

（三）作用机制

激活受体含有的酪氨酸蛋白激酶，启动连续磷酸化反应；诱导第二信使生成；使葡萄糖载体蛋白重新分布到胞膜，加速葡萄糖转运。

（四）临床应用

1. 胰岛素注射剂

主要用于 IDDM、NIDDM 经饮食控制或用口服降血糖药未能控制者，发生各种急性或严重并发症的糖尿病（糖尿病酮症酸中毒患者血中大量游离脂肪酸和酮体的存在妨碍了葡萄糖的摄取和利用，其治疗原则是立即给予大剂量胰岛素，迅速降低血糖，同时纠正失水、电解质紊乱等异常，去除诱因；而高渗性非酮症性糖尿病昏迷治疗原则是纠正高血糖、高渗状态及酸中毒，适当补钾，但不宜贸然使用大剂量胰岛素，以免血糖下降太快，细胞外液中水分向高渗细胞内转移，导致或加重脑水肿），合并重度感染、消耗性疾病、高热、妊娠、创伤以及手术的各型糖尿病、细胞内缺钾者，可用胰岛素与葡萄糖同时使用。

（1）速效胰岛素：溶解度高，可静脉注射，皮下注射起效迅速，作用时间短。

（2）中效胰岛素：低精蛋白锌胰岛素、珠蛋白锌胰岛素。

（3）长效胰岛素：精蛋白锌胰岛素。

（4）单组分胰岛素：抗原性较弱。

（5）胰岛素类似物：甘精胰岛素、地特胰岛素。

2. 胰岛素吸入剂

极大地缓解长期反复注射胰岛素给患者带来的痛苦和不便，提高患者用药的依从性和生活质量。

（五）不良反应

1. 低血糖症

症状为饥饿感、出汗、心悸等，严重者可引起昏迷、休克甚至死亡，轻者可饮用糖水或摄食，严重者应立即给予 50% 葡萄糖静注，但必须注意鉴别低血糖昏迷与酮症酸中毒及非酮症高血糖高渗性昏迷。

2. 过敏反应

一般轻微，偶见过敏性休克，可换用其他制剂，或提高制剂纯度。

3. 胰岛素抵抗

（1）急性型：因感染、创伤、手术、情绪激动等应激状态所致，可加大胰岛素用量。

（2）慢性型：可由受体前异常（妨碍胰岛素向靶部位转移）、受体水平变化（胰岛素受体数目减少或降低与胰岛素的亲和力）、受体后失常（葡萄糖转运系统或某些酶系统失常）引起，可改变剂型及剂量或提高制剂纯度。

4. 脂肪萎缩

长期注射所致，使用高纯度制剂后可减轻。

第二节　口服降血糖药

（1）磺酰脲类。

（2）双胍类。

（3）胰岛素增敏剂。

（4）α－葡萄糖苷酶抑制剂：阿卡波糖、伏格列糖。

（5）餐时血糖调节剂：瑞格列奈、苯甲酸类衍生物。

一、磺酰脲类

第一代：甲苯磺丁脲（tolbutamide）、氯磺丙脲（chlorpropamide）等。

第二代：格列本脲（glyburide，glibenclamide）、格列吡嗪（glipizide，吡磺环己脲）等。

第三代：格列美脲（glimepiride）、格列齐特（gliclazide）等。

（一）药理作用与作用机制

1. 降血糖作用

可降低正常人血糖，主要用于胰岛功能尚存的2型糖尿病且单用饮食控制无效者，但对1型糖尿病患者及切除胰腺之动物无效。降糖机制主要如下。

（1）刺激胰岛 B 细胞释放胰岛素：磺酰脲类药物阻断 ATP 敏感钾通道，减少钾离子外流，细胞膜去极化，使电压依赖性钙通道开放，胞外钙离子内流增加引起细胞内钙离子浓度增高，从而促进胰岛素释放。

（2）降低血清糖原水平。

（3）增加胰岛素与靶组织的结合能力。

2. 对水排泄的影响

氯磺丙脲和格列本脲有抗利尿作用。

3. 对凝血功能的影响

第三代药物抑制血小板黏附，刺激纤溶酶原合成。

（二）临床应用

（1）用于胰岛功能尚存的2型糖尿病且单用饮食控制无效者。

（2）尿崩症：仅使用氯磺丙脲。

（三）不良反应

过敏反应、胃肠道反应、嗜睡、血液系统反应、肝损害等，由于磺酰脲类血浆蛋白结合率高，易与其他药物（如保泰松、水杨酸钠、青霉素、双香豆素等）发生竞争性置换，使游离药物浓度上升而引起低血糖反应。

二、双胍类

主要有二甲双胍（metformin）、苯乙双胍（phenformin），目前使用的主要是二甲双胍。

1. 药理作用

降低糖尿病患者血糖,<u>对正常人血糖无明显影响</u>。该类药物不与血浆蛋白结合,不被代谢,自尿中排出,作用维持时间短。

2. 作用机制

促进脂肪组织摄取葡萄糖,降低葡萄糖在肠的吸收和糖原异生,抑制胰高血糖素释放,促进肌肉组织中糖的无氧酵解。

3. 临床应用

主要用于轻症,<u>尤适用于肥胖及单用饮食抑制无效者</u>(各型糖尿病均可使用,可单独用,也可与其他药物联合使用)。

4. 不良反应

抑制食欲、胃肠道反应、乳酸性酸血症、酮血症等。

三、胰岛素增敏药

噻唑烷酮类药物,主要有吡格列酮(pioglitazone)、罗格列酮(rosiglitazone)、曲格列酮(troglitazone)、恩格列酮(englitazone)、环格列酮(ciglitazone)等。

1. 药理作用

(1)改善胰岛素抵抗、降低高血糖:与磺酰脲类或二甲双胍合用可显著降低胰岛素抵抗,并使胰岛 B 细胞功能改善。

(2)改善脂肪代谢紊乱:降低三酰甘油,增加总胆固醇和 HDL – C 水平。

(3)对 2 型糖尿病血管并发症的防治作用:可抑制血小板聚集、炎症反应和内皮细胞的增生,抗动脉粥样硬化。

(4)改善胰岛 B 细胞功能。

2. 作用机制

竞争性激活过氧化物酶增殖体受体(PPAR – γ),调节胰岛素反应性基因的转录,产生如下作用:① 活化的 PPAR – γ 可增加脂肪细胞总量,提高和改善胰岛素敏感性;② 增强胰岛素信号传递;③ 降低脂肪细胞瘦素和 TNF – α 的表达,减轻胰岛素抵抗;④ 改善胰岛 B 细胞功能;⑤ 增加外周组织葡萄糖转运体 – 1 及葡萄糖转运体 – 4 等的转录和蛋白合成,增加基础葡萄糖的摄取和转运。

3. 临床应用

主要用于治疗胰岛素抵抗和 2 型糖尿病。

4. 不良反应

嗜睡、肌肉和骨骼痛、头痛、消化道反应等。

四、α – 葡萄糖苷酶抑制剂与餐时血糖调节剂

阿卡波糖(acarbose):在小肠上皮竞争糖苷水解酶,减慢糖类水解及产生葡萄糖的速度,并延缓葡萄糖的吸收。主要降低餐后血糖。服药期间应增加饮食中碳水化合物的比例,并限制单糖的摄入量,以提高药效。常见的不良反应是胃肠道反应。

瑞格列奈(repaglinide):餐时血糖调节药,促进胰岛素分泌(作用机制类似磺酰脲类降糖药),可以模仿胰岛素的生理性分泌,主要用于 2 型糖尿病,适用于糖尿病肾病者。

第三节　　其他新型降血糖药

1. 胰高血糖素样肽 – 1(GLP – 1)

① 促进胰岛素的合成和分泌;② 增加胰岛 B 细胞数量;③ 抑制胰高血糖素分泌;④ 促进生长抑素的分泌;

⑤ 抑制食欲摄食、延缓胃内容物排空。

依克那肽(exenatide)：长效 GLP-1 受体激动药。

2. 胰淀粉样多肽类似物

醋酸普兰林肽(pramlintide acetate)：胰淀粉样多肽,可延缓葡萄糖的吸收,抑制胰高血糖素的分泌,减少肝糖生成和释放,具有降低糖尿病患者体内血糖波动频率和波动幅度,改善总体血糖控制的作用,主要用作 1、2 型糖尿病的辅助治疗,但不能替代胰岛素。

例题

1. 糖尿病酮症酸中毒时宜选用

A. 精蛋白锌胰岛素　　　　　　　　　　B. 低精蛋白锌胰岛素

C. 珠蛋白锌胰岛素　　　　　　　　　　D. 氯磺丙脲

E. 大剂量胰岛素

参考答案：E

解析：发生严重的或者急性并发症的糖尿病均需使用胰岛素。酮症酸中毒治疗原则是立即使用足量的胰岛素,纠正水电解质紊乱,去除诱因,因此选择正确答案为 E。

2. 用胰岛素治疗过程中若出现饥饿、心悸、昏迷、震颤、惊厥。应立即给予

A. 肾上腺素皮下注射　　　　　　　　　B. 异丙嗪肌内注射

C. 氢化可的松肌内注射　　　　　　　　D. 50% 葡萄糖静注

E. 胰岛素皮下注射

参考答案：D

解析：胰岛素易致饥饿、心悸、昏迷、震颤、惊厥等低血糖症,轻者可饮用糖水或摄食,严重者应立即给予50%葡萄糖静脉注射,因此选择正确答案为 D。

3. 对胰岛功能丧失的糖尿病患者有降糖作用的药物是

A. 格列本脲　　　B. 二甲双胍　　　C. 氯磺丙脲　　　D. 甲磺丁脲　　　E. 格列齐特

参考答案：B

解析：二甲双胍可明显降低糖尿病患者血糖,对正常人血糖无明显影响,其降血糖作用对胰岛功能无明显依赖性,因此选择正确答案为 B。

4. 合并重度感染的糖尿病患者应选用

A. 氯磺丙脲　　　　　　　　B. 格列本脲　　　　　　　　C. 格列吡嗪

D. 正规胰岛素　　　　　　　E. 精蛋白锌胰岛素

参考答案：D

解析：合并重度感染的糖尿病患者应选用正规胰岛素(因其皮下注射起效迅速),而不宜用长效制剂精蛋白锌胰岛素,因此选择正确答案为 D。

5. 糖尿病酮症酸中毒患者宜选用大剂量胰岛素的原因是

A. 慢性耐受性　　　　　　　　B. 产生抗胰岛素受体抗体

C. 靶细胞膜上葡萄糖转运系统失常　　D. 胰岛素受体数量减少

E. 血中大量游离脂肪酸和酮体的存在妨碍了葡萄糖的摄取和利用

参考答案：E

解析：糖尿病酮症酸中毒患者血中大量游离脂肪酸和酮体的存在妨碍了葡萄糖的摄取和利用,其治疗原则

是立即给予大剂量胰岛素,迅速降低血糖,同时纠正失水、电解质紊乱等异常,去除诱因,因此选择正确答案为 E。

6. 磺酰脲类降血糖药物的主要作用机制是

A. 促进葡萄糖降解　　　　　　　　　B. 拮抗胰高血糖素的作用

C. 妨碍葡萄糖的肠道吸收　　　　　　D. 刺激胰岛 B 细胞释放胰岛素

E. 增强肌肉组织糖的无氧酵解

参考答案:D

解析:磺酰脲类降血糖药物可刺激胰岛 B 细胞释放胰岛素,降低血清糖原水平,增加胰岛素与靶组织的结合能力,从而发挥降血糖作用,可降低正常人血糖,主要用于胰岛功能尚存的 2 型糖尿病且单用饮食控制无效者,但对 1 型糖尿病患者及切除胰腺之动物无效,因此选择正确答案为 D。

7. 应用极化液(GIK)防治心肌梗死并发心律失常时,胰岛素的主要作用是

A. 纠正低钾血症　　　　　　　　　　B. 改善心肌代谢

C. 促进心肌糖原的合成　　　　　　　D. 促进钾离子进入细胞内

E. 改善细胞膜的离子转运

参考答案:D

解析:由胰岛素、葡萄糖、氯化钾构成的极化液(GIK),可促进钾离子进入细胞,降低血钾症浓度,因此选择正确答案为 D。

(顾　军　范　益)

第三十八章　抗菌药物概论

重点	化学治疗药物的基本概念；抗菌药物的作用机制；细菌耐药性
难点	抗菌药物常用术语（抗菌药物、抗生素、抗菌谱、抗菌活性、MIC、MBC、化疗指数、抗生素后效应、首次接触效应、耐药性等）、抗菌药物的作用机制、细菌耐药性（耐药性的种类、耐药机制、耐药基因的转移方式）
考点	化疗指数、抗生素后效应、首次接触效应、抗菌药物的作用机制、细菌耐药性产生机制

速览导引图

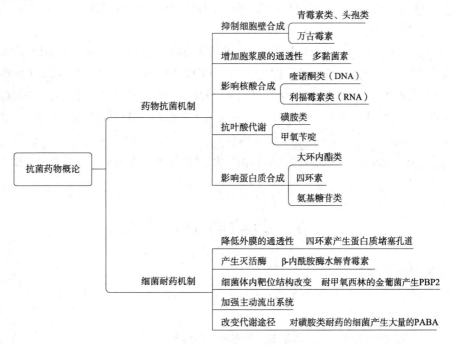

化学治疗（chemotherapy，化疗）：对所有病原体所致疾病的药物治疗，主要包括抗菌药、抗真菌及抗病毒药、抗寄生虫药、抗恶性肿瘤药。

抗菌药物、机体和病原体之间的关系：抗菌药物对机体有防治作用和致不良反应作用；病原体对机体有致病作用而机体对病原体有抵抗能力；抗菌药物对病原体有抑制或杀灭作用，而病原体对抗菌药物可产生耐药性。

第一节　抗菌药物的常用术语

抗菌药包括抗生素和人工合成抗菌药，其中抗生素（antibiotics）是指各种微生物产生的能直接杀灭或抑制其他微生物的物质。

抗菌谱（antibacterial spectrum）是指抗菌药物的抗菌范围。根据抗菌谱的不同抗菌药可分为：广谱抗菌药（四环素、氯霉素、氟喹诺酮类、广谱头孢菌素等）、窄谱抗菌药（异烟肼等）。

抗菌活性：是药物抑制或杀灭微生物的能力，可用体外（最低抑菌浓度 MIC、最低杀菌浓度 MBC）与体内（化学实验治疗）两种方法来测定，根据抗菌活性的不同抗菌药可分为抑菌药、杀菌药。

最低抑菌浓度（minimum inhibitory concentration，MIC）：在体外培养细菌 18～24 小时后能抑制培养基内病原菌生长的最低药物浓度。

最低杀菌浓度（minimum bactericidal concentration，MBC）：能够杀灭培养基内细菌或使细菌数减少 99.9% 的最低药物浓度。

氨基糖苷类药物的 MIC 和 MBC 比较接近，β-内酰胺类的 MBC 比 MIC 大。

抑菌药（bacteriostatic drugs）：仅能抑制细菌生长繁殖不能杀灭细菌的抗菌药物（四环素类、磺胺类等）。

杀菌药（bactericidal drugs）：有杀灭细菌作用的抗菌药物（青霉素类、氨基糖苷类等）。

化疗指数（chemotherapeutic index，CI）：LD_{50}/ED_{50} 或 LD_5/ED_{95}，是评价化疗药有效性与安全性的指标，其值越大表明药物毒性越小。

抗生素后效应（post antibiotic effect，PAE）：细菌与抗菌药物短暂接触后，抗菌药物浓度低于 MIC 或消失后，细菌生长仍受到持续抑制的效应。根据 PAE 作用的强弱可将抗菌药物分为两类：浓度依赖性药物（药物浓度越高则抗菌活性越强，如氨基糖苷类、氟喹诺酮类）和时间依赖性药物（抗菌效力主要与药物在一定范围内持续时间有关，药物浓度达到 4～5 倍 MIC 时，抗菌活性达到饱和，即使再增加药物浓度其抗菌效力无明显改变，如 β-内酰胺类）。

首次接触后效应：抗菌药物初次接触细菌时作用强大，但需间隔相当时间后才能再起作用，如氨基糖苷类抗生素。

第二节　抗菌药的作用机制

1. 抑制细菌细胞壁的合成

如青霉素、头孢菌素、磷霉素、环丝氨酸、万古霉素、杆菌肽等。

2. 改变胞质膜的通透性

如多黏菌素 E（与磷脂结合）、两性霉素 B（与麦角固醇结合）等。

3. 抑制蛋白质的合成的不同阶段

①起始阶段如氨基糖苷类抗生素，②肽链延伸阶段如四环素类、氯霉素和林可霉素类抗生素，③终止阶段如氨基糖苷类抗生素。

4. 影响核酸和叶酸代谢

喹诺酮类（抑制 DNA 回旋酶，抑制核酸代谢）、利福平（抑制细菌 DNA 依赖的 RNA 多聚酶，抑制核酸代谢）、磺胺类（抑制二氢蝶酸合酶，抑制叶酸代谢）。

第三节　细菌耐药性

1. 耐药性的种类

①固有耐药性：天然耐药性，由细菌染色体基因决定，如链球菌对氨基苷类天然耐药；②获得耐药性：后天获得，由质粒介导，通过改变自身代谢途径而产生，可经过质粒传递而转变为固有耐药。

耐受性是指长期用药后机体对药物的敏感性降低导致药效减弱的现象，耐药性与耐受性二者产生的主体不同（耐药性 – 病原体、耐受性 – 机体）。

2. 耐药机制

（1）产生灭活酶：细菌可通过产生 β – 内酰胺酶、氨基糖苷类钝化酶、其他酶（如氯霉素乙酰转移酶），使抗菌药物失活而产生耐药性。

（2）抗菌药物作用靶位改变：①降低靶蛋白亲和力；②合成新的替代靶蛋白；③增加靶蛋白数量。

（3）改变细菌外膜通透性：细菌可通过丢失某些细菌外膜通道蛋白而产生耐药性。

（4）影响主动流出系统：细菌将进入菌体的药物泵出菌体外。

（5）改变代谢途径：某些对磺胺类耐药的细菌可改变代谢途径直接利用外源性叶酸。

3. 耐药基因的转移方式

突变、转导、转化、接合。

4. 多重耐药（MDR）

指细菌对多种抗菌药物耐药的现象。

5. 防治措施

减少细菌对抗菌药物产生耐药性的措施主要有严格掌握抗菌药物的适应证，减少滥用；给予足够的剂量和疗程；必要情况下的联合用药；有计划地轮换用药；尽量避免局部用药。

第四节　抗菌药物合理应用原则

1. 尽早确定病原菌

2. 按适应证选药

必须考虑各种抗菌药物的抗菌谱，必须考虑抗菌药物药效学和药动学的差异，还需考虑药物制剂使其在感染部位达到有效药物浓度，同时还应考虑患者的全身情况及肝、肾功能状态等。

3. 抗菌药物的预防应用

不适当的预防用药可引起病原菌高度耐药。

4. 抗菌药物的联合应用

抗菌药物联合用药指征为：①不明病原体引起的严重细菌性感染，但待细菌诊断明确后即应调整用药；②单一抗菌药物不能控制的感染；③结核病、慢性骨髓炎需长期用药治疗；④两性霉素在治疗隐球菌脑炎时合用氟胞嘧啶以减少毒性反应；⑤大剂量青霉素治疗细菌性脑膜炎时合用磺胺等起协同作用，同时可延缓耐药性产生。

5. 防止抗菌药物的不合理应用

病毒感染一般不用抗菌药物治疗；原因未明的发热患者一般不用抗菌药物治疗；尽量避免抗菌药物的局部应用；注意抗菌药物的剂量及疗程。

6. 患者的其他因素与抗菌药物的应用

例题

1. 抑制细菌细胞壁的合成药物是

A. 四环素   B. 多黏菌素   C. 青霉素   D. 红霉素   E. 磺胺嘧啶

参考答案：C

2. 下列有关药物、机体、病原体三者之间关系的叙述，错误的是

A. 药物对机体有防治作用和不良反应   B. 机体对病原体有抵抗能力

C. 机体对药物有耐药性   D. 药物对病原体有抑制或杀灭作用

E. 病原体对机体有致病作用

参考答案：C

解析：抗菌药物对机体有防治作用和致不良反应作用；病原体对机体有致病作用而机体对病原体有抵抗能力；抗菌药物对病原体有抑制或杀灭作用，而病原体对抗菌药物可产生耐药性，因此选择正确答案为 C。

3. 有甲、乙、丙三药，其 LD_{50} 分别为 40、40、60mg/kg，ED_{50} 分别为 10、20、20mg/kg，三药安全性的大小是

A. 甲 = 乙 = 丙   B. 甲 > 乙 > 丙   C. 甲 < 乙 < 丙   D. 甲 > 丙 > 乙   E. 甲 < 乙 < 丙

参考答案：D

解析：评价一种化疗药物的安全性主要采用化疗指数，是指化疗药物的 LD_{50}/ED_{50} 或 LD_5/ED_{95}，其值越大表明药物毒性越小，据此计算甲 = 40/10 = 4，乙 = 40/20 = 2，丙 = 60/20 = 3，因此选择正确答案为 D。

4. 抗菌谱为

A. 抗菌药物杀灭细菌的强度   B. 抗菌药物抑制细菌的能力

C. 抗菌药物的抗菌强度   D. 抗菌药物的抗菌范围

E. 抗菌药物对耐药菌的疗效

参考答案：D

解析：抗菌谱为抗菌药物的抗菌范围，根据抗菌谱的不同抗菌药可分为广谱抗菌药（四环素、氯霉素、氟喹诺酮类、广谱头孢菌素等）、窄谱抗菌药（异烟肼等），因此选择正确答案为 D。

5. 细菌产生耐药性的途径不包括

A. 产生灭活酶   B. 靶位改变

C. 激活主动流出系统   D. 细胞壁结构改变

E. 膜通透性改变

参考答案：D

解析：细菌产生耐药性的机制如下。

（1）产生灭活酶：细菌可通过产生 β–内酰胺酶而对 β–内酰胺类药物产生耐药性、细菌可氨基糖苷类钝化酶而对氨基糖苷类抗生素产生耐药性、其他酶（如氯霉素乙酰转移酶）。

（2）抗菌药物作用靶位改变：①降低靶蛋白亲和力；②合成新的替代靶蛋白；③增加靶蛋白数量。

（3）改变细菌外膜通透性：细菌可通过丢失某些细菌外膜通道蛋白而产生耐药性。

（4）影响主动流出系统。

（5）改变代谢途径，如磺胺类药物可通过改变叶酸代谢途径而对药物产生耐药性，因此选择正确答案为 D。

（许　逸　孙秀兰）

第三十九章　β-内酰胺类抗生素

重点	β-内酰胺类抗生素的抗菌机制和耐药性产生机制；天然青霉素的抗菌作用、临床应用和不良反应；各类半合成青霉素作用的特点及其代表药；各代头孢菌素类代表药物及其各自的特点；非典型β-内酰胺类抗生素及β-内酰胺酶抑制剂的作用特点
难点	青霉素类、头孢菌素类药物的抗菌谱、作用机制、临床应用和不良反应；各代头孢菌素类药物的特点；非典型β-内酰胺类抗生素的作用特点
考点	β-内酰胺类抗生素的抗菌机制、青霉素G的抗菌作用及不良反应、各代头孢菌素类药物的特点

　　β-内酰胺类抗生素是化学结构中含有β-内酰胺环的一类抗生素，包括青霉素类、头孢菌素类、非典型β-内酰胺类和β-内酰胺酶抑制剂等。

第一节　分类、抗菌作用机制和耐药机制

一、β-内酰胺类抗生素分类

（一）青霉素类

按抗菌谱和耐药性分类。

（1）窄谱青霉素类：青霉素G、青霉素V等。

（2）耐酶青霉素类：甲氧西林、氯唑西林、氟氯西林等。

（3）广谱青霉素类：氨苄西林、阿莫西林等。

（4）抗铜绿假单胞菌广谱青霉素类：羧苄西林、哌拉西林等。

（5）抗革兰阴性菌青霉素类：美西林等。

（二）头孢菌素类

根据抗菌谱、耐药性、肾毒性分类。

（1）第一代头孢菌素：头孢拉定、头孢氨苄等。

（2）第二代头孢菌素：头孢呋辛、头孢克洛等。

（3）第三代头孢菌素：头孢哌酮、头孢噻肟等。

（4）第四代头孢菌素：头孢匹罗等。

（三）其他β-内酰胺类

碳青霉烯类、头霉素类、氧头孢烯类、单环β-内酰胺类。

（四） β-内酰胺酶抑制药

棒酸、舒巴坦类。

（五） β-内酰胺类抗生素的复方制剂

二、抗菌作用机制

作用于青霉素结合蛋白（PBPs），抑制细菌细胞壁的合成，菌体失去渗透屏障而膨胀、裂解；同时借助细菌的自溶酶溶解菌体，而产生抗菌作用。

特点：选择性作用于细菌细胞壁，对人的细胞毒性很小，属繁殖期杀菌药。

三、耐药机制

（1）产生水解酶：β-内酰胺酶。

（2）与药物结合：陷阱机制是指β-内酰胺酶通过与某些耐酶β-内酰胺酶类抗生素结合，使药物停留在胞质膜外间隙中，不能达到药物作用靶位发挥抗菌作用，从而产生耐药性。

（3）改变 PBPs 结构或合成量增加或产生新的 PBPs。

（4）改变菌膜通透性：对β-内酰胺酶类抗生素敏感的 G^- 菌通过改变跨膜通道孔蛋白结构，使β-内酰胺酶类抗生素不易进入细胞而产生耐药性。

（5）增强药物外排。

（6）缺乏自溶酶：某些金黄色葡萄球菌缺乏自溶酶，β-内酰胺类抗生素仅能发挥抑菌作用。

第二节　青霉素类抗生素

一、窄谱青霉素类

青霉素 G（penicillin G，benzylpenicillin）

（一）抗菌作用

（1）大多数 G^+ 球菌：溶血性链球菌、肺炎球菌、草绿色链球菌、不耐药金黄色葡萄球菌和表皮葡萄球菌等。

（2）G^+ 杆菌：白喉棒状杆菌、炭疽杆菌、产气荚膜杆菌、破伤风梭菌和乳酸杆菌等，需与抗毒素同用。

（3）G^- 球菌：脑膜炎奈瑟菌、不耐药的淋病奈瑟菌等。

（4）少数 G^- 杆菌：流感杆菌、百日咳鲍特菌等。

（5）螺旋体、放线杆菌等。

（二）临床应用

治疗敏感 G^+ 球菌和杆菌、G^- 球菌及螺旋体所致感染的首选药，其中 G^+ 杆菌（如破伤风、白喉、炭疽杆菌）需与抗毒素同用。

（三）体内过程

青霉素 G 为有机酸类药物，常用其钠盐或钾盐，溶于水后极不稳定，易被酸、碱、醇、氧化剂等破坏，且不耐热，在室温中放置 24 小时即大部分失效，需临用现配。口服易被胃酸及胃蛋白酶破坏，故不宜口服，肌内注射后吸收迅速且完全，但因脂溶性低而难以进入细胞内，主要分布在细胞外液。体内分布较广。难溶的混悬剂普鲁卡因青霉素、油剂苄星青霉素在体内作用维持时间较长。

（四）不良反应

1. 变态反应

以Ⅱ型、Ⅲ型（血清病样反应）变态反应较常见，最严重的是Ⅰ型过敏性休克。

防治措施：①询问过敏史。②避免滥用及局部应用。③避免饥饿时用药。④给药前做好抢救准备（如肾上腺素）。⑤皮试（初次使用、更换批号、间隔3天以上用药）。⑥临时配制。⑦用药后观察30分钟方可离开。⑧出现过敏性休克时及时应用肾上腺素及糖皮质激素解救等。

2. 赫氏反应

应用青霉素G治疗梅毒、钩端螺旋体等感染时可有症状加剧现象，表现为全身不适、寒战、发热等症状，可能是大量病原体被杀死后释放的物质所致。

3. 其他不良反应

局部刺激、青霉素脑病、高钾血症等。

青霉素V（penicillin V，phenxymethypenicillin）

特点：耐酸，口服吸收好。

其他药物：非萘西林（phenethicillin）、海巴明青霉素V（hydrabamine penicillin V）、丙匹西林（propicillin）等。

二、耐酶青霉素类

特点：改变青霉素侧链，保护了β-内酰胺环，不易被青霉素酶水解，但作用弱于青霉素G，抗菌谱与青霉素类似。

甲氧西林（methicillin）：不耐酸只能肌内或静脉注射给药，用于耐药菌感染的治疗。对甲氧西林耐药的金黄色葡萄球菌被称为耐甲氧西林金黄色葡萄球菌（MRSA），其耐药机制与β-内酰胺酶无关，与靶位结构的改变有关。

苯唑西林（oxacillin）、萘夫西林（nafcillin）、氯唑西林（cloxacillin）、双氯西林（dicloxacillin）：耐酸、耐酶，可口服。

三、广谱青霉素类

特点：耐酸、可口服、对G⁺菌、G⁻菌都有杀菌作用，疗效与青霉素G相当，不耐酶。

氨苄西林（ampicillin）：对G⁻杆菌作用较强，对G⁺菌作用弱于青霉素G，体内分布广。

阿莫西林（amoxicillin）：主要用于敏感菌感染所致的呼吸道、尿路、胆管感染及伤寒治疗。

四、抗铜绿假单胞菌广谱青霉素类

特点：广谱，对铜绿假单胞菌有强大作用。

羧苄西林（carbenicillin）：不耐酸、脑脊液中浓度低，对G⁻菌作用强，与庆大霉素有协同作用，但存在配伍禁忌，不能将二者置于同一容器中给药。

哌拉西林（piperacillin）：不耐酶、脑脊液中浓度高，对脆弱类杆菌和多种厌氧菌敏感。

五、抗革兰阴性杆菌青霉素类

特点：对G⁻杆菌作用强，但对铜绿假单胞菌无效，对G⁺菌作用弱。为抑菌药。

美西林（mecillinam）、替莫西林（temocillin）、匹美西林（pivmecillinam）等。

第三节　头孢菌素类抗生素

头孢菌素的作用特点：抗菌谱广，杀菌力强，对β-内酰胺酶较稳定，过敏反应少。

第一代到第四代头孢菌类抗生素的变化规律：对革兰阳性菌作用越来越弱（但第四代头孢菌素对革兰阳性菌作用强）；对革兰阴性菌作用越来越强；第一、二代头孢菌素对铜绿假单胞菌无效，第三代头孢菌素有效，第四代作用强；对厌氧菌第一代无效，第二代开始作用逐渐增强；肾脏毒性越来越小（第一代有肾毒性，第二代肾毒性减轻，第三代基本无肾毒性）；第四代对革兰阳性、阴性菌均有高效；对细菌产生的 β–内酰胺酶稳定性越来越好（第一代可被 β–内酰胺酶破坏，第二代开始稳定性增加）。

第一代头孢菌素如头孢噻吩（cefalothin）、头孢氨苄（cefalexin）等，抗革兰阳性菌作用强于第二、三代，但对革兰阴性菌作用较差，可被 β–内酰胺酶破坏，易产生耐药性，易引起肾毒性。

第二代头孢菌素如头孢呋辛（cefuroxime）、头孢孟多（cefamandole）等，抗革兰阳性菌作用弱于第一代，对革兰阴性菌作用强于第一代，对厌氧菌有一定的抗菌活性，但对铜绿假单胞菌无效，对 β–内酰胺酶稳定性较高。

第三代头孢菌素如头孢噻肟（cefotaxime）、头孢哌酮（cefoperazone）等，抗革兰阳性菌作用弱于第一、二代，对革兰阴性菌包括肠杆菌类、铜绿假单胞菌及厌氧菌有较强的抗菌活性，可用于危及生命的败血症、脑膜炎、肺炎等严重感染的治疗，能有效控制严重的铜绿假单胞菌感染，对 β–内酰胺酶稳定性高，对肾脏基本无毒性，体内分布较广。

第四代头孢菌素如头孢匹罗（cefpirome）、头孢吡肟（cefepime）等，对革兰阳性菌、革兰阴性菌、铜绿假单胞菌及厌氧菌均有高效，对 β–内酰胺酶稳定性高，不易产生耐药性。

不良反应：过敏反应、胃肠道反应、静脉炎、肾毒性（第一代）、出血倾向（头孢孟多、头孢哌酮可引起低凝血酶原症或血小板减少而导致严重出血），大剂量应用时还可发生头痛、头晕以及可逆性中毒性精神病等中枢神经系统反应，与乙醇同时应用时可产生"醉酒样"反应（用药期间或停药 3 天内应忌酒），二重感染（第三、四代抗菌谱广）。

第四节　其他 β–内酰胺类抗生素

一、碳青霉烯类

亚胺培南（imipenem）：抗菌谱广、抗菌作用强、耐酶、稳定，但易在体内被脱氢肽酶水解失活，故临床所用制剂是与西司他丁（脱氢肽酶抑制药）等量配比的复方注射剂。用于各种敏感菌造成的严重感染。

美罗培南（meropenem）、帕尼培南（panipenim）等：对脱氢肽酶稳定。

二、头霉素类

头孢西丁（cefoxitin）：广谱，对厌氧菌有高效（类似于第二代头孢菌素），对 β–内酰胺酶高度稳定（对耐青霉素金黄色葡萄球菌以及对头孢菌素耐药菌有较强活性），分布广泛，脑脊液含量高。用于治疗敏感菌引起感染。

三、氧头孢烯类

拉氧头孢（latamoxef）：广谱、强效（与第三代头孢菌素类似），对 β–内酰胺酶稳定、脑脊液含量高、痰液浓度高。

四、单环内酰胺类

氨曲南（aztrenam）：对 G⁻ 菌有强大的抗菌作用、耐酶、低毒、分布广泛，不良反应少而轻。用于铜绿假单胞菌等敏感菌造成的感染。

第五节 β‐内酰酶抑制药及其复方制剂

一、β‐内酰酶抑制药

克拉维酸（clavulanic acid，棒酸）、舒巴坦（sulbactam）、他唑巴坦（tazobactam）等。

（1）本身没有或有较弱的抗菌活性，但可抑制β‐内酰酶，从而保护β‐内酰类抗生素活性。

（2）对不产酶的细菌无增强效果。

（3）在配伍使用时，需要要有相似的药代动力学特征。

（4）使用时应密切观察耐药性情况。

二、β‐内酰胺类抗生素的复方制剂

复方制剂的组方基本规律：

（1）广谱β‐内酰胺类与β‐内酰胺酶抑制药：如阿莫西林和克拉维酸。

（2）抗铜绿假单胞菌广谱青霉素与β‐内酰胺酶抑制药：如哌拉西林和他唑巴坦。

（3）第三代头孢菌素与β‐内酰胺酶抑制药：如头孢哌酮和舒巴坦。

（4）碳青霉烯类与肾脱氢肽酶抑制药：如亚胺培南和西司他丁。

（5）碳青霉烯类与氨基酸衍生物：如帕尼培南和倍他米隆。

（6）广谱青霉素与耐酶青霉素：如氨苄西林和氯唑西林。

例题

1. 使用青霉素 G^+ 无效的病菌为

A. 革兰阳性球菌　　　　　　　B. 革兰阳性杆菌

C. 革兰阴性球菌　　　　　　　D. 铜绿假单胞菌

E. 梅毒螺旋体

参考答案：D

解析：青霉素G的抗菌谱包括革兰阳性球菌、革兰阴性球菌、革兰阳性杆菌。①G^+菌，包括溶血性链球菌、肺炎球菌、敏感葡萄球菌、破伤风杆菌、白喉杆菌、炭疽杆菌、产气荚膜杆菌；②G^-菌，包括脑膜炎球菌；③螺旋体，包括钩端螺旋体、回归热螺旋体、梅毒螺旋体；④放线菌，但青霉素G对铜绿假单胞菌无效，因此选择正确答案为D。

2. 治疗青霉素过敏性休克的首选药是

A. 去甲肾上腺素　　　　　　　B. 肾上腺素

C. 异丙肾上腺素　　　　　　　D. 多巴胺

E. 多巴酚丁胺

参考答案：B

解析：青霉素最常见的严重的不良反应是变态反应，以Ⅱ型、Ⅲ型（血清病样反应）变态反应较常见，最严重的是Ⅰ型过敏性休克，防治措施包括用药前询问过敏史、避免滥用及局部应用、避免饥饿时用药、用药前进行皮试、临时配制药物、用药后观察30分钟、做好抢救准备和及时应用肾上腺素及糖皮质激素抢救等，因此选择正确答案为B。

3. 化疗指数最高的化疗药物是

A. 链霉素　　　B. 庆大霉素　　　C. 红霉素　　　D. 四环素　　　E. 青霉素

参考答案：E

解析： 化疗指数是评价化疗药物安全性的常用指标，青霉素化疗指数较高，毒性很小，因此选择正确答案为 E。

4. 患者，大叶性肺炎，采用青霉素 G 治疗。下列关于青霉素 G 的特点叙述正确的是

A. 口服不易被胃酸破坏，吸收多

B. 在体内主要分布在细胞内液

C. 在体内主要的消除方式是肝脏代谢

D. 丙磺舒可促进青霉素的排泄

E. 不耐酸、不耐青霉素酶、抗菌谱窄、易引起过敏反应

参考答案：E

解析： 青霉素 G 作为经典的窄谱抗菌药物，具有不耐酸、不耐青霉素酶、抗菌谱窄、易引起过敏反应等特点，因此选择正确答案为 E。

5. 青霉素的抗菌作用机制

A. 破坏细菌的细胞膜 　　　　　B. 抑制细菌细胞壁的合成

C. 抑制细菌蛋白质的合成 　　　D. 抑制细菌 DNA 的合成

E. 抑制细菌 RNA 的合成

参考答案：B

解析： 青霉素作用于青霉素结合蛋白（PBPS），抑制细菌细胞壁的合成，菌体失去渗透屏障而膨胀、裂解；同时借助细菌的自溶酶溶解而产生抗菌作用，其毒性很小，属于繁殖期杀菌药，因此选择正确答案为 B。

6. 抗铜绿假单胞菌作用最强的头孢菌素是

A. 头孢他啶 　　B. 头孢拉定 　　C. 头孢呋辛 　　D. 头孢孟多 　　E. 头孢氨苄

参考答案：A

解析： 头孢他啶属于第三代头孢菌素，其对 G^- 菌包括肠杆菌类、铜绿假单胞菌及厌氧菌有较强的抗菌活性，可用于危及生命的败血症、脑膜炎、肺炎等严重感染的治疗，能有效控制严重的铜绿假单胞菌感染，因此选择正确答案为 A。

7. 青霉素治疗何种疾病时可引起赫氏反应

A. 大叶性肺炎 　　　　　　　B. 回归热 　　　　　　　C. 梅毒或钩端螺旋体病

D. 破伤风 　　　　　　　　　E. 草绿色链球菌的心内膜炎

参考答案：C

解析： 应用青霉素治疗治疗梅毒、钩端螺旋体等感染时可有症状加剧现象，表现为全身不适、寒战、发热等症状，可能是大量病原体被杀死后释放的物质所致，称为赫氏反应，因此选择正确答案为 C。

8. 对肾具有毒性的抗生素类是

A. 青霉素类 　　　　　　　　　B. 广谱青霉素类

C. 耐酶青霉素类 　　　　　　　D. 第一代头孢菌素类

E. 第三代头孢菌素类

参考答案：D

解析： 头孢氨苄、头孢拉定、头孢噻吩、头孢唑林、头孢匹林等第一代头孢菌素类具有明显的肾毒性，因此选择正确答案为 D。

（许　逸　孙秀兰）

第四十章 大环内酯类、林可霉素类及多肽类抗生素

重点	大环内酯类抗生素抗菌作用、作用机制及耐药机制；林可霉素类抗生素抗菌作用及不良反应；多肽类抗生素抗菌作用及不良反应
难点	红霉素的抗菌谱、作用机制、临床应用及耐药性；其他大环内酯类药物的作用特点和临床应用。林可霉素、万古霉素的抗菌作用及不良反应
考点	大环内酯类抗生素抗菌作用、作用机制及耐药机制；林可霉素、万古霉素的不良反应

第一节 大环内酯类抗生素

按结构分类如下。

（1）14 元大环内酯类：红霉素（erythromycin）、克拉霉素（clarithromycin）、罗红霉素（roxithromycin）、泰利霉素（telithromycin）等。

（2）15 元大环内酯类：阿奇霉素（azithromycin）等。

（3）16 元大环内酯类：乙酰螺旋霉素（acetylmedecamycin）、交沙霉素（josamycin）等。

一、抗菌作用及机制

一般浓度抑菌，高浓度杀菌。

（一）抗菌谱

（1）G^+ 菌：金黄色葡萄球菌、肺炎球菌、白喉杆菌等。

（2）部分 G^- 菌：脑膜炎球菌、百日咳杆菌等。

（3）厌氧球菌。

（4）非典型病原体：军团菌、弯曲菌、支原体、衣原体、非典型分枝杆菌等。

（二）抗菌机制

与细菌核糖体 50S 亚基的靶位不可逆结合，抑制蛋白质合成（14 元大环内酯类阻断肽酰基 t-RNA 移位，16 元大环内酯类抑制肽酰基的转移反应）。对哺乳动物核糖体几无影响。

二、耐药机制

（1）产生灭活酶：酯酶、磷酸化酶、葡萄糖酶、乙酰转移酶、核苷转移酶等。

（2）靶位的结构改变：核糖体的药物结合部位甲基化。

（3）摄入减少。

（4）外排增多。

三、体内过程

红霉素不耐酸，口服吸收少，宜制成肠衣片或酯化物，使其在肠道（碱性环境）中吸收，但生物利用度差，而克拉霉素或阿奇霉素对胃酸稳定且易吸收。体内分布广泛，红霉素是少数能扩散进入前列腺并聚积在巨噬细胞和肝脏的药物之一；大部分在肝脏代谢，而阿奇霉素则不在肝内代谢；红霉素和阿奇霉素均存在肝 – 肠循环现象。

四、常用药物

（一）红霉素（erythromycin）

临床应用：治疗耐青霉素的金黄色葡萄球菌感染和青霉素过敏者及相关敏感菌所致感染（军团菌病、弯曲杆菌所致败血症、肠炎、支原体肺炎、沙眼衣原体所致婴儿肺炎及结肠炎、白喉带菌者）。

1. 不良反应

（1）胃肠道反应。

（2）肝损害：胆汁郁积、肝大、氨基转移酶升高等。

（3）过敏性药物疹、耳鸣等。

2. 常用剂型

（1）红霉素：肠溶衣片。

（2）依托红霉素：即无味红霉素。

（3）硬酯酸红霉素：口服吸收好。

（4）琥乙红霉素。

（5）乳糖酸红霉素：静脉滴注用。

（二）克拉霉素（clarithromycin）

（1）抗 G^+ 菌、嗜肺军团菌、肺炎衣原体的作用强。

（2）耐酸，不受进食影响，分布广。

（3）首过消除明显，生物利用度低。

（三）阿奇霉素（azithromycin）

抗菌谱较红霉素广泛，是治疗支原体肺炎的常用药物。

（1）对 G^- 菌作用强于红霉素。

（2）口服吸收快，分布广，半衰期长。

（3）对某些细菌快速杀菌。

第二节　林可霉素类抗生素

包括林可霉素（lincomycin，洁霉素，林肯霉素）及克林霉素（clindamycin，氯林可霉素，氯洁霉素）。

一、抗菌作用及机制

与细菌核糖体 50S 亚基结合，抑制细菌蛋白质合成。

抗菌谱：对各类厌氧菌有强大抗菌作用，对革兰阳性需氧菌、部分革兰阴性球菌、人型支原体、衣原体等有效，对 G^- 杆菌、肺炎支原体几乎无作用。

二、临床应用

（1）首选药：金葡菌所致骨髓炎和关节感染。

（2）厌氧菌感染：口腔、腹腔和妇科感染。

（3）需氧 G⁺菌所致呼吸道、骨、软组织及胆管感染、败血症、心内膜炎等。

三、不良反应

（1）胃肠道反应：长期应用时可致二重感染、伪膜性肠炎（耐药的难辨梭状芽孢杆菌感染）。

（2）过敏反应：药物疹、药物热等。

（3）其他：如黄疸及肝损伤。

第三节　多肽类抗生素

一、万古霉素类

万古霉素（vancomycin）、去甲万古霉素（norvancomycin）、替考拉宁（teicoplanin）等。

1. 抗菌作用及机制

与细胞壁前体肽聚糖结合，阻断细胞壁合成，尤其对正在分裂增殖的细胞呈快速杀菌作用，对革兰阳性菌有强大杀菌作用，尤其是 MRSA（耐甲氧西林金黄色葡萄球菌）、MRSE（耐甲氧西林表皮葡萄球菌）。

2. 临床应用

口服难吸收，肌内注射可致局部剧痛和组织坏死，只能静脉给药，用于严重革兰阳性菌感染，尤其是 MRSE、MRSE 和肠球菌属所致感染。

3. 耐药性

产生修饰细胞壁前体肽聚糖的酶。

4. 不良反应

（1）耳毒性：耳鸣、听力下降等。应避免同服有耳毒性的药物（如高效利尿药）。

（2）肾毒性：蛋白尿、管型尿、甚至肾衰竭。应避免同服有肾毒性的药物。

（3）过敏反应：红人综合征（快速静脉注射万古霉素时出现的皮肤潮红、红斑、荨麻疹、心动过速和低血压等症状）。

（4）其他：胃肠道反应、金属异味感、眩晕等。

二、多黏菌素类

多黏菌素 B（polymyxin B）、多黏菌素 E（polymyxin E）等。

1. 作用及机制

作用于细菌细胞膜，与磷脂结合，导致膜通透性增加，使细菌细胞内重要物质外漏而造成死亡，同时也影响核质和核糖体的功能。

2. 临床应用

窄谱慢性杀菌药，只对某些 G⁻杆菌有效，但对繁殖期和静止期细胞均有杀菌作用。可用于治疗铜绿假单胞菌引起的败血症等。

3. 不良反应

肾毒性（常见，有蛋白尿、管型尿、肾小管坏死、肾衰竭等）、神经毒性（轻者发生头晕、周围神经炎，重者有意识混乱、昏迷、共济失调等）、过敏反应（皮疹、药物热等）、其他（局部疼痛、静脉炎、粒细胞减少）等，常用量时即可出现，且发生率较高。

三、杆菌肽类

杆菌肽（bacitracin）

作用机制：抑制细胞壁合成过程中的脱磷酸化，阻碍细胞壁合成，同时损伤细胞膜，使细菌细胞内重要物质外漏而造成死亡。

临床应用：对 G⁺ 菌（包括耐 β - 内酰胺类的细菌）作用强大；对 G⁻ 球菌、螺旋体等有一定效果，对 G⁻ 杆菌几乎无作用。由于肾毒性明显，仅局部应用。

例题

1. 治疗军团菌病的首选药物是

A. 青霉素 G　　B. 红霉素　　C. 四环素　　D. 氯霉素　　E. 头孢唑林

参考答案：B

解析：红霉素的临床应用，对弯曲杆菌所致败血症或肠炎、支原体肺炎和军团菌病可作首选药，因此选择正确答案为 B。

2. 大环内酯类对下述哪类细菌无效

A. 革兰阳性菌　　　　　　　　B. 革兰阴性球菌

C. 大肠埃希菌、变形杆菌　　　D. 军团菌

E. 衣原体和支原体

参考答案：C

解析：大肠埃希菌和变形杆菌均属于革兰阴性杆菌，大环内酯类无效，因此选择正确答案为 C。

3. 克林霉素可引起下列哪种不良反应

A. 胆汁阻塞性肝炎　　　　　　B. 听力下降

C. 伪膜性肠炎　　　　　　　　D. 肝功能严重损害

E. 肾功能严重损害

参考答案：C

解析：克林霉素主要不良反应包括胃肠道反应，长期应用时可致二重感染（伪膜性肠炎）、过敏反应及其他（如黄疸及肝损伤等），因此选择正确答案为 C。

4. 通过改变细菌细胞膜功能而产生抗菌作用的药物是

A. 四环素　　B. 多黏菌素 B　　C. 红霉素　　D. 链霉素　　E. 氯霉素

参考答案：B

解析：多黏菌素 B 可与细菌胞质膜磷脂结合，导致膜通透性增加，通过改变细菌细胞膜功能而产生抗菌作用，因此选择正确答案为 B。

5. 下列哪种药物与林可霉素合用会产生拮抗作用

A. 红霉素　　B. 万古霉素　　C. 青霉素　　D. 头孢氨苄　　E. 链霉素

参考答案：A

解析：红霉素与林可霉素作用机制相同，均可通过与核蛋白体 50S 亚基结合，抑制细菌蛋白质合成，合用时会产生拮抗作用，因此选择正确答案为 A。

6. 万古霉素的抗菌作用机制是

A. 干扰细菌叶酸代谢　　　　　B. 抑制细菌细胞壁合成

C. 影响细菌胞浆膜的通透性　　D. 抑制细菌蛋白质合成

E. 抑制细菌核酸代谢

参考答案：B

解析：万古霉素主要通过与细菌细胞壁前体肽聚糖结合，抑制细胞壁合成，发挥抗菌作用，因此选择正确答案为 B。

7. 万古霉素

A. 仅对革兰阳性菌有强大的杀菌作用　　B. 抑制蛋白质合成而杀菌

C. 易产生抗药性　　D. 与其他抗生素有交叉抗药性

E. 治疗伤寒有良效

参考答案： A

解析： 万古霉素对革兰阳性菌有强大杀菌作用，尤其是 MRSA、MRSE，临床主要用于严重革兰阳性菌感染，因此选择正确答案为 A。

（李　萍　孙秀兰）

第四十一章　氨基糖苷类抗生素

重点	氨基糖苷类抗生素的共性（抗菌作用及机制、作用特点、耐药机制、不良反应）；各种氨基糖苷类抗生素（如链霉素、庆大霉素、卡那霉素、阿米卡星、妥布霉素、西索米星、小诺米星等）的作用特点
难点	氨基糖苷类抗生素的作用机制、作用特点、不良反应；链霉素、庆大霉素、卡那霉素的作用特点
考点	氨基糖苷类抗生素的作用机制、作用特点、不良反应

一、分类

（1）天然来源：由链霉菌和小单胞菌产生，如链霉素（streptomycin）、卡那霉素（kanamycin）、妥布霉素（tobramycin）、新霉素（neomycin）、庆大霉素（gentamicin）、小诺霉素（micronomicin）等。

（2）半合成类：如奈替米星（netilmicin）、依替米星（etimicin）、卡那霉素 B（bekanamycin）、阿米卡星（amikacin）等。

二、抗菌谱

（1）需氧革兰阴性杆菌（如大肠埃希菌、铜绿假单胞菌、变形杆菌属等）有强大抗菌活性。

（2）对沙雷菌属、沙门菌属、嗜血菌属等也有抗菌作用。

（3）对革兰阴性球菌如淋球菌奈瑟菌、脑膜炎奈瑟菌等作用较差。

（4）对耐甲氧西林的金黄色葡萄球菌（MRSA）、耐甲氧西林的表皮葡萄球菌（MRSE）也有较好的抗菌活性。

（5）对链球菌、肠球菌、厌氧菌不敏感。

（6）链霉素、卡那霉素等对结核分枝杆菌有效。

三、抗菌机制

抑制细菌蛋白质合成（起始、延长、终止三个阶段全过程抑制），同时破坏细菌胞质膜的完整性。

（1）与细菌核糖体 70S 亚基形成始动复合物。

（2）选择性与细菌核糖体 30S 亚基上的靶蛋白 P_{10} 结合，使 A 位歪曲，造成 mRNA 的三联密码翻译出错，导致异常或无功能蛋白质合成。

（3）阻滞肽链释放因子进入 A 位，使合成的肽链不能释放。

（4）抑制细菌核糖体 70S 亚基解离，使核糖体循环利用受阻。

（5）通过吸附作用与菌体胞质膜结合，增加膜通透性，胞质内重要物质外漏。

特点：氨基糖苷类是静止期杀菌药，与繁殖期杀菌药 β－内酰胺类抗生素合用有协同作用，但合用时不能混合于同一容器，否则易使氨基糖苷类抗生素失活。

四、杀菌特点

（1）杀菌速率和杀菌持续时间与浓度呈正相关。

（2）仅对需氧菌有效，且抗菌活性强，对厌氧菌无效。

（3）抗生素后效应（PAE）长，持续时间与浓度呈正相关。

（4）具有初次接触效应。

（5）在碱性环境中抗菌性增强。

五、耐药机制

（1）产生修饰氨基糖苷类的钝化酶，使药物灭活，如乙酰化酶、腺苷化酶、磷酸化酶等。

（2）膜通透性的改变：膜孔蛋白结构改变，对氨基糖苷类抗生素通透性下降。

（3）靶位的修饰：30S 亚基改变。

体内过程：氨基糖苷类抗生素口服很难吸收，常肌内注射给药；其穿透能力很弱，不易透过血－脑屏障，主要分布于细胞外液，在肾皮质和内耳内外淋巴液有高浓度蓄积，且在内耳外淋巴液中浓度下降很慢，可产生明显的肾毒性和耳毒性；在体内不被代谢，以原型经肾脏排泄。

六、临床应用

（1）敏感需氧革兰阴性杆菌所致的感染。

（2）严重感染需加用广谱半合成青霉素、第三代头孢菌素或氟喹诺酮。

（3）消化道感染用药。

（4）局部用药：外用软膏、眼膏、洗液等。

（5）结核：链霉素、卡那霉素。

七、不良反应

1. 耳毒性

（1）前庭功能损害：眩晕、恶心、呕吐、眼球震颤，视力减退，共济失调等，新霉素发生率较高，而依替米星发生率较低（新霉素＞卡那霉素＞链霉素＞西索米星＞阿米卡星＞庆大霉素＞妥布霉素＞奈替米星＞依替米星）。

（2）耳蜗神经损害：耳鸣、听力减退或耳聋，新霉素发生率较高，而依替米星发生率较低（新霉素＞卡那霉素＞阿米卡星＞西索米星＞庆大霉素＞妥布霉素＞奈替米星＞链霉素＞依替米星）。

原因：损害内耳柯蒂器内、外毛细胞的糖代谢和能量利用，导致 Na^+，K^+－ATP 功能障碍，导致毛细胞损伤。

预防：避免与其他有耳毒性药、抗组胺药（第一代 H_1 受体阻断可掩盖前庭症状）、镇静催眠药合用，同时在用药过程中注意观察先兆症状。

2. 肾毒性

管型尿、蛋白尿、血尿等，严重时可致无尿、氮质血症和肾衰，新霉素、卡那霉素发生率较高，而依替米星发生率较低（新霉素＞卡那霉素＞庆大霉素＞妥布霉素＞阿米卡星＞奈替米星＞链霉素＞依替米星）。

预防：定期进行肾功能检查，监测血药浓度，避免与有肾毒性药物如强效利尿药、第一代头孢菌素、万古霉素等合用。

3. 神经－肌肉麻痹

（1）产生原因：大剂量腹膜或胸膜应用或静脉注射过快。

（2）表现：心肌抑制、血压下降、肢体瘫痪、呼吸衰竭。

（3）发生机制：与突触前膜 Ca^{2+} 部位结合，阻止乙酰胆碱（ACh）释放，造成神经－肌肉接头处传递阻滞。

（4）严重程度：新霉素、卡那霉素发生率较高，而依替米星发生率较低（新霉素＞链霉素＞卡那霉素＞奈替米星＞阿米卡星＞庆大霉素＞妥布霉素＞依替米星）。

（5）措施：新斯的明、钙剂。

（6）预防：避免合用镇静催眠药（苯二氮䓬类有中枢性肌肉松弛作用）、肌松药、全麻药，防止血钙过低时使用。

4. 过敏反应

常见症状为皮疹、发热、血管神经性水肿、过敏性休克等，其中链霉素是氨基糖苷类药物中过敏性休克发生率最高的，发生率仅次于青霉素。

八、常用氨基糖苷类抗生素

1. 链霉素（streptomycin）

（1）鼠疫与土拉菌病的首选药，常与四环素合用。

（2）青霉素或氨苄西林合用，可用于治疗溶血性链球菌、草绿色链球菌及肠球菌等引起的心内膜炎。

（3）合用其他抗结核药治疗多重耐药结核病。

（4）对铜绿假单胞菌和其他革兰阴性杆菌作用较弱。

2. 庆大霉素（gentamicin）

（1）作为氨基糖苷类药物中治疗多种革兰阴性杆菌感染的首选药。

（2）合用羧苄西林抗铜绿假单胞菌感染。

（3）合用羧苄西林、头孢菌素治疗未明原因的革兰阴性杆菌混合感染。

（4）口服用于术前预防和术后感染。

3. 妥布霉素（tobramycin）

（1）对肺炎克雷伯菌、肠杆菌属、变形杆菌作用强。

（2）对铜绿假单胞菌作用较强，且对耐庆大霉素菌侏仍有效，常与羧苄西林、头孢菌素等合用。

（3）对其他革兰阴性杆菌作用较弱。

4. 阿米卡星（amikacin，丁胺卡那霉素）

（1）抗菌谱最广的氨基糖苷类抗生素，对 G^- 杆菌和金黄色葡萄球菌均有较强的抗菌活性。

（2）对肠道 G^- 杆菌和铜绿假单胞菌所产生的多种氨基糖苷类灭活酶稳定，对一些氨基糖苷类耐药菌株仍有效，常作为首选药。

（3）与 β－内酰胺类联合应用可获协同作用。

5. 依替米星（etimicin）

（1）抗菌谱广，抗菌活性强，毒性低。

（2）对 G^- 菌和 G^+ 菌均有效，尤其是对大肠埃希菌、克雷伯肺炎杆菌、沙雷菌属、变异变形杆菌、沙门菌属、嗜血流感杆菌及葡萄球菌属等有较高的抗菌活性。

（3）耳毒性、肾毒性及神经－肌肉麻痹等不良反应是氨基苷类中发生率最低者。

例题

1. 不属于氨基糖苷类抗生素共同特点的是

A. 抗菌谱较广　　　　　　　　　B. 不良反应多，如肾、耳等毒性

C. 药物间存在交叉耐药性　　　　D. 能被细菌产生的钝化酶所灭活

E. 药物极性小，口服易吸收

参考答案：E

解析：氨基糖苷类抗生素彼此在化学特性、抗菌活性、药理学特性和毒性方面都很相似，抗菌谱比较广，但药物间存在交叉耐药性。所有的氨基糖苷类抗生素都有耳、肾毒性。氨基糖苷类抗生素能被细菌产生的钝化酶所灭活，从而产生耐药性。由于氨基糖苷类均含有多个阳离子，是高极性化合物，所以口服不易吸收，因此选择正确答案为 E。

2. 氨基糖苷类的共同特点不包括

A. 对革兰阴性杆菌作用强　　　　B. 对铜绿假单胞菌作用强

C. 对耐青霉素金葡菌感染有效　　D. 有明显的 PAE

E. 对厌氧菌敏感

参考答案：E

解析：氨基糖苷类的共同特点包括：①杀菌速率和杀菌持续时间与浓度呈正相关；②仅对需氧菌有效，且抗菌活性强，对厌氧菌无效；③PAE 长，持续时间与浓度呈正相关；④具有初次接触效应；⑤在碱性环境中抗菌性增强，因此选择正确答案为 E。

3. 氨基糖苷类抗生素注射吸收后

A. 主要分布于细胞内液　　　　　B. 主要分布于细胞外液

C. 主要分布于红细胞内　　　　　D. 主要分布于脑脊液

E. 平均分布于细胞内液和细胞外液

参考答案：B

解析：氨基糖苷类抗生素口服很难吸收，常肌内注射给药，其穿透能力很弱，主要分布于细胞外液，在肾皮质和内耳内外淋巴液有高浓度蓄积，且在内耳外淋巴液中浓度下降很慢，可产生明显的肾毒性和耳毒性，因此选择正确答案为 B。

4. 鼠疫和兔热病的首选药是

A. 链霉素　　　B. 四环素　　　C. 红霉素　　　D. 庆大霉素　　　E. 氯霉素

参考答案：A

解析：链霉素是治疗鼠疫和兔热病的首选药，因此选择正确答案为 A。

5. 链霉素的主要抗菌谱是

A. 革兰阳性球菌、阴性球菌及螺旋体

B. 革兰阴性杆菌、结核杆菌

C. 革兰阴性球菌、杆菌和阳性球菌、杆菌

D. 革兰阴性球菌、杆菌和阳性球菌

E. 革兰阴性球菌、结核杆菌和放线菌

参考答案：B

解析：链霉素的主要抗菌谱是：①需氧革兰阴性杆菌如大肠埃希菌、铜绿假单胞菌、变形杆菌属等有强大抗菌活性；②对沙雷菌属、沙门菌属、嗜血菌属等也有抗菌作用；③对革兰阴性球菌如淋球奈瑟菌、脑膜炎奈瑟菌等作用较差；④对 MRSA、MRSE 也有较好的抗菌活性；⑤对链球菌、肠球菌、厌氧菌不敏感；⑥链霉素等对结核分枝杆菌有效，因此选择正确答案为 B。

6. 下列哪项不属于氨基糖苷类药物的不良反应

A. 变态反应   B. 神经－肌肉阻断作用   C. 骨髓抑制

D. 肾毒性   E. 耳毒性

参考答案：C

解析：氨基糖苷类药物的不良反应包括以下几种：

1. 耳毒性

（1）前庭功能损害：眩晕、恶心、呕吐、眼球震颤，视力减退，共济失调等。

（2）耳蜗神经损害：耳鸣、听力减退或耳聋。预防措施：避免与其他有耳毒性药、抗组胺药、镇静催眠药合用，同时在用药过程中注意观察先兆症状。

2. 肾毒性

管型尿、蛋白尿、血尿等。预防措施：定期进行肾功能检查，监测血药浓度，避免合用有肾毒性药物如强效利尿药、第一代头孢菌素、万古霉素等。

3. 神经－肌肉麻痹

（1）产生原因：大剂量腹膜或胸膜应用或静脉注射过快。

（2）表现：心肌抑制、血压下降、肢体瘫痪、呼吸衰竭。

（3）发生机制：与突触前膜 Ca^{2+} 部位结合，阻止 ACh 释放，造成神经－肌肉接头处传递阻滞。

（4）严重程度：新霉素较明显。

（5）预防措施：避免合用镇静药、肌松药、全麻药，防止血钙过低时使用，出现时应用新斯的明、钙剂解救。

4. 过敏反应

常见症状为药物疹、发热、血管神经性水肿、过敏性休克等。

因此选择正确答案为 C。

（李 萍 孙秀兰）

第四十二章　四环素类及氯霉素类抗生素

重点	四环素的抗菌谱、作用机制、不良反应和适应证；半合成四环素类抗生素：多西霉素、米诺环素等的特点；氯霉素抗菌谱、作用机制、不良反应、临床应用和应用注意
难点	四环素类及氯霉素类抗生素的抗菌谱、作用机制、不良反应和临床应用
考点	四环素的作用机制、不良反应；氯霉素的不良反应

第一节　四环素类

基本骨架：菲烷，为两性物质。在酸中稳定，碱中易被破坏。

有天然品和半合成品两类。

天然品：金霉素（chlortetracycline，氯四环素）、土霉素（terramycin，氧四环素）、四环素（tetracycline）和地美环素（demeclocycline）等。半合成品：多西环素（doxycycline，强力霉素，脱氧土霉素）、米诺环素（minocycline，二甲胺四环素）等。

抗菌作用特点：广谱抑菌药，上述药物中以米诺环素抗菌活性最高，而四环素、土霉素作用较弱。由于耐药菌株日益增多，已较少应用。

一、作用机制

进入细菌体内发挥抑菌作用，低浓度抑菌，高浓度杀菌，作为广谱抑菌药。对多种病原体均有效，但对伤寒杆菌、副伤寒杆菌、铜绿假单胞菌、结核分枝杆菌、真菌和病毒等无效。

（1）与细菌核糖体 30S 亚基的 A 位特异性结合，阻碍肽链延长和蛋白质的合成。

（2）使细菌细胞膜通透性改变，导致胞内核苷酸和其他物质外漏，抑制细菌 DNA 的复制。

二、耐药性

（1）药物促进细菌核糖体保护蛋白基因表达增强。

（2）阻碍药物进入细菌体内。

（3）增加药物排出。

（4）产生灭活酶。

三、临床应用

首选用于立克次体感染（斑疹伤寒、Q 热、恙虫病等）、支原体感染（支原体肺炎和泌尿生殖系统感染等）、衣原体感染（鹦鹉热、沙眼和性病性淋巴肉芽肿等）、鼠疫、布鲁菌病、霍乱等，宜首选多西环素，目前临床耐药菌株多见。

四、常见四环素类药物

四环素（tetracycline）

1. 抗菌特点

对革兰阳性菌作用强于革兰阴性菌。极高浓度有杀菌作用，对伤寒杆菌、铜绿假单胞菌、结核分枝杆菌、真菌、病毒无效。

2. 体内过程

食物或其他药物中的 Fe^{2+}、Ca^{2+}、Mg^{2+}、Al^{3+} 等金属离子与四环素络合而减少其吸收，碱性药、H_2 受体阻断药或抗酸药可降低四环素的溶解度，减少其吸收；而酸性药物如维生素 C 则促进其吸收。四环素体内分布广泛，可沉积于新形成的牙齿和骨骼中，但不易透过血 – 脑屏障，同时存在明显肝 – 肠循环。

3. 临床应用

因耐药及不良反应，一般不作为首选药。

4. 不良反应

（1）局部刺激：胃肠道反应、静脉炎、局部刺激反应等。

（2）二重感染（菌群交替症）：长期应用广谱抗菌药时，体内敏感菌被抑制，不敏感菌乘机繁殖，造成新的感染。婴儿、老年人、体弱者、合用糖皮质激素或抗肿瘤药者容易出现。

①真菌感染：常由白假丝酵母引起，表现为鹅口疮、肠炎，应立即停药并进行抗真菌治疗。

②伪膜性肠炎：由耐药的难辨梭状芽孢杆菌感染所致，表现为剧烈腹泻、发热甚至休克死亡，应立即停药并口服万古霉素或甲硝唑。

（3）对骨骼和牙齿生长的影响：四环素可与牙齿中的羟磷灰石晶体结合，形成相应复合物，呈淡黄色，引起牙釉质发育不良和黄染。孕妇、哺乳期妇女及 8 岁以下儿童禁用。

（4）其他：肝、肾功能损伤，过敏反应，光敏反应，前庭反应等。

多西环素（doxycycline）

（1）作为长效四环素类药物取代四环素作为各种适应证的首选或次选药。

（2）强效、速效、长效。

（3）肝 – 肠循环显著，胆管感染适用。

（4）适用于肾外感染伴肾衰竭者，因其可通过肠道排泄。

（5）不良反应较四环素轻，很少引起二重感染，易致光敏反应等。

米诺环素（minocycline）

（1）此类药物中抗菌活性最强。

（2）脂溶性高，组织渗透性好，脑脊液中浓度高。

（3）对四环素耐药的病菌仍敏感，特别适用于肾外感染伴肾衰竭者及胆管感染。

（4）可用于酒糟鼻、痤疮和沙眼衣原体疾病。

（5）不良反应中有独特的前庭反应（眩晕、恶心、呕吐、共济失调等）。

第二节　氯 霉 素 类

一、氯霉素

1. 抗菌特点

广谱抑菌药，对革兰阴性菌抑制作用强于阳性菌，但对流感嗜血杆菌、脑膜炎奈瑟菌、肺炎链球菌具有杀灭作用，对立克次体、衣原体、支原体也有抑制作用，对结核杆菌、真菌和原虫等无效。

2. 作用机制

与细菌核糖体50S亚基上的肽酰基转移酶作用位点结合，阻止蛋白质合成。

3. 临床应用

一般不作为首选。

（1）耐药菌诱发的严重感染。

（2）伤寒。

（3）立克次体重度感染：如斑疹伤寒。

（4）其他：如腹腔、盆腔的厌氧菌感染和眼科用药等。

4. 不良反应

（1）血液系统毒性

①可逆性血细胞减少：常见，发生率和严重程度与剂量大小和疗程长短有关，停药可恢复。

②再生障碍性贫血：发生率和严重程度与剂量大小和疗程长短无关。

（2）灰婴综合征（gray syndrome）

早产儿和新生儿对氯霉素的解毒能力差（缺乏葡萄糖醛酸转移酶），剂量过大时易中毒，表现为循环衰竭、呼吸困难、进行性血压下降、皮肤苍白和发绀等。

（3）其他：消化道刺激症状、视力障碍、溶血性贫血（葡萄糖－6－磷酸脱氢酶缺陷诱发的特异反应）、二重感染等。

5. 禁忌证

肝肾功能损伤者、葡萄糖－6－磷酸脱氢酶缺陷者、早产儿、新生儿、孕妇、哺乳期妇女。

二、甲砜霉素

与氯霉素相似，但耐药性发展较慢。

例题

1. 对立克次体感染最有效的药物是

A. 四环素　　　　B. 利巴韦林　　　　C. 妥布霉素　　　　D. 氟康唑　　　　E. 林可霉素

参考答案：A

解析： 对于立克次体感染，四环素为首选药物，因此选择正确答案为A。

2. 在抑制蛋白合成的抗生素中，哪个不是通过核糖体50S亚基发挥作用的

A. 四环素　　　B. 红霉素　　　　C. 克林霉素　　　　D. 氯霉素　　　　E. 麦迪霉素

参考答案：A

解析： 四环素进入细菌体内发挥抑菌作用，低浓度抑菌，高浓度杀菌，抗菌作用机制主要是：①与核糖体30S亚基的A位特异性结合，阻碍肽链延长和蛋白质的合成；②同时使细菌细胞膜通透性改变，导致胞内

核苷酸和其他物质外漏，抑制细菌 DNA 的复制，因此选择正确答案为 A。

3. 早产儿、新生儿应避免使用

A. 红霉素　　　B. 氯霉素　　　C. 青霉素　　　D. 吉他霉素　　　E. 头孢菌素

参考答案：B

解析： 氯霉素禁忌证包括肝肾功能损伤者、葡萄糖 - 6 - 磷酸脱氢酶缺陷者、早产儿、新生儿、孕妇、哺乳期妇女，因此选择正确答案为 B。

4. 氯霉素抗菌谱广，但仅限于伤寒、立克次体病及所致的严重感染，是因为

A. 影响骨、牙生长　　　　　　　B. 胃肠道反应

C. 肝脏损害　　　　　　　　　　D. 二重感染

E. 对造血系统严重的不良反应

参考答案：E

解析： 氯霉素的不良反应包括：①血液系统毒性，主要限制性毒性反应。a. 可逆性血细胞减少、b. 再生障碍性贫血（与剂量与疗程无关）。②灰婴综合征。③其他，消化道刺激症状、视力障碍、溶血性贫血、二重感染等，因此选择正确答案为 E。

5. 可引起牙釉质发育不良和黄染的药物是

A. 红霉素　　　B. 青霉素　　　C. 林可霉素　　　D. 四环素　　　E. 庆大霉素

参考答案：D

解析： 四环素可与牙齿中的羟磷灰石晶体结合，形成相应复合物，呈淡黄色，引起牙釉质发育不良和黄染，因此选择正确答案为 D。

（李　萍　孙秀兰）

第四十三章　人工合成抗菌药

重点	喹诺酮类药物：抗菌作用及机制、耐药性、体内过程、特点、不良反应和临床应用；常用喹诺酮药物的特点；磺胺类药和甲氧苄啶作用及机制、不良反应、临床两药合用的依据；甲硝唑的作用和临床应用
难点	喹诺酮类药物的抗菌谱、作用机制、不良反应和临床应用；磺胺类药和甲氧苄啶的作用及机制、不良反应和临床应用
考点	喹诺酮类药物的临床应用、作用机制；磺胺类药和甲氧苄啶的作用及与甲氧苄啶合用的依据

第一节　喹诺酮类抗菌药

一、概述

（一）基本结构

4-喹诺酮。包括第一代：萘啶酸；第二代：吡哌酸（pipemidic acid）；第三代氟喹诺酮类：诺氟沙星（norfloxacin）、环丙沙星（ciprofloxacin）、司帕沙星（sparfloxacin）、左氧氟沙星（levofloxacin）等；第四代氟喹诺酮类：莫西沙星（moxifloxacin）、加替沙星（gatifloxacin）、加雷沙星（garenoxacin）等。

（二）构效关系

1. 抗菌活性

①C_6引入氟、C_7引入哌嗪基抗菌活性明显提高，抗菌谱明显扩大；②N_1引入环丙基可使药物（如环丙沙星、司帕沙星、莫西沙星、加替沙星等）对革兰阳性菌、衣原体、支原体的杀灭作用增强；③C_6脱去氟、C_8引入二氟甲基的加雷沙星在保持抗菌活性的同时毒性更低。

2. 光敏反应

C_8引入氯或氟（如司帕沙星、氟洛沙星、洛美沙星）易引起光敏反应，而以甲氧基取代C_8的氯或氟（如莫西沙星、加替沙星）则可降低光敏反应。

3. 中枢神经系统毒性

与茶碱或 NSAID 合用时易引起中枢神经系统毒性，去掉C_6氟的加雷沙星中枢神经系统毒性明显减轻。

4. 肝毒性和心脏毒性

曲伐沙星-肝毒性、格帕沙星-心脏毒性。

（三）抗菌作用

广谱杀菌药。

（1）大多数需氧 G⁻菌。

（2）对铜绿假单胞菌有效（环丙沙星作用强）。

（3）对 G⁺球菌作用较强，对产酶金葡菌仍有效。

（4）部分喹诺酮类对厌氧菌、分枝杆菌、支原体、衣原体和某些耐药细菌有效，但对立克次体、螺旋体、真菌、病毒无效。

（四）作用机制

（1）DNA 回旋酶是喹诺酮类抗革兰阴性菌的重要靶点。

（2）拓扑异构酶Ⅳ是喹诺酮类抗革兰阳性菌的重要靶点。

（3）其他：如抑制细菌 RNA 及蛋白质合成，诱导菌体 DNA 错误复制、抗菌后效应等。

（五）耐药性

（1）基因突变，降低与药物的亲和力。

（2）减少药物进入细菌。

（3）增加药物排出。

（六）体内过程

氟喹诺酮类药物口服吸收良好，食物一般不影响药物的吸收，血浆蛋白结合率均较低，表观分布容积大，体内分布较广，渗透性强，可进入骨、关节、前列腺等组织，除培氟沙星主要在肝脏代谢并通过胆汁排泄，而氧氟沙星、左氧氟沙星、洛美沙星、加替沙星大部在肾脏排泄外，大多数药物的肝、肾消除两种方式均同等重要。

（七）临床应用

喹诺酮类药物属于广谱高效的杀菌药物，抗菌活性强，与 β–内酰胺类抗生素间无明显交叉耐药性，广泛用于各种感染性疾病的治疗。

1. 泌尿生殖系感染

环丙沙星、氧氟沙星、加替沙星可作为此类感染的首选。

环丙沙星是铜绿假单胞菌性尿道炎的首选药。

2. 呼吸道感染

左氧氟沙星、莫西沙星、加替沙星与万古霉素合用，首选用于治疗青霉素高度耐药的肺炎链球菌感染，也可用于支原体肺炎、衣原体肺炎等。

3. 肠道感染与伤寒

首选用于治疗志贺菌引起的菌痢以及鼠伤寒沙门菌、猪霍乱沙门菌、肠炎沙门菌引起的胃肠炎。

4. 其他感染

如用于脑膜炎后鼻咽部带菌者的根除治疗。囊性纤维化患儿可使用环丙沙星治疗铜绿假单胞菌感染。

（八）不良反应

（1）胃肠道反应：恶心、呕吐、腹泻等。一般不严重。

（2）中枢神经系统毒性：表现为失眠、头痛、精神异常，严重者可致抽搐、惊厥等，氟罗沙星作用最强，而左氧氟沙星作用较小，有精神病或癫痫病史者或与茶碱或 NSAID 合用时，易引起中枢神经系统毒性。原因与喹诺酮类药物抑制 GABA 与其受体结合有关。

（3）光敏反应：司帕沙星、洛美沙星、氟罗沙星等最常见。表现为光照部位红斑、皮肤糜烂、脱落。

（4）心脏毒性：司帕沙星、加替沙星等最常见。

（5）软骨损害：不宜常规用于儿童。

（6）其他：肝肾损害（大剂量长期）、替马沙星综合征（表现为低血糖、重度溶血、约半数患者伴有肾衰竭和肝损害）、过敏反应等。

二、常用喹诺酮类药物

1. 诺氟沙星（norfloxacin，氟哌酸）

第一个用于临床的氟喹诺酮类药物，现主要用于泌尿生殖系感染、肠道感染等。

2. 环丙沙星（ciprofloxacin）

（1）体外抗菌活性试验表明，对革兰阴性菌的抗菌活性强与多数喹诺酮类药物。

（2）对厌氧菌无效。

（3）可诱发跟腱炎和跟腱撕裂。

3. 氧氟沙星（ofloxacin）

（1）对 G^+ 菌、G^- 菌包括铜绿假单胞菌有效。

（2）对于部分厌氧菌、结核杆菌、支原体、衣原体有效。

（3）脑脊液、尿液、胆汁中浓度高，大部分以原型由尿液排泄。

（4）主要用于泌尿生殖系统，上、下呼吸道，肠道感染，盆腔感染，黏膜感染等。

4. 左氧氟沙星（levofloxacin）

左旋体，生物利用度高，抗菌活性高，对 MRSA、表皮葡萄球菌、链球菌、肠球菌抗菌活性强于环丙沙星，对厌氧菌、支原体、衣原体、军团菌有较强杀菌作用，在第四代以外的喹诺酮类药物中不良反应最低。

5. 洛美沙星（lomefloxacin）

光敏作用明显。

6. 氟罗沙星（fleroxacin）

广谱、高效、长效，中枢神经系统毒性较常见。

7. 司帕沙星（sparfloxacin）

抗菌作用强，肝-肠循环明显，不良反应较多，有光敏反应、心脏毒性和中枢神经系统毒性。

8. 莫西沙星（moxifloxacin）

抗菌作用强，不良反应少。

9. 加替沙星（gatifloxacin）

对革兰阴性菌作用较强，但易致血糖紊乱和心脏毒性。

10. 加雷沙星（garenoxacin）

生物利用度高，体内代谢率很低，对耐药菌株抗菌活性较强。

第二节 磺胺类抗菌药

一、概述

（一）分类

1. 肠道易吸收的用于全身性感染

（1）短效：磺胺异噁唑（SIZ）、磺胺二甲嘧啶。

（2）中效：磺胺嘧啶（SD）、磺胺甲噁唑（SMZ）。

（3）长效：磺胺多辛、磺胺间甲氧嘧啶。

2. 肠道难吸收的用于肠道感染

柳氮磺吡啶。

3. 外用磺胺类

磺胺米隆（SML）、磺胺嘧啶银（SD – Ag）、磺胺醋酰钠（SA – Na）。

（二）抗菌谱

广谱抑菌药，G⁺球菌和G⁻杆菌均有效，对A群链球菌、肺炎链球菌、脑膜炎奈瑟菌、大肠埃希菌、志贺菌属等较敏感，对少数放线菌、衣原体、原虫亦有一定作用，对支原体、螺旋体、立克次体无效。

（三）作用机制

化学结构与对氨基苯甲酸（PABA）相似，竞争二氢蝶酸合酶，减少二氢蝶酸形成，进而减少二氢叶酸合成，抑制叶酸代谢而发挥抑菌作用；常与甲氧苄啶（TMP，二氢叶酸还原酶抑制剂）合用，对叶酸代谢起到二重阻断作用。

（四）耐药性

（1）合成过量的PABA。

（2）产生对磺胺药亲和力低的二氢蝶酸合酶。

（3）降低细菌对药物的通透性。

（4）改变代谢途径利用外源性叶酸。

（五）体内过程

血浆蛋白结合率低的药（如磺胺嘧啶）易透过血 – 脑屏障；磺胺药及其乙酰化产物在碱性尿液中溶解度高，在酸性尿液中易结晶析出。

（六）不良反应

（1）泌尿系统损害：磺胺药及其乙酰化产物在碱性尿液中溶解度高，在酸性尿液中易结晶析出，产生尿道刺激和梗阻症状，大量饮水同时碱化尿液（碳酸氢钠），可减少尿中磺胺结晶析出，以减轻其对泌尿系统损害。

（2）过敏反应：皮疹等，偶尔可有剥脱性皮炎。需询问有无过敏史。

（3）血液系统反应：抑制骨髓造血能力，导致白细胞减少等。

（4）神经系统反应：头痛、头晕、失眠等。

（5）其他：肝损害、胆红素脑病等，新生儿、早产儿、孕妇和哺乳期妇女不宜使用磺胺类药物，以免药物竞争血浆蛋白而置换出胆红素，使血中游离胆红素增加导致胆红素脑病，游离胆红素甚至可进入中枢神经系统导致胆红素脑病。

二、常用磺胺类药物

1. 磺胺嘧啶（sulfadiazine，SD）

磺胺嘧啶易通过血 – 脑屏障，在脑脊液中的浓度最高可达血药浓度的80%，首选用于流行性脑脊髓膜炎的预防及治疗，也可作为治疗诺卡菌属引起的肺部感染、脑脓肿、脑膜炎的首选药。

2. 磺胺甲噁唑（sulfamethoxazole，SMZ）

主要与TMP合用，产生协同作用，用于流行性脑脊髓膜炎的预防及泌尿道感染。

3. 柳氮磺吡啶（sulfasalazine，SASP）

进入肠道后分解为磺胺吡啶（抗菌）及5 – 氨基水杨酸盐（抗炎、免疫抑制）起效，是治疗类风湿性关节炎的有效药物，也是治疗溃疡性结肠炎的一线药物，还可用于治疗强直性脊柱炎、银屑病性关节炎、肠道或泌尿生殖道感染所致的反应性关节炎。

4. 磺胺嘧啶银（sulfadiazine silver，SD‑Ag，烧伤宁）

抗菌谱广，对铜绿假单胞菌、金葡菌、破伤风梭菌有效，且抗菌作用不受脓液 PABA 的影响，适用于烧伤和大面积创伤后的创面感染，还促进创面干燥、结痂及愈合。

5. 磺酰醋酰（sulfacetamide，SA）

其钠盐溶液不具有刺激性，穿透力强，适用于眼科感染。

第三节 其他合成类抗菌药

甲氧苄啶（trimethoprim，TMP）：抑制二氢叶酸还原酶，常与磺胺类药物合用，对叶酸代谢起到二重阻断作用，可产生明显的协同作用，增强抗菌活性，降低用药剂量，扩大抗菌谱，并减少细菌耐药性的产生。

呋喃妥因（nitrofurantoin）与呋喃唑酮（furazolidone）：广谱抑菌，与其他抗菌药之间无交叉耐药，但对铜绿假单胞菌、变形杆菌属不敏感，呋喃妥因主要用于泌尿道感染，呋喃唑酮主要用于肠道感染。

甲硝唑（metronidazole，灭滴灵）：对厌氧菌、滴虫、阿米巴滋养体、破伤风梭菌具有强大的杀菌作用，但对需氧菌或兼性需氧菌无效。用药期间和停药 1 周内，禁用乙醇或含乙醇饮料。

例题

1. 下列不属子氟喹诺酮类药物的药理学特性是

A. 抗菌谱广　　　　　　　　　　B. 口服吸收好

C. 与其他抗菌药物无交叉耐药性　　D. 不良反应较多

E. 体内分布较广

参考答案：D

解析：喹诺酮类药不良反应较少，有胃肠道反应、中枢神经系统毒性、皮肤反应及光敏反应，因此选择正确答案为 D。

2. 常用于烧伤外用抗菌的是

A. 磺胺嘧啶　　　　　　B. 磺胺甲噁唑　　　　　　C. 链霉素

D. 第三代头孢菌素　　　E. 磺胺嘧啶银

参考答案：E

解析：磺胺类药物可分为：①肠道易吸收的用于全身性感染，短效（磺胺异噁唑 SIZ、磺胺二甲嘧啶）、中效（磺胺嘧啶 SD、磺胺甲噁唑 SMZ）、长效（磺胺多辛、磺胺间甲氧嘧啶）；②肠道难吸收的用于肠道感染，柳氮磺吡啶；③外用磺胺类，磺胺米隆（SML）、磺胺嘧啶银（SD‑Ag）。磺胺嘧啶银常用于烧伤外用抗菌，因此选择正确答案为 E。

3. 甲氧苄啶的抗菌机制是

A. 破坏细菌细胞壁　　　　　　B. 抑制敏感菌二氢叶酸合成酶

C. 抑制敏感菌二氢叶酸还原酶　D. 改变细菌细胞膜通透性

E. 增强机体抵抗力

参考答案：C

解析：甲氧苄啶（TMP）主要通过抑制敏感菌的二氢叶酸还原酶，与磺胺类药物合用对叶酸代谢起到二重阻断作用，可产生明显的协同作用，增强抗菌活性，降低用药剂量，扩大抗菌谱，并减少细菌耐药性的产生，因此选择正确答案为 C。

4. 氧氟沙星的特点是

A. 抗菌活性弱   B. 尿中游离浓度高，主要经肾排出   C. 血药浓度低

D. 口服不易吸收   E. 体内分布窄

参考答案：B

解析：氧氟沙星口服生物利用度高，在脑脊液、尿液、胆汁中药物浓度高，大部分以原型由尿液排泄，对 G^+ 菌、G^- 菌包括铜绿假单胞菌有效，对厌氧菌、结核杆菌、支原体、衣原体等也有效，主要用于泌尿生殖系统、上下呼吸道、肠道感染、盆腔感染、黏膜感染等，因此选择正确答案为 B。

5. 新生儿应用磺胺类药物易出现胆红素脑病的原因是

A. 抑制肝药酶   B. 促进新生儿红细胞破坏

C. 减少胆红素的排泄   D. 与胆红素竞争血浆蛋白结合部位

E. 降低血 – 脑屏障功能

参考答案：D

解析：新生儿、早产儿、孕妇和哺乳期妇女不宜使用磺胺类药物，以免药物竞争血浆蛋白而置换出胆红素，使血中游离胆红素增加导致胆红素脑病，甚至游离胆红素进入中枢神经系统导致胆红素脑病，因此选择正确答案为 D。

（许　逸　孙秀兰）

第四十四章　抗病毒和抗真菌药

重点	抗病毒药的作用机制、药物分类及常用药物的特点；抗真菌药的作用机制、药物分类及常用药物的特点
难点	抗病毒药齐多夫定的作用机制及特点；抗生素类抗真菌药两性霉素 B、灰黄霉素的抗菌作用、不良反应和临床应用；唑类抗真菌药的抗菌作用、适应证及不良反应
考点	两性霉素 B 的抗菌作用、不良反应；唑类抗真菌药的作用机制、适应证

第一节　抗病毒药

抗病毒药作用机制如下。

（1）竞争细胞表面受体，阻止病毒的吸附，如肝素或带阴电荷的多糖。

（2）阻碍病毒穿入和脱壳，如金刚烷胺能抑制 A 型流感病毒的脱壳和病毒核酸到宿主胞质的转移，而发挥抗病毒作用。

（3）阻碍病毒生物合成，如碘苷抑制胸腺嘧啶核苷合成酶影响 DNA 的合成，阿糖胞苷干扰 DNA 聚合酶阻碍 DNA 合成，阿昔洛韦可被病毒基因编码的酶（如胸苷激酶）磷酸化，该磷酸化合物作为病毒 DNA 聚合酶的底物，二者结合后可发挥抑制酶的作用，从而阻止病毒 DNA 的合成。

（4）增强宿主抗病毒能力，如干扰素能激活宿主细胞的某些酶，降解病毒的 mRNA，抑制蛋白质的合成、翻译和装配。

抗病毒药的主要类型：广谱抗病毒药、抗 HIV 药、抗疱疹病毒药、抗流感病毒药、抗肝炎病毒药等。

一、广谱抗病毒药

利巴韦林（ribavirin，virazole，三唑核苷，病毒唑）：广谱抗病毒（对 RNA 和 DNA 病毒均有效），治疗呼吸道合胞病毒肺炎和支气管炎效果最佳，常见不良反应有贫血、乏力、致畸等，可拮抗齐多夫定的作用。

干扰素（interferon，IFN）：是机体细胞在病毒感染受其他刺激后，体内产生的一类抗病毒的糖蛋白物质，其中 IFN – α，β（抗病毒、抗增生），IFN – γ（免疫调节），广泛应用于病毒感染性疾病和肿瘤治疗。

二、抗 HIV 药

（一）抗 HIV 药主要类型

（1）核苷反转录酶抑制剂（NRTIs）。

（2）非核苷反转录酶抑制剂（NNRTIs）。

（3）蛋白酶抑制剂（PIs）。

（4）鸡尾酒疗法：联合用药具有协同作用，同时延缓耐药性的产生。

（5）核苷反转录酶抑制剂。

（6）嘧啶衍生物：齐多夫定（zidovudine，AZT）、扎西他滨（zalcitabine，ddC）、司他夫定（stavudine，d4T）、拉米夫定（lamivudine，3TC）。

（7）嘌呤衍生物：去羟肌苷（didanosine，ddI）、阿巴卡韦（abacavir，ABC）。

（二）作用机制

（1）被宿主细胞胸苷酸激酶磷酸化形成活性三磷酸代谢物。

（2）与内源性核苷三磷酸盐竞争反转录酶。

（3）插入病毒 DNA，导致 DNA 链合成终止。

（4）抑制宿主细胞 DNA 多聚酶，表现出细胞毒作用。

（三）常用药物

1. 齐多夫定（zidovudine）

脱氧胸苷衍生物。

（1）抗 HIV‐1、HIV‐2 活性。

（2）治疗 HIV 诱发的痴呆和血栓性血小板减少症。

（3）常与拉米夫定或去羟肌苷合用，但不能与司他夫定合用（作用机制相同）。

（4）不良反应常见骨髓抑制、贫血或中性粒细胞减少症、胃肠道反应，剂量过大可出现焦虑和精神错乱等。

2. 扎西他滨（zalcitabine）

脱氧胞苷衍生物，常与齐多夫定和一种 PIs 三药合用，主要不良反应是剂量依赖性的外周神经炎，应避免与其他能引起神经炎的药物（如司他夫定、去羟肌苷、氨基糖苷类抗生素、异烟肼等）合用。

3. 司他夫定（stavudine）

脱氧胸苷衍生物，常用于不能耐受齐多夫定或齐多夫定治疗无效者，但不能与齐多夫定合用，因齐多夫定可能减少药物的磷酸化而降低其疗效。与拉米夫定或去羟肌苷合用可产生协同效应。主要不良反应为外周神经炎等。

4. 拉米夫定（lamivudine）

胞嘧啶衍生物，体内外均有显著抗 HIV‐1 活性，与其他药物有协同作用，也可拮抗乙肝病毒 HBV，是目前治疗 HBV 感染最有效的药物之一。

5. 去羟肌苷（didanosine）

脱氧腺苷衍生物，作为严重 HIV 感染的首选药物，特别适合于不能耐受齐多夫定或齐多夫定治疗无效者。

6. 非核苷反转录酶抑制剂

地拉韦定（delavirdine）、奈韦拉平（nevirapine）、依法韦恩茨（efavirenz）。

（1）直接结合到反转录酶并破坏催化点从而抑制反转录酶。

（2）抑制 RNA、DNA 依赖性 DNA 多聚酶活性，但不插入到病毒 RNA。

（3）与其他抗 HIV 药物具有协同作用，但从不单独应用，单独应用时 HIV 可迅速产生耐药性。

7. 蛋白酶抑制剂

利托那韦（ritonavir）、奈非那韦（nelfinavir）、沙奎那韦（saquinavir）等。

（1）药理作用：抑制 HIV 复制过程中产生成熟感染性病毒所必需的蛋白酶，阻止前体蛋白裂解，导致未成熟的非感染性病毒颗粒堆积，从而产生抗 HIV 作用。

（2）作用特点：与其他药物合用，减少病毒量并减慢其临床表现。

三、抗疱疹病毒药

1. 阿昔洛韦（aciclovir，ACV，无环鸟苷）

是目前最有效的抗 I 型和 II 型单纯疱疹病毒（HSV）的药物之一，对水痘、带状疱疹病毒和 EB 病毒等有效，是广谱高效的抗病毒药。主要通过抑制病毒 DNA 多聚酶，阻滞病毒 DNA 的合成。

临床应用：HSV 感染的首选药。

不良反应：胃肠道功能紊乱、头痛和斑疹等。

2. 伐昔洛韦（valacyclovir）

阿昔洛韦前体药。优点在于减少服药次数，可用于生殖系统疱疹感染。

3. 更昔洛韦（ganciclovir）

对巨细胞病毒抑制作用强，但骨髓抑制等不良反应发生率较高。

4. 膦甲酸（foscarnet）

焦磷酸衍生物，对病毒 DNA 多聚酶选择性高，对人体细胞毒性较小，口服吸收差，必须静脉给药。可用于巨细胞病毒、带状疱疹病毒、单纯疱疹病毒感染，如 AIDS 患者的巨细胞病毒性视网膜炎。与齐多夫定联合可抑制 HIV 复制。

5. 曲氟尿苷（trifluridine）

卤代嘧啶类核苷，常用于眼部感染，是治疗疱疹性角膜结膜炎和上皮角膜炎应用最广泛的核苷类衍生物，通常对阿糖胞苷和碘苷治疗无效的感染仍有效。

6. 碘苷（idoxuridine，疱疹净）

竞争性抑制胸苷酸合成酶，仅能抑制 DNA 病毒对 RNA 病毒无效，毒性大而仅限于局部用药治疗眼部或皮肤疱疹病毒和牛痘病毒感染。

四、抗流感病毒药

1. 金刚乙胺（rimantadine）和金刚烷胺（amantadine）

（1）广谱抗病毒药，特异性抑制 A 型流感病毒，大剂量也可抑制 B 型流感病毒、风疹和其他病毒。金刚烷胺能抑制 A 型流感病毒的脱壳和病毒核酸到宿主胞质的转移而发挥抗病毒作用。

（2）金刚烷胺还有抗震颤麻痹作用。金刚乙胺脂溶性较低，不易通过血 – 脑屏障，中枢神经系统副作用较少。

2. 奥斯他韦（oseltamivir，达菲）

强效的选择性流感病毒神经氨酸酶抑制剂，目前治疗流感最常用的药物，也是抗禽流感、甲型 H1N1 病毒最有效的药物之一（神经氨酸酶对新形成的病毒颗粒从被感染细胞释放和病毒在人体内的传播非常重要）。

3. 扎那米韦（zanamivir）

神经氨酸酶抑制剂。

五、抗肝炎病毒药

抗病毒治疗的主要对象仅为慢性病毒性肝炎和急性丙型肝炎，药物只能达到抑制病毒的目的，绝大多数无根治作用。可使用干扰素、拉米夫定等。

1. 阿德福韦（adefovir Dipivoxil）

无环腺嘌呤核苷同系物，抑制乙肝病毒 DNA 多聚酶（逆转录酶）。乙肝病毒对本药不易产生耐药性，可与拉米夫定合用。

2. 恩替卡韦（entecavir）

鸟嘌呤核苷同系物，作用强，主要用于慢性乙肝患者。

第二节 抗真菌药

真菌感染一般分为两类：表浅部真菌感染（癣菌等）和深部真菌感染（白色念珠菌和新型隐球菌等）。

一、抗生素类抗真菌药

1. 两性霉素 B（amphotericin B，庐山霉素，fungilin）

口服难吸收，常静脉或鞘内给药。

（1）属于多烯类广谱抗真菌药，可作为治疗严重深部真菌感染的首选药，但毒性较大。局部应用可治疗表浅部位真菌感染。

（2）作用机制：选择性地与真菌细胞膜的麦角固醇结合，增加膜通透性，导致真菌细胞内物质外漏而死亡。

（3）不良反应：人肾小管细胞与红细胞也含有固醇，因此可引起肾毒性和溶血等。

2. 制霉素（nystatin，制霉菌素，fungicidin）

多烯类抗生素，可选择性地与真菌细胞膜的麦角固醇结合，增加膜通透性，导致真菌细胞内物质外漏而死亡，对念珠菌属（如白色念珠菌）抗菌活性较高，且不易产生耐药性，故白色念珠菌病宜用制霉菌素治疗，但毒性大，主要局部外用。

3. 灰黄霉素（grifulvin，grisactin）

非多烯类抗生素，不易透入皮肤角质层，不宜外用给药。抑制敏感真菌的微管蛋白聚合为微管，抑制有丝分裂，还可干扰真菌 DNA 合成。灰黄霉素对深部真菌感染无效，仅对浅表真菌感染有效，主要用于各种皮肤癣菌的治疗，毒性较大，临床已少用。

二、唑类抗真菌药

1. 分类

（1）咪唑类：酮康唑（ketoconazole）、咪康唑（miconazole）、益康唑（econazole）、克霉唑（clotrimazole）、联苯苄唑（bifonazole）等，主要治疗浅表真菌感染。

（2）三唑类：伊曲康唑（itraconazole）、氟康唑（fluconazole）、伏立康唑（voriconazole）等，主要治疗深部真菌感染。

2. 抗菌作用机制

唑类抗真菌药与 14 - 脱甲基酶系统中的细胞色素 P_{450} 的血红素铁结合，抑制细胞色素 P_{450} 的功能，使14 - 脱甲基酶失活。干扰真菌细胞中麦角固醇的生物合成，增加膜通透性，抑制真菌生长或使真菌死亡。三唑类抗真菌药与咪唑类抗真菌药相比，其对人体细胞色素 P_{450} 的亲和力降低，而对真菌细胞色素 P_{450} 仍保持高亲和力，故毒性较小，抗菌活性更高。

三、丙烯胺类抗真菌药

特比萘芬（terbinafine）

（1）<u>作用机制</u>：鲨烯环氧酶的非竞争性、可逆性抑制剂，阻止麦角固醇的合成，破坏真菌细胞膜完整性。

（2）对曲霉菌、镰孢菌和其他丝状真菌有良好的抗菌活性。

（3）特点：<u>不良反应轻微，在毛囊、皮肤、甲板等部位浓度高。</u>

四、嘧啶类抗真菌药

氟胞嘧啶（flucytosine）

（1）人工合成的广谱抗真菌药。

（2）进入真菌细胞内，在胞嘧啶脱氨酶作用下转化 5－氟尿嘧啶，替代尿嘧啶进入真菌的 DNA，阻断 DNA 合成。哺乳动物细胞内缺乏胞嘧啶脱氨酶，人体组织细胞代谢不受影响。

（3）主要与两性霉素 B 合用，治疗隐球菌、念珠菌、着色霉菌感染。

五、棘白菌素类抗真菌药

卡泊芬净（caspofungin）

卡泊芬净是葡聚糖合成酶抑制剂，干扰真菌细胞壁合成。抗真菌谱广，主要用于治疗其他药物无效或不能耐受的侵袭性曲霉菌病，也可用于其他真菌感染。

例题

1. 不是抗菌药物作用机制的是

A. 抑制细胞壁的合成　　　　　B. 影响胞质（胞浆）膜的通透性

C. 抑制蛋白质合成　　　　　　D. 抑制逆转录酶活性

E. 抑制核酸代谢

参考答案：D

解析：抗菌药物的作用机制包括：抑制细胞壁的合成，影响胞质（胞浆）膜的通透性，抑制蛋白质合成，还可以抑制核酸的代谢。抗病毒药物的作用机制包括抑制逆转录酶活性，因此选择正确答案为 D。

2. 灰黄霉素不作外用给药，是由于

A. 透入皮肤药量难于控制　　　B. 不易透入皮肤角质层

C. 透入病变皮肤刺激性太大　　D. 不易透入皮下组织

E. 易于引起局部皮肤缺血坏死

参考答案：B

解析：灰黄霉素不易透入皮肤角质层，不宜外用给药，因此选择正确答案为 B。

3. 患者，男，60 岁，因糖尿病合并皮肤感染，长期服用四环素、磺胺药，后咽部出现白色薄膜，不曾注意，近来因消化不良、腹泻就诊，怀疑为"白色念珠菌病"，宜用

A. 灰黄霉素　　　B. 制霉菌素　　　C. 两性霉素　　　D. 阿昔洛韦　　　E. 利巴韦林

参考答案：B

解析：制霉菌素对念珠菌属（如白色念珠菌）抗菌活性较高，且不易产生耐药性，故白色念珠菌病宜用制霉菌素治疗，因此选择正确答案为 B。

4. 金刚烷胺能特异性地抑制下列哪种病毒感染

A. 甲型流感病毒   B. 乙型流感病毒

C. 麻疹病毒   D. 单纯疱疹病毒

E. 腮腺炎病毒

参考答案： A

解析： 金刚烷胺可特异性地抑制甲型流感病毒，大剂量时也可抑制乙型流感病毒、风疹及其他病毒，因此选择正确答案为 A。

5. 下列哪个药物是单纯疱疹病毒感染的首选药物

A. 齐多夫定   B. 拉米夫定   C. 糖皮质激素   D. 阿昔洛韦   E. 阿糖腺苷

参考答案： D

解析： 阿昔洛韦是单纯疱疹病毒（HSV）感染的首选药物，因此选择正确答案为 D。

（许　逸　孙秀兰）

第四十五章　抗结核病药及抗麻风病药

重点	抗结核药物常见作用机制分类；一线抗结核药异烟肼、利福平、乙胺丁醇、链霉素、吡嗪酰胺的抗菌作用、作用机制、耐药性、体内过程特点和不良反应；二线抗结核药抗结核的作用特点；抗结核药的应用原则
难点	抗结核药物常见作用机制分类；异烟肼、利福平的抗菌作用特点、体内过程特点、作用机制和不良反应；乙胺丁醇、链霉素、吡嗪酰胺抗结核的作用特点

第一节　抗结核病药

结核杆菌生长繁殖十分缓慢，对药物不敏感；大部分杆菌存在于细胞内；感染病灶结构复杂，药物难以进入；菌体组成与其他细菌有很大不同，脂质成分高，因此结核杆菌感染治疗较一般细菌感染困难得多，需长期服药且需联合应用多种药物。

一线抗结核药：异烟肼、利福平、乙胺丁醇、链霉素、吡嗪酰胺等。

二线抗结核药：对氨基水杨酸、氨硫脲、卡那霉素、乙硫异烟胺、卷曲霉素、环丝氨酸等。

新型抗结核药：利福喷汀、利福定、司帕沙星等。

药物作用机制分类

（1）阻碍细菌细胞壁合成：环丝氨酸。

（2）干扰结核杆菌代谢的产物：对氨基水杨酸。

（3）抑制 RNA 合成药：如利福平。

（4）抑制结核杆菌蛋白合成药：链霉素。

（5）多种作用机制共存或机制未明的药物：异烟肼。

一、一线抗结核病药

（一）异烟肼

1. 抗菌作用及作用机制

异烟肼（isoniazid，INH，雷米封，rimifon）对结核杆菌有高度的选择性，对活动期结核杆菌有强大的杀菌作用，既可用活动性肺结核的治疗，又可用于作预防，是治疗活动性结核的首选药物，穿透力强，对细胞内外的结核杆菌均有效，易渗入纤维化病灶中，但单用时结核杆菌易产生耐药性。活动期杀菌，静止期抑菌；低浓度抑菌，高浓度杀菌。其作用机制主要如下。

（1）抑制结核杆菌 DNA 的合成。

（2）抑制分枝菌酸的生物合成。

（3）与敏感的分枝杆菌菌株中的酶结合，引起结核菌代谢紊乱。

2. 体内过程特点

异烟肼口服及注射给药均易吸收，可分布于全身体液和细胞液中，可抑制肝药酶，在肝脏中代谢有快代谢型、慢代谢型。

3. 临床应用

治疗各型结核病的首选药。

4. 不良反应

（1）神经系统：周围神经炎、中毒性脑病和精神病等，主要由于异烟肼与维生素 B_6 结构类似，干扰其作用，引起 GABA 合成减少，诱发中枢过度兴奋所致。用药期间应注意补充维生素 B_6。

（2）肝脏毒性：引起氨基转移酶升高，应定期检查肝功能。

（3）其他：皮疹、粒细胞减少、血小板减少等。

（二）利福平

1. 抗菌作用特点

利福平（rifampicin）静止期、繁殖期均杀菌；低浓度抑菌、高浓度杀菌，抗菌谱广且作用强大。

2. 抗菌机制

特异性地与细菌依赖于 DNA 的 RNA 多聚酶的 β 亚单位结合，阻碍 mRNA 的合成。

3. 体内过程

穿透力强，体内分布广，存在肝 – 肠循环，自身为肝药酶诱导剂。

4. 临床应用

包括各型结核病、麻风病、耐药金黄色葡萄球菌及其他敏感菌所致感染、胆管感染，局部用药治疗沙眼、急性结膜炎及病毒性角膜炎等。

5. 不良反应

（1）胃肠道反应，一般不严重。

（2）肝脏毒性：长期大量应用时可致黄疸、肝功能减退等，严重时可致死。

（3）流感综合征：大剂量间隔应用时可发生类似流感的症状。发生频率与剂量大小、间隔时间有明显关系，故间隔给药方法现已不使用。

（4）其他：药物疹、药物热、中枢抑制作用、致畸等。

（三）乙胺丁醇

1. 抗菌作用

乙胺丁醇（ethambutol）通过与二价金属离子结合，干扰细菌 RNA 的合成，抑制繁殖期结核杆菌作用明显，对其他细菌无效，常与其他抗结核药物合用，目前无交叉耐药现象。

2. 临床应用

各型结核病。

3. 不良反应

治疗剂量下较安全，连续大剂量应用时可出现胃肠道反应、球后视神经炎等。

（四）链霉素

链霉素（streptomycin）是第一个有效的抗结核药，但在体内仅有抑菌作用，穿透力弱，对结核性脑膜炎疗效最差。结核杆菌易对药物产生耐药性，且长期应用可致明显耳毒性，一般仅与其他药物合用，重症肺结核几乎不用。

（五） 吡嗪酰胺

吡嗪酰胺（pyrazinamide，PZA）在酸性环境中，对结核杆菌有较强的抑制和杀灭作用，单独应用时易产生耐药性，<u>与其他抗结核药物无交叉耐药性</u>，与异烟肼和利福平合用具有协同作用。

二、二线抗结核病药

1. 对氨基水杨酸钠（sodium para – aminosalicylate）

<u>仅对细胞外结核杆菌有抑菌作用</u>，抗菌谱窄，疗效较差，常与异烟肼、链霉素等合用，但不宜与利福平合用，因其可影响利福平的吸收。机制可能是抑制二氢蝶酸合成酶。

2. 乙硫异烟胺（ethionamide）

异烟酸衍生物。不良反应较多且发生率高。

3. 卷曲霉素（capreomycin）

抑制细菌蛋白质合成，主要用于复治患者。

4. 环丝氨酸（cycloserine）

抑制细菌细胞壁合成，优点是不易产生耐药性和交叉耐药性，主要不良反应有神经系统毒性反应、胃肠道反应及发热。

三、新一代抗结核病药

1. 利福定（rifandin）

抗结核杆菌作用优于利福平，但与利福平有交叉耐药现象、稳定性差、易复发。

2. 利福喷汀（rifapentine）

半衰期长，还具有一定的抗 AIDS 能力。

3. 司帕沙星（sparfloxacin）

对多种耐药菌株仍有杀灭作用，但易引起光敏反应。

四、抗结核药的应用原则

（1）早期用药：早期活动性病灶内结核杆菌生长旺盛，对抗结核药敏感。

（2）联合用药：延缓耐药性发生及避免严重不良反应的发生。

（3）适量：剂量不足易诱发耐药性，剂量过大发生严重不良反应。

（4）坚持全程规律用药。

第二节 抗麻风病药

氨苯砜（dapsone）：<u>治疗麻风病的首选药</u>，抗菌作用机制可能与磺胺相同，单用易致耐药性，不良反应较多。

巯苯咪唑（mercaptopheny limidazole）：新型药物，疗程短。

此外，氯法齐明、利福平、大环内酯类等也有抗麻风杆菌的作用。

例题

1. 可引起周围神经炎的药物是

A. 利福平　　　　B. 异烟肼　　　　C. 阿昔洛韦　　　D. 吡嗪酰胺　　　E. 卡那霉素

参考答案：B

解析： 异烟肼的不良反应有胃肠道症状（如食欲不振、恶心、呕吐、腹痛、便秘等）、血液系统症状（贫血、白细胞减少、嗜酸粒细胞增多，引起血痰、咯血、鼻出血、眼底出血等）、肝损害、过敏（皮疹或其他）、内分泌失调（男子女性化乳房、泌乳、月经不调、阳痿等）、中枢症状（头痛、失眠、疲倦、记忆力减退、精神兴奋、易怒、欣快感、反射亢进、幻觉、抽搐、排尿困难、昏迷等）和周围神经炎（表现为肌肉痉挛、四肢感觉异常、视神经炎、视神经萎缩等）。因此选择正确答案为 B。

2. 一男性活动性肺结核患者服用异烟肼和乙胺丁醇，请问乙胺丁醇的作用是什么

A. 促进异烟肼进入结核菌　　　　　　B. 促进异烟肼通过血 – 脑屏障

C. 延缓异烟肼肌内注射后的吸收　　　D. 延缓耐药性产生

E. 抑制异烟肼经肾排泄，增加血药浓度

参考答案：D

解析： 乙胺丁醇通过与二价金属离子结合，干扰细菌 RNA 的合成，抑制繁殖期结核杆菌作用明显，对其他细菌无效，常与其他抗结核药物合用，目前无交叉耐药现象，因此选择正确答案为 D。

3. 作为抗结核的一线药，下列正确的是

A. 异烟肼、利福平、链霉素　　　　　　B. 异烟肼、利福平、氨硫脲

C. 异烟肼、链霉素、对氨基水杨酸　　　D. 异烟肼、乙胺丁醇、环丝氨酸

E. 异烟肼、链霉素、卡那霉素

参考答案：A

解析： 一线抗结核药主要有异烟肼、利福平、乙胺丁醇、链霉素、吡嗪酰胺等，因此选择正确答案为 A。

4. 吡嗪酰胺的特点有

A. 是广谱抗菌药　　　　　　B. 抗结核强度与异烟肼相当　　　C. 毒性小

D. 酸性环境中抗菌作用增强　　E. 主要毒性是肾损害

参考答案：D

解析： 吡嗪酰胺在酸性环境中，对结核杆菌有较强的抑制和杀灭作用，单独应用时易产生耐药性，与其他抗结核药物无交叉耐药性，与异烟肼和利福平合用具有协同作用，因此选择正确答案为 D。

5. 乙胺丁醇严重的不良反应是

A. 肝脏损害　　　　　　B. 外周神经炎　　　　　C. 肾脏损害

D. 耳毒性　　　　　　　E. 球后视神经炎

参考答案：E

解析： 乙胺丁醇不良反应包括胃肠道反应、球后视神经炎等，因此选择正确答案为 E。

（顾　军　孙秀兰）

第四十六章　抗寄生虫药

重点	疟原虫的生活史和抗疟药的作用环节；氯喹、伯氨喹和乙胺嘧啶的作用机制和临床应用及不良反应；甲硝唑、二氯尼特、卤化喹啉类、依米丁的抗阿米巴作用；吡喹酮的抗虫作用和临床应用；甲苯咪唑、阿苯达唑、吡喹酮、哌嗪等的抗蠕虫作用
难点	抗疟药的作用机制分类；氯喹、伯氨喹和乙胺嘧啶的作用机制和临床应用及不良反应；甲硝唑、吡喹酮的作用特点
考点	抗疟药的作用机制分类；氯喹、伯氨喹和乙胺嘧啶的作用机制

第一节　抗　疟　药

疟原虫的生活史及疟疾的机制

（1）人体内的发育：红细胞外期（无临床症状，疟疾潜伏期）、红细胞内期（间日疟约 48 小时、恶性疟约 36 ~ 48 小时、三日疟约 72 小时）。

（2）按蚊体内的发育。

抗疟药的分类

（1）主要用于控制症状：氯喹、奎宁、甲氟喹、青蒿素等。

（2）主要用于控制远期复发和传播：伯氨喹。

（3）主要用于病因性预防：乙胺嘧啶。

一、主要用于控制症状的药物

（一）氯喹

1. 体内过程

氯喹（chloroquine）在体内分布广泛，红细胞内浓度高，受疟原虫感染的红细胞更高。

2. 药理作用和临床应用

（1）抗疟作用：氯喹主要通过抑制疟原虫对宿主血红蛋白的消化利用，减少疟原虫生存必需的氨基酸供应而发挥抗疟作用，起效快，疗效高，作用持久。氯喹对疟原虫的红细胞内期裂殖体有杀灭作用，控制疟疾的症状。也能预防性抑制疟疾症状的发作。

（2）抗肠道外阿米巴病作用，用于治疗阿米巴肝脓肿。

（3）免疫抑制作用：大剂量能抑制免疫反应。用于系统性红斑狼疮、类风湿性关节炎等。

3. 耐药性

普遍，主要是增加药物外排。

4. 不良反应

主要为头痛、头晕、胃肠道反应、视力模糊、荨麻疹、视网膜病等。

（二）奎宁（quinine）

药理作用和临床应用：治疗恶性疟的主要化学药物，对各种疟原虫的红细胞内期裂殖体均有杀灭作用，同时还有抑制心脏、兴奋子宫平滑肌等作用。

不良反应：胃肠道反应、金鸡纳反应（同奎尼丁）、心血管反应（低血压、心律失常等）、中枢神经系统反应（谵妄、昏迷）等。

（三）其他药物

1. 甲氟喹（mefloquine）

起效慢、维持时间长，主要用于耐药的恶性疟，常与乙胺嘧啶合用，可增强疗效，延缓耐药性的发生。

2. 咯萘啶（malaridine）

主要用于各种类型的疟疾，不良反应轻微。

3. 青蒿素（artemisinin）

青蒿素是由黄花蒿及其变种大头黄花蒿中提取的有效成分，对细胞内期繁殖体有快速杀灭作用，主要用于耐药的恶性疟，可透过血－脑屏障，对脑性疟的抢救有较好的效果，不良反应极少，最大缺点是复发率高。其作用机制尚未完全明确，可能是血红素或 Fe^{2+} 催化青蒿素形成自由基破坏疟原虫表膜和线粒体结构。主要用于对氯喹耐药或多药耐药的恶性疟。

4. 蒿甲醚（artemether）、青蒿琥酯（artesunate）、双氢青蒿素（dihydroartemisinin）

均为青蒿素的衍生物。

二、主要用于控制复发和传播的药物

伯氨喹（primaquine）：是防治疟疾远期复发的主要药物，能根治良性疟，减少耐药性产生，不良反应较少，但葡萄糖－6－磷酸脱氢酶缺乏者可引起急性溶血（特异质反应）。

三、主要用于病因性预防的药物

乙胺嘧啶（pyrimethamine）：二氢叶酸还原酶抑制药，对疟原虫酶的亲和力远大于对人体的酶，起效缓慢，但作用持久，主要用作病因性预防，还能阻止疟原虫在蚊体内的发育，常与磺胺类或砜类药物合用，在叶酸代谢的两个环节上起双重阻断作用，治疗剂量时毒性较小，长期大剂量应用时可引起巨幼细胞贫血、粒细胞减少等。

第二节　抗阿米巴病药及抗滴虫药

一、抗阿米巴病药

1. 甲硝唑（metronidazole）

（1）抗阿米巴作用：对肠道内外阿米巴均有强大的杀灭作用，但对肠腔内阿米巴原虫和包囊则无明显作用。

（2）抗滴虫作用：是治疗阴道毛滴虫感染的首选药物。

（3）抗厌氧菌作用。

（4）抗贾第鞭毛虫作用。

2. 依米丁（emetine）和去氢依米丁（dehydroemetine）

主要通过抑制肽酰基 tRNA 的移位，抑制肽链延伸，阻碍蛋白质合成，对肠道内外阿米巴均有作用，但毒性较大（心脏毒性、神经 – 肌肉阻断、局部刺激、胃肠道反应），仅限于甲硝唑治疗无效或禁用者。

3. 二氯尼特（diloxanide）

杀阿米巴包囊药。

二、抗滴虫药

（1）甲硝唑、替硝唑等：常用药物。

（2）乙酰砷胺（acetarsol）：直接杀灭滴虫，局部给药。

第三节　抗血吸虫病药和抗丝虫病药

一、抗血吸虫病药

吡喹酮（praziquantel）

作用特点：

（1）对各种吸虫均有显著的杀灭作用。

（2）高度选择性，对哺乳动物细胞膜无影响。

（3）提高肌肉活动，引起虫体痉挛性麻痹，失去吸附能力，脱离宿主组织。

（4）不良反应少且短暂。

二、抗丝虫病药

乙胺嗪（diethylcarbamazine，海群生）

（1）对班氏丝虫和马来丝虫均有杀灭作用。

（2）本身不良反应轻微，但杀灭丝虫所释放的异体蛋白可引起明显的过敏反应。

第四节　抗肠蠕虫药

甲苯达唑（mebendazole）、阿苯达唑（albendazole）：高效低毒的广谱驱肠虫药，影响虫体生化代谢途径。口服吸收少，首过效应明显，无明显不良反应。

哌嗪（piperazine）：对蛔虫、蛲虫作用较强，不良反应轻微。其机制主要是改变虫体细胞膜对离子的通透性，引起细胞膜超极化，阻断神经 – 肌肉接头传递。

左旋咪唑（levamizole）：对多种线虫有杀灭作用。

噻嘧啶（pyrantel）：广谱驱肠虫药，抑制虫体胆碱酯酶，引起乙酰胆碱堆积，神经、肌肉兴奋性增强，肌张力升高，虫体痉挛性麻痹。常与另一种抗肠蠕虫药奥克太尔（oxantel）合用增强疗效。

恩波吡维胺（pyrvinium embonate）：对蛲虫单一感染驱虫效果明显。

氯硝柳胺（niclosamide）：对多种绦虫成虫有杀灭作用，也可用于抗血吸虫病。

吡喹酮（praziquantel）：治疗多种绦虫病的首选药。

例题

1. 疗效高，起效快控制疟疾症状的首选药物是

A. 奎宁　　　　　　　　　　B. 氯喹　　　　　　　　　　C. 伯氨喹

D. 乙胺嘧啶　　　　　　　　E. 乙胺嘧啶 + 伯氨喹

参考答案：B

2. 关于青蒿素叙述错误的是

A. 由黄花蒿中提取的有效成分　　　　　　　　B. 能杀灭红内期滋养体

C. 可透过血－脑屏障，对脑型疟有效　　　　　　D. 对耐氯喹虫株感染无效

E. 抗疟时最大缺点是复发率高

参考答案：D

解析：青蒿素是由黄花蒿及其变种大头黄花蒿中提取的有效成分，对细胞内期繁殖体有快速杀灭作用，主要用于耐药的恶性疟，可透过血－脑屏障，对脑性疟的抢救有较好的效果，不良反应极少，最大缺点是复发率高，因此选择正确答案为D。

3. 没有任何疟疾症状的患者，现在要进入疟区，应该采取措施

A. 乙胺嘧啶　　　　B. 伯氨喹　　　　C. 奎宁　　　　D. 乙胺嘧啶＋伯氨喹　　　　E. 氯喹

参考答案：D

解析：主要用于控制疟疾症状的药物有氯喹、奎宁、甲氟喹、青蒿素等；主要用于控制远期复发和传播药物是伯氨喹；主要用于病因性预防是乙胺嘧啶，乙胺嘧啶＋伯氨喹可起到明显的预防及控制传播作用，因此选择正确答案为D。

（顾　军　孙秀兰）

第四十七章 抗恶性肿瘤药

重点	抗恶性肿瘤药的作用机制及其分类；细胞增殖周期动力学；各类抗恶性肿瘤药的主要作用机制及代表药的临床应用和主要不良反应；抗恶性肿瘤药的应用原则及毒性反应
难点	细胞增殖周期动力学与抗恶性肿瘤药的关系；抗肿瘤药的药理作用机制；各类抗恶性肿瘤药的主要作用机制、临床应用和主要不良反应；抗恶性肿瘤药的应用原则及毒性反应
考点	根据抗肿瘤作用的生化机制分类；细胞增殖周期动力学常用概念（生长比率、细胞周期非特异性药物、细胞周期特异性药物）；抗恶性肿瘤药毒性反应

第一节 抗恶性肿瘤药的药理学基础

目前临床应用的抗肿瘤药物主要分为细胞毒类和非直接细胞毒类抗肿瘤药两大类。细胞毒类抗肿瘤药主要通过影响肿瘤细胞的核酸和蛋白质结构与功能，直接抑制肿瘤细胞增殖和（或）诱导肿瘤细胞凋亡，如抗代谢药和抗微管蛋白药等；非直接细胞毒类抗肿瘤药主要以肿瘤分子病理过程的关键调控分子为靶点，如调节体内激素平衡的药物和分子靶向药物等。

（一）根据药物化学结构和来源分类

1. 烷化剂

氮芥类、乙烯亚胺类、亚硝脲类等。

2. 抗代谢物

叶酸、嘧啶、嘌呤类似物等。

3. 抗肿瘤抗生素

丝裂霉素、博来霉素等。

4. 抗肿瘤植物药

长春碱类、喜树碱类等。

5. 杂类

铂类配合物、酶等。

（二）根据抗肿瘤作用的生化机制分类

1. 干扰核酸生物合成的药（抗代谢药）

（1）二氢叶酸还原酶抑制剂：甲氨蝶呤。

（2）胸苷酸合成酶抑制剂：氟尿嘧啶。

（3）嘌呤核苷酸互变抑制剂：巯嘌呤。

（4）核苷酸还原酶抑制剂：羟基脲。

（5）DNA 多聚酶抑制剂：阿糖胞苷。

2. 直接影响 DNA 结构与功能的药物

（1）DNA 交联剂：烷化剂。

（2）拓扑异构酶抑制剂：植物类。

（3）破坏 DNA：铂类、抗生素类。

3. 干扰转录过程和阻止 RNA 合成的药物

抗癌抗生素类。

4. 干扰蛋白质合成与功能的药物（图 47-1）

（1）影响纺锤丝（微管）形成及功能的药物：长春碱类、紫杉醇。

（2）干扰核蛋白体的药物：三尖杉碱。

（3）影响氨基酸供应的药物：L-门冬酰胺酶。

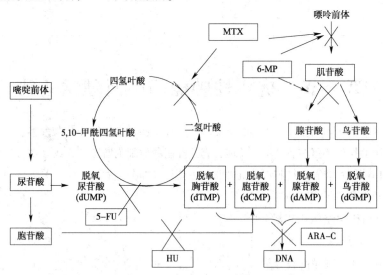

图 47-1　干扰蛋白质合成与功能的药物

二、抗肿瘤药的药理作用机制

（一）细胞增殖周期动力学

肿瘤细胞群包括增殖细胞群（G_1 期——DNA 合成前期、S 期——DNA 合成期、G_2 期——DNA 合成后期、M 期——有丝分裂期）、静止期细胞群（G_0 期）、无增殖能力细胞群。

生长比率（GF）：增殖的细胞占肿瘤全部细胞数的比率，用于评价肿瘤细胞增长的指标。

（1）增长迅速的肿瘤，GF 值较大（接近 1），对化疗药物敏感；增长缓慢的肿瘤，GF 值较小（<0.5），对化疗药物较不敏感。

（2）一般早期肿瘤，GF 值大，晚期肿瘤 GF 值小。

根据细胞增殖周期动力学特点可将抗肿瘤药物分为两类。

（1）细胞周期非特异性药物（CCNSA）：作用于增殖周期中各期细胞，甚至包括 G_0 期细胞。如烷化剂、铂类和抗肿瘤抗生素，抗肿瘤作用强大，呈剂量依赖性。

（2）细胞周期（时相）特异性药物（CCSA）：仅作用于增殖周期中的某一期细胞，如抗代谢药对 S 期细胞作用显著；长春碱等植物药主要作用于 M 期，抗肿瘤作用较弱，呈时间依赖性，达到一定剂量后即使增加剂量其作用也不再增强。

（二）耐药性产生的机制

天然耐药性：某些肿瘤细胞对某些抗肿瘤药物天然不敏感，如 G_0 期细胞对多数抗肿瘤药均不敏感。

获得性耐药性：某些肿瘤细胞对原来敏感的药物，治疗一段时间后敏感性下降。其中表现最突出、最常见的是多药耐药性（MDR），MDR 指肿瘤细胞接触一种抗肿瘤药物后，对其他结构及作用机制不同的药物产生耐药。

MDR 的共同特点是：①一般为亲脂性的药物，分子量较小；②进入细胞方式为被动扩散；③在耐药细胞中的浓度较低；④耐药细胞膜上出现 P – 糖蛋白。

MDR 产生机制：①药物的转运或摄取障碍；②药物的活化障碍；③靶酶质和量的改变；④药物进入细胞后产生新的代谢途径；⑤分解酶增加；⑥修复机制增加；⑦由于特殊膜蛋白的增加，使细胞排出的药物增多；⑧DNA 链间或链内的交联减少。

第二节　细胞毒类抗肿瘤药

一、影响核酸生物合成的药物（抗代谢药）

1. 二氢叶酸还原酶抑制剂

甲氨蝶呤（methotrexate，MTX）：化学结构与叶酸相似，对二氢叶酸还原酶具有强大而持久的抑制作用，主要用于儿童急性白血病和绒毛膜上皮癌，鞘内注射用于中枢神经系统白血病，不良反应主要有胃肠道反应、骨髓抑制（最突出）、长期用药可致肝肾损害、妊娠早期用药可致畸胎、死胎，为减轻药物的骨髓毒性，可在应用大剂量药物一定时间后肌内注射甲酰四氢叶酸钙作为救援剂。

2. 胸苷酸合成酶抑制药

氟尿嘧啶（fluorouracil，5 – FU）：5 – 氟尿嘧啶在肿瘤细胞内转变为 5 – 氟尿嘧啶脱氧核苷酸，抑制脱氧胸苷酸合成酶，影响 DNA 合成而发挥抗肿瘤作用，口服吸收不规则，需静脉给药，对消化系统癌症、乳腺癌疗效较好，对骨髓和消化道毒性较大，易引起血性腹泻等胃肠道反应，也可引起脱发、色素沉着等。

3. 嘌呤核苷酸互变抑制剂

巯嘌呤（mercaptopurine，6 – MP）：属于嘌呤类抗代谢类药物，主要通过抑制嘌呤核苷酸互变，阻止肌苷酸转变成腺苷酸、鸟苷酸而发挥抗肿瘤作用，对 S 期细胞作用显著，但起效慢，主要用于急性淋巴细胞白血病的维持治疗。

4. 核苷酸还原酶抑制剂

羟基脲（hydroxycarbamide，HU）：主要通过抑制核苷酸还原酶而发挥抗肿瘤作用，对 S 期细胞作用显著，可使肿瘤细胞集中于 G_1 期，可用于同步化疗，对慢性粒细胞性白血病有显著疗效。

5. DNA 多聚酶抑制剂

阿糖胞苷（cytarabine，Ara – C）：阿糖胞苷主要通过抑制 DNA 多聚酶活性而发挥抗肿瘤作用，与常用抗肿瘤药无交叉耐药性，有严重的骨髓抑制和胃肠道反应等。

二、影响 DNA 结构与功能的药物

1. 烷化剂（DNA 交联剂）——细胞周期非特异性药物

氮芥（chlormethine，nitrogen mustard，HN_2）：氮芥是最早用于肿瘤治疗的烷化剂，属双功能基团烷化剂，可与 DNA 两个鸟嘌呤交叉联结，具有高效、速效的特点，尤其适用于纵隔压迫症状明显的恶性淋巴瘤患者。

环磷酰胺（cyclophosphamide，CTX）：环磷酰胺体外无药理活性，在体内经肝药酶转化后，在肿瘤细胞内分解出磷酰胺氮芥才具有抗肿瘤作用，环磷酰胺抗瘤广，是目前应用最广泛的烷化剂，对恶性淋巴瘤疗效显著，常见的不良反应有骨髓抑制、恶心、呕吐、脱发等，大剂量时可引起出血性膀胱炎（应同时应用巯乙磺酸钠）。

塞替派（thiotepa，TSPA）：抗瘤谱较广，局部刺激性小，可作静脉注射。

白消安（busulfan，马利兰）：对慢性粒细胞性白血病疗效显著，对慢性粒细胞白血病急性病变无效。

卡莫司汀（carmustine，氯乙亚硝脲，卡氮芥，BCNU）：具有高度脂溶性，易透过血－脑屏障，主要用于原发或颅内转移脑瘤。

2. 破坏 DNA 的铂类配合物

顺铂（cisplatin，DDP）：顺铂可与 DNA 链上的碱基形成交叉联结，进而破坏 DNA 的结构和功能，最终抑制 DNA 和 RNA 合成，具有抗瘤谱广、对乏氧肿瘤细胞有特效的特点，顺铂主要不良反应有消化道反应、骨髓抑制、周围神经炎、耳毒性，大剂量或连续用药可致严重而持久的肾毒性。

卡铂（carboplatin，CBP）：第二代，活性强，毒性较低，主要为骨髓抑制。

3. 破坏 DNA 的抗生素类

丝裂霉素（mitomycin C，MMC）：细胞周期非特异性药物，抗瘤谱广，可产生明显而持久的骨髓抑制，消化道反应、刺激性等。

博来霉素（bleomycin，BLM）：细胞周期非特异性药物，但对 G_2 期细胞作用较强，主要用于鳞状上皮癌，常与其他抗肿瘤药联合应用，博来霉素引起的肺毒性最为严重，可引起间质性肺炎和肺纤维化。

4. 拓扑异构酶抑制剂

（1）喜树碱类：喜树碱（camptothecin，CPT）通过特异性抑制 DNA 拓扑异构酶 I 活性，干扰 DNA 结构和功能，属于细胞周期非特异性药物，其中羟喜树碱不良反应较小。

（2）鬼臼毒素衍生物：依托泊苷（etoposide，VP16）、替尼泊苷（teniposide，VM－26）：鬼臼毒素可与微管蛋白结合，抑制微管聚合，破坏纺锤丝的形成，而鬼臼毒素衍生物通过抑制 DNA 拓扑异构酶 II 活性，干扰 DNA 结构和功能，属于细胞周期非特异性药物，主要用于肺癌及睾丸癌。

三、干扰转录过程和阻止 RNA 合成的药物

放线菌素

放线菌素 D（dactinomycin，DACT）为多肽类抗肿瘤抗生素，可干扰 RNA 特别是 mRNA 的合成，对 G_1 期肿瘤细胞作用较强，且可阻止 G_1 期向 S 期的转变，属于细胞周期非特异性药物，抗瘤谱窄，常与放疗联合应用。

多柔比星（doxorubicin，阿霉素，ADM）：属于细胞周期非特异性药物，抗瘤谱广，疗效高，最严重的毒性反应是引起心肌退行性病变和心肌间质水肿，此外也有骨髓抑制、恶心呕吐、脱发等不良反应。

四、抑制蛋白质合成与功能的药物

1. 微管蛋白活性抑制剂

（1）长春碱类：长春碱（vinblastin，VLB）、长春新碱（vincristine，VCR）等。

长春碱类可与微管蛋白结合，影响微管的装配，阻碍纺锤体的形成，抑制肿瘤细胞有丝分裂，属于经典的细胞周期特异性药物（M 期），长春新碱常与其他药物联合应用。长春碱类不良反应包括骨髓抑制、神经毒性、消化道反应、脱发、局部刺激性等，其中长春新碱对外周神经系统毒性较大。

（2）紫杉醇类：紫杉醇（paclitaxel，taxol）能促进微管的聚合，同时抑制其解聚，使纺锤体失去正常功能，抑制肿瘤细胞有丝分裂，属于经典的细胞周期特异性药物（M 期），对卵巢癌和乳腺癌有独特的疗效，由于作用机制独特，与其他药物无明显交叉耐药性，不良反应主要有骨髓抑制、神经毒性、心脏毒性、过敏反应等。

2. 干扰核蛋白体功能的药物

三尖杉生物碱类：三尖杉碱（harringtonine）、高三尖杉碱（homoharringtonine）可抑制蛋白质合成的起始阶段，干扰核蛋白体功能，属于细胞周期非特异性药物，对急性粒细胞白血病疗效较好，

3. 影响氨基酸供应的药物

L - 门冬酰胺酶（L - asparaginase）：L - 门冬酰胺酶可将血清门冬酰胺水解，而使肿瘤细胞生长受到抑制，主要用于急性粒细胞白血病，易引起消化道反应、过敏反应等。

第三节　非细胞毒类抗肿瘤药

一、调节体内激素平衡药物

（1）雌激素类：常用己烯雌酚，对前列腺癌有效，也可用于治疗绝经期乳腺癌。

（2）雄激素类：主要有二甲基睾丸酮等，对晚期乳腺癌尤其是骨转移者疗效较好。

（3）甲羟孕酮酯：作用类似天然黄体酮。

（4）糖皮质激素类：常用泼尼松和泼尼松龙，对急性淋巴细胞白血病及恶性淋巴瘤疗效较好，作用快但不持久，且易产生耐药性。

（5）他莫昔芬：雌激素受体部分激动剂，主要用于乳腺癌，雌激素受体阳性患者疗效较好。

（6）戈舍瑞林、亮丙瑞林：LH 类似物，主要用于前列腺癌、乳腺癌及子宫内膜异位症。

（7）氟他胺：非甾体类雄激素拮抗剂，主要用于前列腺癌。

（8）托瑞米芬：雌激素受体调节剂，主要用于绝经后雌激素受体阳性转移性乳腺癌。

（9）来曲唑、阿那曲唑等：芳香化酶抑制剂，主要用于绝经后晚期乳腺癌。

二、单克隆抗体

（1）作用于细胞膜分化相关抗原：利妥昔单抗、阿仑珠单抗、替伊莫单抗、托西莫单抗。

（2）作用于表皮生长因子受体：曲妥珠单抗、西妥昔单抗、帕尼单抗、尼妥珠单抗。

（3）作用于血管内皮细胞生长因子：贝伐珠单抗。

三、小分子化合物

（1）单靶点：伊马替尼、达沙替尼、尼罗替尼、吉非替尼、厄洛替尼、坦罗莫司、依维莫司、硼替佐米。

（2）多靶点：索拉非尼、舒尼替尼、帕唑帕尼、范得他尼、拉帕替尼。

四、其他

重组人血管内皮抑制素：临床主要配合化疗用于不能手术的非小细胞肺癌。

维 A 酸、亚砷酸：临床主要用于急性早幼粒细胞白血病。

第四节　细胞毒类抗肿瘤药应用的药理学原则和毒性

一、药理学应用原则

1. 从细胞增殖动力学考虑

（1）招募作用：设计 CCNSA 和 CCSA 的序贯应用方法以招募更多 G_0 期细胞进入增殖周期，以增加肿瘤细胞杀死数量。

（2）同步化作用：先用 CCSA（如羟基脲）将肿瘤细胞阻滞于某时相（如 G_1 期），待药物作用消失后，肿瘤细胞即同步进入下一时相，再用作用于下一时相的药物以增加肿瘤细胞杀死数量。

2. 从药物作用机制考虑

如联合应用甲氨蝶呤和巯嘌呤。

3. 从药物毒性考虑

（1）减少毒性的重叠：泼尼松、博来霉素无明显骨髓抑制作用。

（2）降低药物的毒性：巯乙磺酸钠——环磷酰胺（出血性膀胱炎），四氢叶酸钙——甲氨蝶呤（骨髓毒性）。

4. 从药物的抗肿瘤谱考虑

胃肠道癌（氟尿嘧啶等）、鳞癌（博来霉素等）、肉瘤（环磷酰胺等）、骨肉瘤（多柔比星＋甲氨蝶呤＋甲酰四氢叶酸钙）、脑瘤（亚硝脲类等）。

5. 从药物用药剂量考虑

6. 小剂量长期化疗

二、毒性反应

（一）近期毒性

1. 共有毒性反应

（1）骨髓抑制：是肿瘤化疗的最大障碍之一，激素、博来霉素、L－门冬酰胺酶反应较轻。

（2）消化道反应：恶心呕吐等是抗肿瘤药物最常见毒性反应，可分为急性和迟发性两种类型。

（3）脱发。

2. 特有毒性反应

（1）心脏：多柔比星最常见，可引起心肌退行性病变等。右雷佐生可预防心脏毒性的发生。

（2）呼吸道：博来霉素等易引起间质性肺炎和肺纤维化。

（3）肝脏：L－门冬酰胺酶等引起肝脏损害。

（4）肾及膀胱：环磷酰胺引起出血性膀胱炎，顺铂损伤肾小管等。

（5）神经：长春新碱等引起神经毒性。

（6）过敏反应：L－门冬酰胺酶、紫杉醇等。

（7）组织坏死和血栓性静脉炎：局部刺激性强的丝裂霉素、多柔比星等。

（二）远期毒性

（1）第二原发恶性肿瘤。

（2）不育和致畸。

例题

1. 环磷酰胺抗肿瘤的机制是

A. 干扰核酸的合成　　　　　　　　　　B. 破坏 DNA 的结构与功能

C. 嵌入 DNA 干扰转录过程及阻止 RNA 的合成　　D. 干扰蛋白质合成

E. 影响激素平衡，抑制肿瘤生长

参考答案：B

解析： 环磷酰胺没有直接的抗肿瘤作用，必须经肝细胞色素 P_{450} 氧化酶活化成醛磷酰胺，后者在肿瘤细胞内再分解出磷酰胺氮芥，才与 DNA 发生烷化。环磷酰胺可干扰 DNA 及 RNA 的功能，与 DNA 发生交联，因此选择正确答案为 B。

2. 主要作用于 S 期的抗癌药物是

A. 环磷酰胺　　　　B. 放线菌素 D　　　　C. 顺铂

D. 长春新碱　　　　E. 5 氟尿嘧啶

参考答案：E

解析： 干扰核酸生物合成的药（抗代谢药）主要有二氢叶酸还原酶抑制剂（甲氨蝶呤）、胸苷酸合成酶抑制剂（氟尿嘧啶）、嘌呤核苷酸互变抑制剂（巯嘌呤）、核苷酸还原酶抑制剂（羟基脲）、DNA 多聚酶抑制剂（阿糖胞苷），均为主要作用于 S 期的细胞周期特异性抗肿瘤药，因此选择正确答案为 E。

3. 下列哪种抗肿瘤药不属于抗代谢药

A. 5 – 氟尿嘧啶　　　　B. 6 – 巯基嘌呤　　　　C. 甲氨蝶呤

D. 阿糖胞苷　　　　E. 环磷酰胺

参考答案：E

解析： 环磷酰胺属于烷化剂，不属于抗代谢药，因此选择正确答案为 E。

4. 博来霉素引起的最严重不良反应是

A. 骨髓抑制　　　　B. 免疫抑制　　　　C. 胃肠道反应

D. 肺纤维化　　　　E. 心脏毒性

参考答案：D

解析： 博来霉素引起的肺毒性最为严重，可引起间质性肺炎和肺纤维化，因此选择正确答案为 D。

5. 6 – 巯嘌呤对下列哪种肿瘤疗效好

A. 儿童急性淋巴细胞白血病　　　　　　B. 成人急性粒细胞白血病

C. 慢性粒细胞白血病　　　　　　　　　D. 恶性淋巴瘤

E. 绒毛膜上皮癌

参考答案：A

解析： 6 – 巯嘌呤起效慢，主要用于儿童急性淋巴细胞白血病的维持治疗，因此选择正确答案为 A。

（李　萍　孙秀兰）

第四十八章 影响免疫功能的药物

重点	免疫抑制剂的分类；免疫抑制药（环孢素、他克莫司、肾上腺皮质激素、环磷酰胺）和免疫增强药（卡介苗、左旋咪唑、干扰素、胸腺素）的作用和特点
难点	免疫抑制剂的分类；环孢素的作用机制、临床应用及不良反应；卡介苗、左旋咪唑的作用机制、作用特点
考点	免疫抑制剂的分类；环孢素、卡介苗、左旋咪唑的作用机制、作用特点

第一节 免疫应答和免疫病理反应

免疫系统的主要功能是识别、破坏和清除体内的异物，以维持机体内环境的稳定。免疫系统由免疫器官、免疫细胞以及免疫分子构成，通过血液循环、淋巴循环和神经调节相互影响，形成既相互协作又相互制约的有机整体，使免疫应答在适度范围内发挥对机体的影响。

免疫器官包括中枢免疫器官及外周免疫器官，其中骨髓和胸腺作为中枢免疫器官主要是造血干细胞分化发育为成熟 B 淋巴细胞及 T 淋巴细胞的场所，外周免疫器官包括脾、淋巴结及弥散在全身的淋巴组织，它们是成熟淋巴细胞驻留和对抗原产生免疫应答的场所。

免疫细胞包括淋巴细胞、单核细胞、巨噬细胞、多型核细胞和肥大细胞等，淋巴细胞包括 T 淋巴细胞和 B 淋巴细胞，T 细胞主要有细胞毒性 T 细胞（T_C）、抑制性 T 细胞（T_S）、辅助性 T 细胞（T_H），是产生特异性免疫应答的主要细胞，而其他免疫细胞除参与特异性免疫外，同时也是非特异性免疫的重要细胞。

免疫分子主要有免疫球蛋白（抗体）、细胞因子（白介素、干扰素、转化生长因子、肿瘤坏死因子、集落刺激因子等）、补体和单核因子，是由淋巴细胞和巨噬细胞受抗原刺激后所产生的，参与免疫应答反应的具体效应分子。

一、免疫应答

免疫应答反应可分为特异性免疫应答反应和非特异性免疫应答反应。非特异性免疫为先天具有，由吞噬细胞、补体、干扰素等组成，参与吞噬作用、清除异物、介导和特异性免疫的杀伤反应。特异性免疫包括细胞免疫（T 细胞介导）和体液免疫（B 细胞介导），并有多种与免疫系统功能相关的细胞因子参与。

免疫应答反应可分为三期。①感应期：是巨噬细胞和免疫活性细胞处理和识别抗原的过程；②增殖分化期：免疫活性细胞被抗原激活后分化增殖并产生相应免疫活性物质的过程；③效应期：致敏淋巴细胞与相应靶细胞结合激发细胞免疫或抗体与抗原结合激发体液免疫的过程。

二、免疫病理反应

当机体免疫功能异常时，可出现相应免疫病理反应，包括变态反应、自身免疫病、免疫缺陷、免疫增殖病等，表现为机体免疫功能低下或免疫功能过度增强，严重可引起免疫功能紊乱甚至机体死亡。影响免疫功能的药物通过影响机体免疫系统的某个环节或多个环节，发挥免疫抑制或免疫增强功能，从而起到防治免疫功能异常所致疾病的作用。

第二节 免疫抑制药

一、免疫抑制剂的分类

免疫抑制药是一类具有免疫抑制作用的药物，临床主要用于器官移植的排斥反应和自身免疫病。免疫抑制药可分为以下几类：①抑制 IL-2 生成及其活性的药物如环孢素、他克莫司等；②抑制细胞因子基因表达的药物如糖皮质激素等；③抑制嘌呤或嘧啶合成的药物如硫唑嘌呤等；④阻断 T 细胞表面信号分子的药物如单克隆抗体等。临床常用的免疫抑制药其作用具有共同的特点：①大多数药物缺乏选择性和特异性，对正常和异常的免疫反应均有抑制作用，长期应用易降低机体抵抗力而诱发感染，增加肿瘤发生率，影响生殖系统功能等；②对初次免疫应答反应的抑制作用较强，对再次免疫应答反应的抑制作用较弱；③药物作用与给药时间、抗原刺激间隔时间和先后顺序密切相关，如糖皮质激素在抗原刺激前 $24 \sim 48$ 小时给药，免疫抑制作用最强；④多数免疫抑制药还有非特异性抗炎作用。

环孢素（cyclosporin）又名环孢素 A（cyclosporin A），是由真菌的代谢产物中提取得到的含 11 个氨基酸组成的环状多肽，现已能人工合成，具有潜在的免疫活性但对急性炎症反应无作用。

二、药理作用

环孢素的免疫抑制作用主要有：选择性抑制 T 细胞活化，使 T_H 细胞明显减少，并降低 T_H 与 T_S 的比例；抑制效应 T 细胞介导的细胞免疫反应（如迟发型超敏反应）；部分抑制 T 细胞依赖的 B 细胞反应；对巨噬细胞的抑制作用不明显；对自然杀伤细胞（NK 细胞）无明显抑制作用，但可间接地通过干扰素的产生影响 NK 细胞活力。其作用机制是环孢素进入淋巴细胞和环孢素结合蛋白结合形成复合物，抑制钙调磷酸酶，抑制 T_H 细胞的活化及基因表达，同时还可增加 T 细胞内转运生长因子（TGF-β）的表达，抑制 IL-2 诱导的 T 细胞增殖，也可抑制抗原特异性的 T_C 细胞的产生。

三、体内过程

环孢素可口服或静脉注射给药，口服吸收慢而不完全，生物利用度较低，主要在肝脏代谢，自胆汁排出，有明显的肝-肠循环，体内过程有明显的个体差异。

四、临床应用

器官移植时防止排斥反应、自身免疫病（其他药物无效的难治性自身免疫病如类风湿性关节炎、系统性红斑狼疮等）。

五、不良反应

发生率较高，多为可逆性，其严重程度、持续时间与剂量、血药浓度有关。

（1）肾毒性（最常见及最严重），表现为血清肌酐和尿素氮水平呈剂量依赖性升高。

（2）肝毒性，表现为一过性肝损害。

（3）继发感染，多为病毒感染。

（4）其他：食欲减退、嗜睡、震颤、牙龈增生、过敏反应等。

六、常见免疫抑制药

1. 他克莫司（tacrolimus）

与环孢素相似，对 T 细胞有选择性抑制作用，疗效优于环孢素。

2. 肾上腺素激素类

对免疫反应多个环节均有抑制作用，可抑制巨噬细胞对抗原的吞噬和处理，抑制白介素 – 1 的合成和分泌；可抑制淋巴细胞 DNA 合成和有丝分裂，减少淋巴细胞数量；可抑制 T_H 细胞和 B 细胞，使抗体减少，抑制多种细胞因子基因表达，减轻免疫性炎症反应。

3. 抗代谢药

硫唑嘌呤（azathioprine，最常用）对细胞免疫和体液免疫均有抑制作用，但不抑制巨噬细胞的吞噬功能。

4. 烷化剂

对 B 细胞比对 T 细胞更为敏感，能选择性抑制 B 淋巴细胞；还可抑制 NK 细胞，抑制初次和再次体液与细胞免疫反应；在免疫抑制剂量下不影响已活化的巨噬细胞的细胞毒性。

5. 霉酚酸酯（mycophenolate mofetil，麦考酚吗乙酯）

通过抑制嘌呤合成而发挥免疫抑制作用，可抑制 T 细胞和 B 细胞的增殖和抗体的生成，抑制 T_C 细胞的产生；能快速抑制单核 – 吞噬细胞的增殖，减轻炎症反应；减少细胞黏附分子，抑制血管平滑肌增生。口服吸收迅速，生物利用度高，有明显肝 – 肠循环，无明显肝肾毒性。

6. 单克隆抗体

对器官移植引起的排斥反应疗效较好。

7. 抗淋巴细胞球蛋白

细胞毒抗体，对 T 细胞和 B 细胞均有破坏作用，对初次免疫应答的抑制较强，对器官移植引起的排斥反应疗效较好。

8. 来氟米特（leflunomide）

具有抗增殖生活性的异噁唑类免疫抑制药，可阻断嘧啶合成，不仅有免疫抑制作用，还有抗炎作用，主要用于治疗类风湿性关节炎等自身免疫病。

第三节　免疫增强剂

免疫增强剂是指单独或同时与抗原使用时能增强机体免疫应答反应的物质，临床主要用于免疫缺陷病、慢性感染性疾病，也可作为肿瘤的辅助治疗药物。

免疫佐剂

1. 卡介苗（Bacillus Calmette – Guerin，BCG）

牛型结核杆菌的减毒活菌苗，非特异性免疫增强剂，可增强与其合用的各种抗原的免疫原性，主要用于预防结核病及肿瘤辅助治疗。

2. 干扰素（interferon，IFN）

免疫系统产生的细胞因子，具有抗病毒、抗肿瘤、免疫调节作用，对感冒、乙型肝炎、带状疱疹和腺病毒性角膜炎等感染有预防作用。

3. IL – 2

T_H 细胞产生的细胞因子，临床主要用于抗病毒（抗艾滋病病毒）、抗肿瘤（黑色素瘤、肾细胞癌等）。可引起全身性不良反应（发热、寒战等）、胃肠道反应、皮肤反应、心肺反应、肾脏反应、血液系统反应及神经症状等。

4. 左旋咪唑（levamisole，LMS）

可使低下的细胞免疫功能恢复正常，对正常人无明显影响，其机制可能与提高淋巴细胞内环鸟苷酸（cGMP）水平，降低环腺苷酸（cAMP）水平有关，主要用于增强机体抗病能力，也可用于自身免疫病治疗。

5. 依他西脱（etanercept）

阻断肿瘤坏死因子（TNF）受体，抑制 TNF 介导的异常免疫反应及炎症过程，半衰期较长，主要用于治疗类风湿性关节炎。

6. 转移因子（transfer factor，TF）

转移细胞免疫信息，使未致敏受体获得供体样的特异性和非特异性的细胞免疫功能，但不转移体液免疫，不起抗体作用，临床用于先天性或获得性细胞免疫缺陷病。

7. 胸腺素（thymosin）

诱导 T 细胞分成成熟，调节胸腺依赖性免疫应答反应，临床用于胸腺依赖性免疫缺陷病（包括艾滋病）等。

8. 异丙肌苷（isoprinosine）

主要诱导 T 细胞分化成熟，增强细胞免疫功能，兼有抗病毒作用，临床用于急性病毒性脑炎和带状疱疹等病毒性感染和某些自身免疫病。不良反应少，安全范围较大。

9. 免疫核糖核酸（immunogenic RNA，IRNA）

可传递细胞免疫和体液免疫，主要用于恶性肿瘤的辅助治疗。

（李　萍　孙秀兰）